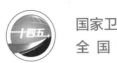

国家卫生健康委员会"十四五"规划教材

全国高等职业教育专科教材

U0292489

护理心理学基础

第4版

主　编　汪启荣

副主编　曹建琴　李洪华

编　者（以姓氏笔画为序）

田凤娟（菏泽医学专科学校）

宇　虹（哈尔滨医科大学大庆校区）

许　燕（首都医科大学）

李洪华（重庆医药高等专科学校）

杨　阳（沧州医学高等专科学校）

杨　丽（中南大学湘雅二医院）

汪启荣（沧州医学高等专科学校）

张婷婷（锡林郭勒职业学院）

周雪妃（蚌埠医科大学第一附属医院）

顾红霞（南阳医学高等专科学校）

黄雅琼（赣南卫生健康职业学院）

曹建琴（哈尔滨医科大学大庆校区）

新形态教材

人民卫生出版社

·北京·

图书在版编目（CIP）数据

护理心理学基础/汪启荣主编. -- 4 版. -- 北京：
人民卫生出版社，2024.9. --（高等职业教育专科护理
类专业教材）. -- ISBN 978-7-117-36903-9

Ⅰ. R471

中国国家版本馆 CIP 数据核字第 2024F45F21 号

人卫智网	www.ipmph.com	医学教育、学术、考试、健康， 购书智慧智能综合服务平台
人卫官网	www.pmph.com	人卫官方资讯发布平台

护理心理学基础
Huli Xinlixue Jichu
第 4 版

主　　编：汪启荣
出版发行：人民卫生出版社（中继线 010-59780011）
地　　址：北京市朝阳区潘家园南里 19 号
邮　　编：100021
E - mail：pmph @ pmph.com
购书热线：010-59787592　010-59787584　010-65264830
印　　刷：三河市宏达印刷有限公司
经　　销：新华书店
开　　本：850×1168　1/16　印张：11
字　　数：310 千字
版　　次：2006 年 1 月第 1 版　　2024 年 9 月第 4 版
印　　次：2024 年 11 月第 1 次印刷
标准书号：ISBN 978-7-117-36903-9
定　　价：46.00 元
打击盗版举报电话：010-59787491　E-mail：WQ @ pmph.com
质量问题联系电话：010-59787234　E-mail：zhiliang @ pmph.com
数字融合服务电话：4001118166　E-mail：zengzhi @ pmph.com

　　高等职业教育专科护理类专业教材是由原卫生部教材办公室依据原国家教育委员会"面向21世纪高等教育教学内容和课程体系改革"课题研究成果规划并组织全国高等医药院校专家编写的"面向21世纪课程教材"。本套教材是我国高等职业教育专科护理类专业的第一套规划教材，于1999年出版后，分别于2005年、2012年和2017年进行了修订。

　　随着《国家职业教育改革实施方案》《关于深化现代职业教育体系建设改革的意见》《关于加快医学教育创新发展的指导意见》等文件的实施，我国卫生健康职业教育迈入高质量发展的新阶段。为更好地发挥教材作为新时代护理类专业技术技能人才培养的重要支撑作用，在全国卫生健康职业教育教学指导委员会指导下，经广泛调研启动了第五轮修订工作。

　　第五轮修订以习近平新时代中国特色社会主义思想为指导，全面落实党的二十大精神，紧紧围绕立德树人根本任务，以打造"培根铸魂、启智增慧"的精品教材为目标，满足服务健康中国和积极应对人口老龄化国家战略对高素质护理类专业技术技能人才的培养需求。本轮修订重点：

　　1. 强化全流程管理。履行"尺寸教材、国之大者"职责，成立由行业、院校等参与的第五届教材建设评审委员会，在加强顶层设计的同时，积极协同和发挥多方面力量。严格执行人民卫生出版社关于医学教材修订编写的系列管理规定，加强编写人员资质审核，强化编写人员培训和编写全流程管理。

　　2. 秉承三基五性。本轮修订秉承医学教材编写的优良传统，以专业教学标准等为依据，基于护理类专业学生需要掌握的基本理论、基本知识和基本技能精选素材，体现思想性、科学性、先进性、启发性和适用性，注重理论与实践相结合，适应"三教"改革的需要。各教材传承白求恩精神、红医精神、伟大抗疫精神等，弘扬"敬佑生命、救死扶伤、甘于奉献、大爱无疆"的崇高精神，契合以人的健康为中心的优质护理服务理念，强调团队合作和个性化服务，注重人文关怀。

　　3. 顺应数字化转型。进入数字时代，国家大力推进教育数字化转型，探索智慧教育。近年来，医学技术飞速发展，包括电子病历、远程监护、智能医疗设备等的普及，护理在技术、理念、模式等方面发生了显著的变化。本轮修订整合优质数字资源，形成更多可听、可视、可练、可互动的数字资源，通过教学课件、思维导图、线上练习等引导学生主动学习和思考，提升护理类专业师生的数字化技能和数字素养。

　　第五轮教材全部为新形态教材，探索开发了活页式教材《助产综合实训》，供高等职业教育专科护理类专业选用。

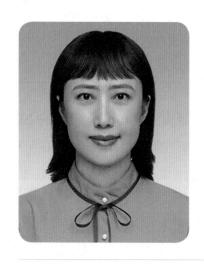

汪启荣

教授

现任沧州医学高等学校健康系心理咨询教研室主任，沧州市医院精神康复科心理咨询师，学校心理咨询专业带头人。基础心理学硕士，中国心理学会临床心理学注册系统注册督导师（D22-106），首批国家二级心理咨询师，艾利克森临床催眠研究院注册临床催眠师。主要专业方向：医学心理学教学与研究、认知行为、临床催眠和后现代整合的心理咨询。主编国家及省部级规划教材 6 部，在国家级及国家核心期刊发表专业论文 12 篇，主持省级科研课题 3 项，参研省级课题 4 项，在省级课题"医护心理学基础慕课制作和混合式教学模式的实践"研究中，构建了在线临场感理论下的基于 MSC（MOOC＋SPOC＋Classroom 慕课＋私播课＋课堂互动，简称 MSC）混合式教学模式。

随着"生物 - 心理 - 社会"现代医学模式的确立，心理护理已成为整体护理的核心内容之一。希望同学们熟练掌握护理心理学的知识和技能，认真践行"以人的健康为中心"的整体护理理念和医学生"五术"，成长为具备仁心仁术的护士。

本教材全面落实党的二十大精神进教材要求,助力培养医学生的"五术"(救死扶伤的道术、心中有爱的仁术、知识扎实的学术、本领过硬的技术、方法科学的艺术),并将所学知识、技能应用于临床护理实践,提升整体护理效果,以增进人民健康水平,更好推进健康中国建设。

本教材按照教育部高等职业教育护理专业教学标准、全国卫生健康职业教育教学指导委员会行业要求以及社会和岗位对高职专科护理人才的期待,对教材进行修订。教材以现代医学模式和整体护理观为指导,强调心理学基础知识、基本理论、方法和技术与护理学专业实践的有机融合,本着"精理论,重应用,强技能"的原则,力求在国内现有同类教材的基础上有所突破和创新,形成自己的特色。

教材共十章,分为三个主题。第一个主题是基础心理(第一至三章),重点介绍与护理心理学密切相关的基础心理学概念和理论;第二个主题是临床心理(第四至七章),重点介绍在临床护理实践中所需的应用性心理学方法和技术;第三个主题是心理护理(第八至十章),重点介绍临床实践中心理护理的实施和护士的自我心理保健。

本教材充分考虑到高等职业教育专科层次学生的认知特点,将教材结构及体例设计如下:在每章之前列出知识、技能及素质三维学习目标,明确学习重点;每章的重要章节设置了"情境导入",用临床真实情境激发学生的学习兴趣;各章节中穿插"知识拓展"拓宽学生专业视野;各章中增加"启智润心",将培养医学生"五术"的素质目标与知识技能的学习达到有机融合,真正做到课程思政"入脑、入心、入行";各章新增情境视频、动画、音频、思维导图、课件等数字资源,尤其是章首情境视频,选取真实临床护理情境,采用角色扮演形式,主要以"连续剧"方式实现"心理护理方案制订、情绪管理、心理社会发病原因解读、心理评估、心理干预和心理护理"知识技能点的可视化呈现,脉络清晰,逻辑性强,临床护理实践应用性强;章末"思考题""练习题"等栏目让学生将所学应用于临床护理实践的情境中,学以致用,巩固所学;充分体现"可视、可听、可练"。

在教材内容选择上,遵循"三基""五性"的原则,以专业培养目标为导向,以职业素养和技能的培养为根本。在教材的撰写过程中,强调了教材内容的专业性,同时也注重教材中的理论知识和技术"易懂、好学、易用"。例如,教材中的心理学基础知识和基本理论内容的取舍,心理评估工具以及心理干预技术的选择等,都遵循了这一要求;在心理现象中增加了其在临床护理工作中的应用,提高了理论的实用性和可操作性;在心理护理中将相关内容整合为常见临床心身问题的心理护理,从情绪、认知和行为三个方面阐述,体现了易懂和好学的特点;在心理干预中,增加了心理健康教育的步骤,临床催眠治疗、焦点解决短期治疗、叙事治疗和生物反馈治疗的操作过程,体现了易用。

教学大纲
（参考）

本书编写过程中，全体编者精诚团结、齐心协力，将自己的教学、临床经验及成果凝练成文字和数字资源融入教材。鉴于编者水平有限，书中不妥之处在所难免，诚望读者、同行和专家不吝赐教。

汪启荣

2024 年 11 月

目录

第一章 | 绪 论

教学课件

思维导图

学习目标

1. 掌握心理学、护理心理学的概念；现代医学模式的主要内容；心理现象的组成和心理的本质。
2. 熟悉护理心理学的研究对象与任务；精神分析理论、行为主义理论、人本主义理论和认知理论的重要观点。
3. 了解护理心理学的相关学科、形成发展和功用。
4. 学会运用心理学不同流派的观点分析心理问题、心身障碍形成的初步原因。
5. 具备生物 - 心理 - 社会的现代医学模式观、整体护理观。

情境导入

李女士，34 岁。因乳腺癌入院治疗，等待手术治疗。自述患病前工作压力极大，经常熬夜加班；入院后，她感到非常害怕，极度悲观失望；担心癌症扩散，担心乳房切除会影响体形。目前的状态是寝食难安，彻夜难眠，每天躺在病床上，感到非常劳累，全身酸痛。

请思考：

1. 目前对病人实施心理护理急需解决的问题是什么？
2. 如何评估病人的心理？
3. 应采用何种心理干预方法辅助改善病人目前的状况？

第一节 概 述

癌症病人心理
护理解读

一、基本概念

（一）心理学的概念

心理学（psychology）是研究心理现象发生、发展及其规律的科学。心理现象一般包括心理过程和人格两个部分，心理过程是心理现象的动态过程，包括认知过程、情绪和情感过程以及意志过程；人格，也称个性，是个体在社会化过程中相对稳定的特色部分，包括人格倾向性、人格心理特征和自我意识。

（二）护理心理学的概念

护理心理学（nursing psychology）是研究如何运用心理学理论、方法和技术，来解决护理实践中的心理问题，以实施最佳护理的一门应用学科，是医学心理学在护理工作中的分支，也是护理学的重要组成部分。护理心理学是护理学和心理学的有机结合，随着现代护理模式的不断完善和心理学理论、方法、技术在临床护理实践中的应用越来越广泛，护理心理学也将不断发展，并对现代护理学的理论与实践、发展与改革产生深远的影响，成为护理学领域的一门非常重要的学科。

（三）医学、护理学与心理学的联系

医学、护理学和心理学之间的重要共同之处就是其研究和服务的对象都是人。一般认为，医学侧重人的生理方面的研究，心理学侧重人的心理现象的研究，但是根据"心身统一"的观点，人的心理活动与生理活动是相互联系、相互影响的，即所有的心理活动都是生理活动，生理活动也伴随着心理活动。这也是医学、护理学和心理学之间相互联系的重要基础。

二、护理心理学的研究对象及任务

（一）护理心理学的研究对象

依据整体护理观，护理心理学不仅要关注病人的心理，还要关注有潜在健康问题人群的心理。在心理护理的过程中，护理人员作为护理活动的主体，其心理状态、个性特征和心理护理技能等都会对心理护理的效果产生影响。因此，护理心理学的研究对象包括病人、存在潜在健康问题的健康人和护理人员。

（二）护理心理学的研究任务

1. 研究病人心理活动的规律和特点　健康人患病后，大部分人的心理活动都会受到生理疾病的影响，产生不同程度的恐惧、焦虑、抑郁等负性情绪；同时，还会伴随着歪曲认知和退缩等行为困扰。一般情况下，不同年龄和个性的人，患病后的心理反应各有差异，如年轻人会担心疾病对个人发展、婚姻等问题的影响；中年人更关注患病后对事业和专业发展的影响；老年人则更关注生存质量和生命存在等问题。此外，病人的个性特点对其疾病的发生、发展及预后都会产生不同程度的影响。所以，护理心理学要研究病人的特殊心理活动特点，从而更好地对病人开展个性化心理护理。

2. 研究心理社会因素与疾病对人的心理活动的影响　个体的心理活动与生理活动之间的相互关系，揭示了疾病与心理因素之间的内在联系。一方面，心理社会的应激事件会导致个体产生一系列的生理变化；另一方面，疾病会对病人的心理活动产生消极影响，一些严重的疾病，如恶性肿瘤、艾滋病等还会导致病人产生严重的心理问题。护理心理学要研究心理社会因素及疾病对人的心理活动的影响规律，使护理人员掌握这些规律，更好地对病人实施整体护理。

3. 研究心理评估和心理干预的理论和技术　主要是针对护理对象的特点和心理问题，研究心理评估和心理干预的理论和技术，确定个性化的心理护理方法，这是心理护理中最重要的方面；护士需掌握科学有效的评估技术，客观准确地对病人的心理现象实施评估；同时根据病人心理问题的性质、原因和特点以及病人的人格特征等选择适合的心理干预技术，使其得到有效缓解。

4. 研究心理护理的理论、方法和技术　心理护理是护理心理学的主要任务，针对病人现存的和潜在的心理问题、心理特点，按照心理护理的程序，依据适合的心理学理论，选择适合的心理干预方法和技术，制定个性化的心理护理方案，从而达成最佳护理；研究如何运用心理学知识和技术促进护理对象的心身健康；其目的是促进心理护理理论和技术的完善和发展，增进人类的全面健康。

5. 研究护理人员应具备的心理品质及其培养　护理人员通过护理工作为病人减轻痛苦，这是一项崇高的职业。从事护理工作的人必须具备优良的心理品质、敏锐的观察力、高度的责任心和精湛娴熟的技术等，以满足病人的心身需求。因此，现代护理工作对护理人员的心理素质提出了更高的要求，如何培养这些优良的心理素质也是护理心理学的重要任务。

三、护理心理学的相关学科

（一）普通心理学

普通心理学（general psychology）是研究正常个体的心理现象发生和发展一般规律的学科。普

通心理学是每一门应用心理学的基础,学习护理心理学首先应学好普通心理学的基本知识。

(二) 医学心理学

医学心理学(medical psychology)侧重研究心理变量与健康或疾病之间的关系,解决医学领域中的有关健康和疾病的心理行为问题。医学心理学兼有心理学和医学的特点,它研究和解决人类在健康或患病以及两者相互转化过程中的一切心理问题,即研究心理因素在疾病病因、诊断、治疗和预防中的作用。

(三) 生理心理学

生理心理学(physiological psychology)是研究心理现象的生理机制,主要内容包括神经系统的结构和功能,内分泌系统的作用,情绪、需求与动机、学习与记忆等心理和行为活动的生理机制。

(四) 临床心理学

临床心理学(clinical psychology)是指根据心理学原理、方法和技术,解决个体心理问题的应用心理学科,主要借助心理测验对病人的心理和行为进行评估,并通过心理咨询和心理治疗的技术来改善和解决个体的心理问题。临床心理学注重个体和群体心理问题的研究,并治疗严重心理障碍(包括人格障碍)。

(五) 咨询心理学

咨询心理学(counseling psychology)是运用心理学知识理解和促进个体或群体心理健康、身体健康和社会适应。咨询心理学关注个体日常生活的一般性问题,以增进其良好的心理适应能力。

(六) 心身医学

心身医学(psychosomatic medicine)是研究心身疾病的病因、病理、临床表现、诊治和预防的学科。心身医学是研究精神和躯体健康相互关系的一个医学分支。

(七) 健康心理学

健康心理学(health psychology)是利用心理学知识促进和维护健康、预防和治疗疾病、帮助个体疾病的康复,并促进健康服务体系和健康政策形成的学科。

(八) 变态心理学

变态心理学(abnormal psychology)也称异常心理学或病理心理学,是研究异常心理现象的发生、发展和变化原因及规律的学科。变态心理学与精神病学关系密切,其研究成果是某些医学心理学理论和证据的重要来源。

第二节　护理心理学发展概况

一、医学模式与护理观的转变

(一) 医学模式的转变

1. **医学模式**(medical model)　指一定时期内人们对疾病和健康的总体认识,并成为医学发展的指导思想,也可以说是一种哲学观在医学上的反映。一种医学模式影响着医学工作的思维和行为方式,使之带有一定的倾向性和行为风格,从而影响医学工作的结果。随着人类对健康需求的不断变化和提升,医学模式不断发展和完善,其终极目标是运用医学模式思想,不断充实、发展、深化和完善医学理论与实践,以满足人类对健康的追求。近现代的两种主要医学模式是生物医学模式和生物-心理-社会医学模式。

2. **生物医学模式**(biological medical model)　指仅从生物学角度看待健康和疾病及其相互转化关系,而不考虑社会、心理行为因素对健康和疾病的影响。生物医学模式认为,健康是各器官生理功能正常和生物细胞没有损伤;疾病是微生物侵入人体或组织细胞使之受到损伤而产生病变。根据这一医学观念,医学家们针对致病的生物因素进行了深入研究,取得了很多开创性的成果,为保障人类健康、拯救人类生命,作出了巨大的贡献。

随着科学技术的高速发展,生物医学模式的缺陷日益凸显出来。它只关注了人的生物属性,而忽略了人的社会属性;只着眼于发病的局部器官,而忽视了人的整体系统属性;只重视了躯体的生物因素,而忽视了人的心理和社会因素;在某些医学科学研究中,轻视了心理社会因素对人类健康的影响。

3. 生物－心理－社会医学模式(biopsychosocial medical model) 也称为现代医学模式,是一种系统论和整体观的医学模式,指从生物、心理、社会三轴系统综合看待健康与疾病,认为健康是躯体(生物)、心理、社会适应和道德品质都处于良好状态;疾病发生和上述三种因素都有关系;心身是统一的,相互影响的;对任何一种疾病的诊断、治疗、预防、康复和护理都应当从三轴系统全面加以考虑。

伴随着医学模式的发展与变化,护理行为开始着眼于病人,护患双方变成了合作关系,护理行业受到重视,在这种思想的影响下,我国也开始实施"以病人为中心"的责任制护理,并逐步发展至"以人的健康为中心"的整体护理,要求护士对病人的心身健康实行有目的、有计划的整体护理,并明确提出了心理护理的概念。它改变了以前护理模式——只注重疾病,不注重整个病人;只关注病人的生理变化,不关注病人的心理变化;只看到疾病的生物性原因,没有看到心身的交互作用。现代化的护理理念和技术促进了护理心理学的产生和发展,更适应了生物医学模式向生物－心理－社会医学模式的转变。同时,现代医学模式也对护理心理学的发展起到重要的指导意义。

启智润心

现代医学模式与中医的"整体论、天人合一,辨证施治"的系统论有相通之处,由此可见我们祖先的大智慧。因此,作为一名现代医学生,我们要坚定中国特色社会主义的文化自信,古为今用,西为中用,将中医、西医和现代心理学理论技术融会贯通,早日成为一名优秀的医务工作者。

(二)护理观的转变

过去人们受生物医学模式的影响和制约,在护理理念上,过分注重人的疾病,"见病不见人",而忽略了病人心理对疾病的影响,以及病人对社会及文化等方面的需求;在护理方法和实践中,更多视病人为一架没有生命的机器,生病是零部件出现了故障,治疗与护理就是对该部件进行必要的维修。把一系列护理工作,看成是生产流水线,大家都有明确分工,各司其职,很少顾及病人的心理感受。

从20世纪70年代开始,医学模式已从过去的生物医学模式,逐步转变为生物－心理－社会医学模式。为适应现代医学模式的需要,护理理念也从过去的"以疾病为中心"转变为"以病人为中心",再发展为"以人的健康为中心";护理对象从单纯的病人扩大到亚健康的人;护理目标不仅着眼于生理上的异常,还要顾及人的心理状态的健康;护理的任务也从只为病人提供生理方面的护理延伸到心理、社会、文化等多方位的整体护理;护士角色也不仅是病人的看护者,更是心身健康的教育者、疏导者、管理者和研究者。因此,一个适应上述要求的护理工作者,不仅要具备扎实的护理学功底,还要掌握与护理学相关的心理学基础知识。

二、护理心理学的形成与发展

护理心理学的形成与发展是与现代护理学的发展密切相关的。1859年南丁格尔提出"护理是让病人处于接受自然作用的最佳环境",将提供环境与护理病人实施了连接;之后,人们逐渐认识到加强病人的健康教育以及让病人保持生理和心理平衡的重要意义。1955 年美国的护理学家提出了"护理程序"的概念,以"重视人是一个整体,除生理因素以外,心理、社会、经济等方面的因素都会影响人的健康状态和康复程度"的新观点来重新认识护理对象,进一步提出了"在疾病护理的同时,重视人的整体护理"的专业发展目标。1978 年世界卫生组织提出"2000 年人人享有卫生保健"的全球战略目标,更加推动了现代护理学的发展速度,使其进入了整体护理发展的阶段,护理心理学也随之进入了系统化、科学化的学科发展轨道。

> **知识拓展**
>
> ## 护理心理学常用的研究方法
>
> 护理心理学常用的研究方法包括观察法、调查法、实验法、心理测验法和个案研究法。观察法是指通过自然观察和控制观察的形式科学观察与分析个体的心理现象的方法;调查法是通过访谈或问卷等形式,从某群体的样本中收集资料、统计分析来认识研究对象的心理现象及其规律的方法;实验法是指在高度控制条件下通过操作研究对象的某些变量,研究变量之间相关或因果关系的方法;心理测验法是指根据心理学理论通过标准化的操作程序对个体认知、情绪、行为等心理现象实施量化的方法;个案研究法是指通过对个人或群体在特定时间段内可应用观察法、调查法、心理测验法和实验法等研究其心理发展系统变化的方法。

三、护理心理学的功用

(一) 适应"以人的健康为中心"的现代护理模式

20 世纪 80 年代,我国开始实行"以人的健康为中心"的整体护理,明确了心理护理在整体护理中的重要作用。这些现代化的护理理念和技术的推广,既促进了护理心理学的形成与发展,也适应了生物医学模式向生物 - 心理 - 社会医学模式转变的需要。

(二) 有效提高护理质量

护理的对象是人,人是有复杂心理活动的,必须了解人的心理活动,才能使服务对象满意。护士学习了护理心理学,掌握了病人的心理活动规律,全面地认识了疾病和病人,才有可能采取相应的心理护理技术进行心理护理,这样的护理才会使病人感到生理上舒适、心理上舒畅。病人的这种良好心理状态能够促进其良好的生理功能,良好的生理功能又会反过来促进其形成良好的、积极的心理状态。生理与心理的这种积极的交互作用促进病程向健康方向发展,从而有效地提高了护理质量。

(三) 提升心理护理能力

心理护理是整体护理的核心内容,心理护理质量的高低直接影响到病人的护理质量,因此护士需具备相关心理学知识和技能,按照心理护理程序有效实施并综合运用各种心理学理论和技术,最终实现解决病人的心理问题的目标。在此过程中,护士应用观察法、访谈法和心理测验法等评估病人的心理问题、心理特点后,会选用相应的心理干预技术,如情绪宣泄与调节、躯体暴露与脱敏、认知重构和新的行为技能实践,其心理护理能力也得到不断提升。

(四) 培养和提升护士的心理素质

新的护理环境下要求护士应具备良好的心理素质、敏捷的思维、丰富的想象力、精确的语言表达能力、适度的情绪感染力以及良好的沟通能力等。然而,护士也是普通人,各有其气质特点和性格特征,同样受其自身生理、心理、社会变化的影响,可能出现各种情绪和心理的变化,如果心理状态调整不好，在一定程度上会对护理工作及其质量带来负面影响。所以，护士应有意识地调节自我心理状态，注重培养和优化自己的职业心理素质，在护理心理学的理论指导下，在实践中不断强化专业学习和训练，努力使自己成为业务技术精湛、知识结构完善和心理素质优良的护理工作者。

第三节　心理现象及其本质

一、心理现象

心理现象（mental phenomena）是个体心理活动的表现形式，也是每个人在生活中都能切身体会到的一种最熟悉的现象。一般把心理现象分为心理过程和人格，心理过程包括认知、情绪和意志过程，人格由人格倾向性、人格心理特征和自我意识组成（图1-1），具体详细解释见第二章。

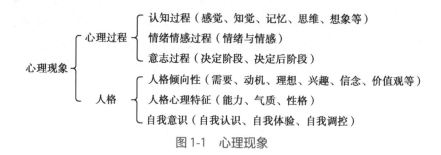

心理现象
　心理过程
　　认知过程（感觉、知觉、记忆、思维、想象等）
　　情绪情感过程（情绪与情感）
　　意志过程（决定阶段、决定后阶段）
　人格
　　人格倾向性（需要、动机、理想、兴趣、信念、价值观等）
　　人格心理特征（能力、气质、性格）
　　自我意识（自我认识、自我体验、自我调控）

图1-1　心理现象

二、心理的本质

（一）心理是脑的功能

ER1-4

案例一　盖奇的经历

心理活动最早被命名为"心理"，可能和以前人们受当时认知发展水平的限制，认为心理活动的器官是心脏有关。但随着科学的发展，人们逐渐认识到心理活动的重要器官不是心脏而是脑，从这个角度而言，心理学应更名为"脑理学"更科学。如案例一的盖奇，大脑的前额叶严重损伤后，导致人格发生改变，从而表明脑是心理的器官。

1. 从物种进化史看，心理是物质发展到高级阶段的产物　心理是物质发展到一定阶段才产生的。物质发展到生命阶段，当生物有了神经系统就出现心理这种功能。生物体最早出现的是感应性，随后出现感觉、知觉和记忆等，灵长类动物出现了思维的萌芽，到人类产生了意识。

2. 从个体成长史看，心理的发生、发展与脑的发育完善密切相关　研究表明，随着个体年龄的增长，脑重量逐步增加、脑皮质细胞功能也逐步成熟，其相应的心理水平会不断提高，从感、知觉阶段发展到表象阶段，从形象思维阶段发展到抽象思维阶段。

3. 近代医学研究表明，脑的某个部位受到损伤会引起相应的心理功能丧失　1861年法国医生布洛卡（Broca）在临床观察中发现一位特殊的病人，在30年的时间里，他仅能发一个音而不能说话。病人去世后经尸检发现其大脑左半球额叶第三额回上有一个鸡蛋大的损伤，因此布洛卡得出大脑左半球额叶参与言语控制的结论，并将该病症称为运动性失语症。此外，枕叶受到损伤，就会出现失明；大脑相关部位受到损伤会出现感觉性失语症、失读症和失写症等。以上证据充分表明脑和心理活动密切相关，脑是心理的器官，心理是脑的功能。

4. 现代认知科学研究表明，不同的心理活动对应着不同脑区，即功能定位　随着脑认知成像技术的发展，研究者能对正常人的大脑进行全面的脑功能区定位。通过应用脑电图（electroencephalography，EEG）、脑磁图（magnetoencephalography，MEG）、正电子发射体层成像（positron emission tomography，PET）、功能磁共振成像（functional mangetic resonance imaging，fMRI）和功能性近红外光谱技术（functional near-infrared spectroscopy，fNIRS）等，揭示了某些脑区与执行特定任务的关系。科学家发现，海马与记忆有关、杏仁核与情绪有关、下丘脑与进食和饮水有关、前额叶皮质与专注和执行控制有关等。

（二）心理是人脑对客观现实主观能动的反映

案例二　狼孩的经历

人脑是心理产生的器官，是一切精神活动的物质基础。但是人脑不能凭空产生心理，客观现实是心理活动的内容和源泉，没有客观现实就没有心理。狼孩的案例表明，从小脱离人类社会的个体，虽然具有人脑这一生理器官，但由于缺乏和人、社会的交往与联系，并不具备人的心理活动。因此，心理是人脑对客观现实主观、能动的反映。

1. 心理反映的内容来自客观现实　客观现实是心理活动的内容和源泉，没有客观现实就没有心理。而心理的内容也是客观的，反映的都是外界事物和现象，是由外部事物决定的。

2. 心理是对客观世界的主观能动的反映　心理的主观能动性最基本的表现是对反映的选择性，即心理对客观世界的反映会随着当时情境、主体需求和经验而出现变化。此种选择性不只取决于生物性，还取决于个体的社会需要。

3. 社会生活实践对人的心理起制约作用　如在社会关系中的地位会影响其心理活动的内容；此外，人的心理活动会随着社会环境和社会关系的变化而不断发展变化，并通过行为来适应或改变社会性制约的客观条件。

知识拓展

心理病理学对大脑功能的认识

大脑半球功能具有不对称性，左半球的主要功能有言语、数理技巧、书写、推理和抽象思维等；右半球的主要功能有音乐、三维空间艺术、顿悟和想象等。

心理病理学家通过对大脑功能的研究得出心理障碍的病理学机制，即心理治疗就是创建能更好地让大脑皮质去控制、平复个体杏仁核的特定神经通路。因此得出大脑处方：当个体的想法改变，生物学大脑就会改变；生物学大脑改变，个体的生活就会改变。

第四节　心理学重要理论

一、精神分析理论

（一）代表人物

精神分析理论（psychoanalysis theory）又称心理动力理论，19世纪末由奥地利的精神病医生弗洛伊德（Freud）创立。在精神分析的基本理论中，与临床心理学有关的部分主要有心理结构的潜意识理论、人格结构理论、性心理发展理论、释梦理论和心理防御机制理论等，本节重点介绍心理结构的潜意识理论、人格结构理论和性心理发展理论三个理论的观点，释梦理论（第七章第一节）和心理防御机制理论（第三章第三节）在后续章节中会讲述。

（二）主要观点

1. 心理结构的潜意识理论　弗洛伊德把人的心理结构分为意识、潜意识和前意识三个层次，并形象地把其比喻为漂浮在大海上的一座冰山。

（1）**意识**（consciousness）：指个体在觉醒状态下所能感知到的心理部分，能被自我意识所知觉，它只是个体心理活动的有限的外显部分。意识能保持个体对环境和自我状态的感知，对人的适应有重要作用。弗洛伊德曾做过比喻，认为心理活动的意识部分好比海平面上冰山的山尖部分，而潜意识则是海洋下面看不到的巨大的冰山部分。

（2）**潜意识**（unconsciousness）：又称无意识，指个体在觉醒状态下无法直接感知到的心理部分，如已被意识遗忘了的童年不愉快的经历、心理创伤、无法得到满足的情感经验和本能、欲望与冲动等，潜意识的内容通常不能被外部现实、道德和理智等接受。按照弗洛伊德的观点，潜意识是整个心理活动中最具动力性的部分，几乎是各种精神活动的原动力；人的各种心理、行为并非完全由个体的意志决定，而是由潜意识的欲望、冲动等决定。弗洛伊德认为，被压抑在潜意识中的心理活动如果不能进入到意识中，就会以各种变相的方式出现，如口误、笔误、梦以及各种心理、行为或躯体症状等。潜意识是精神分析理论的重要概念之一，理解潜意识对行为特别是对异常行为的影响，是学习精神分析理论的关键。

（3）**前意识**（preconsciousness）：介于意识和潜意识之间，指目前不在意识之中，但通过集中注意或提醒能被带到意识层面的心理部分。前意识中的心理活动曾经属于意识领域，但由于与当前的活动关系不大或无关，暂时被逐出意识领域，但可以较快、较容易地闯入意识领域。前意识的作用就是保持对欲望和需求的控制，使其尽可能按照外界现实规范的要求和个人道德来调节，是意识和潜意识之间的缓冲区。

2. 人格结构理论　精神分析理论认为，人格结构由本我、自我和超我三部分组成。

（1）**本我**（id）：是人格最原始和最不易把握的部分，位于潜意识的深处，代表个体生物性的本能冲动。本我主要由性本能和攻击本能组成，性本能又称为力比多（libido），对人格发展有重要影响。本我遵循快乐原则，寻求无条件、即刻的满足和紧张的立即释放。

（2）**自我**（ego）：自我是现实化了的本我，大部分位于意识中，小部分是潜意识的，在人格结构中代表着理性和审慎。自我是人格结构中最重要的部分，自我的发展和功能决定着个体心理健康的水平。一方面，自我的动力来自于本我，是本我的各种本能、欲望与冲动的实施者；另一方面，自我又在超我的要求下，顺应外在的现实环境，采取现实社会环境所允许的方式指导个体的行为，保护个体安全。自我遵循现实原则，调节和控制本我的活动。

（3）**超我**（superego）：超我是从自我发展起来的道德化了的自我，是个体在长期的社会生活中，将社会规范、道德观念等内化的结果，属于道德、良心的部分，大部分是意识的。一般认为，在个体发展过程中，超我是人格发展的最后阶段形成的，是最具理性的部分。超我遵循至善原则，能进行自我批判和道德控制。

本我、自我和超我好像是一个张力三角形，三种力量既相互补充，又相互对立。对于健康的个体而言，强大的自我不允许本我或超我过分地掌控人格，超我始终不断控制着自我使本我在某种程度上得到满足，从而使三种力量相互平衡，保持个体心理健康。

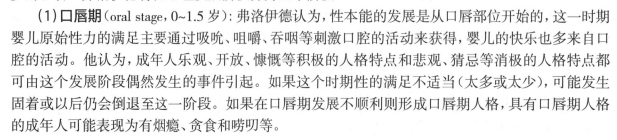

ER 1-6

人格结构及理论

3. 性心理发展理论　精神分析理论认为，人的发展及性心理的发展源于力比多的驱动。弗洛伊德将性心理发展阶段分为五个阶段：

（1）**口唇期**（oral stage, 0~1.5岁）：弗洛伊德认为，性本能的发展是从口唇部位开始的，这一时期婴儿原始性力的满足主要通过吸吮、咀嚼、吞咽等刺激口腔的活动来获得，婴儿的快乐也多来自口腔的活动。他认为，成年人乐观、开放、慷慨等积极的人格特点和悲观、猜忌等消极的人格特点都可由这个发展阶段偶然发生的事件引起。如果这个时期性的满足不适当（太多或太少），可能发生固着或以后仍会倒退至这一阶段。如果在口唇期发展不顺利则形成口唇期人格，具有口唇期人格的成年人可能表现为有烟瘾、贪食和唠叨等。

（2）**肛门期**（anal stage，1.5~3 岁）：弗洛伊德认为，肛门区也具有强大的性意义，此期儿童的性兴趣主要集中在肛门区域，主要靠排泄和控制大小便时所产生的刺激快感获得性的满足。这个时期也是对婴幼儿进行卫生习惯训练的关键时期。如果管制得过严或者过于放纵，都会给将来的生活带来不良影响，形成所谓的肛门期人格，如表现为邋遢、无条理和浪费，或者过分干净、过分注意小节、固执和小气等。

（3）**生殖器期**（phallic stage，3~6 岁）：随着性力满足主要集中在性器官上，儿童开始注意两性之间的差别，逐渐产生了性别认同，喜欢抚弄自己的性器官，快感也来自生殖器部位的刺激。这一时期，儿童还将经历恋母情结（Oedipus complex，也称俄狄浦斯情结）或恋父情结（Electra complex，也称厄勒克特拉情结），产生了对异性双亲的爱恋和对同性双亲的嫉妒。弗洛伊德认为，生殖器期很容易发生性本能的停滞，以致造成后来的行为问题，如攻击、性心理障碍等。

恋母（父）情结的解决对于个体的发展有重要的意义，处于此时期的个体通过对同性父母的逐步认同，男孩开始具有男性特征，女孩开始具有女性特征。此时，儿童开始逐步采纳父母的价值观和标准，并以超我的形式表现出来。

（4）**潜伏期**（latency stage，6~12 岁）：随着恋母（父）情结的解决，儿童进入潜伏期，一直持续到青春期。此时期儿童的兴趣扩大，注意力从自己的身体和父母的感情转变到学习、同伴关系等方面，因此原始的性力呈现出潜伏状态。这一时期的男女儿童之间，在情感上比以前疏远，团体活动多呈男女分离的趋势。在此阶段，儿童力比多本能受到压抑，快感来自对外部世界的兴趣。

（5）**青春期**（genital stage，12~18 岁）：青春期至成年，随着性生理发育成熟，兴趣转移到异性身上，此时性心理的发展也趋于成熟。

按照弗洛伊德的理论，以上各期的发展，对人格形成至关重要。"力比多"在发展过程中有固着和倒退两种危机。固着是停滞在某一个阶段，倒退是由后一个阶段退回到先前阶段。固着可发生在任何一个阶段，如部分"力比多"停滞在某个发展阶段，可能会形成与其相关的人格，如"口唇期人格""肛门期人格"等。

弗洛伊德所说的性本能的含义是极为广泛的，所以被称为"泛性论"。它有两个最基本的含义：第一，人的性功能或性欲在生命的初期就已开始；第二，性功能并不限于生殖器官，而是整个身体的功能。弗洛伊德的人格发展理论总是离不开性的观念，因此，他的心理发展理论又被称为性心理发展理论。

（三）精神分析理论简要述评

精神分析理论是最早的系统解释人类心理及行为的心理学体系，对理解和解释人类的心理现象及其规律有重要的贡献，也是心理治疗重要的取向，对维护心理健康和预防心理疾病有重要的作用。

精神分析理论也有局限性。首先，有关潜意识、本我和力比多等基本概念都缺乏直接的实证性，难以测量，缺乏客观的科学依据，只能依靠逻辑推断。其次，该理论过分强调个体早期发展的影响，而忽视了社会环境和个人主观能动性对个体发展的影响。最后，精神分析治疗一般疗程较长，治疗频率较高，有时甚至长达数年，较少有人能完成治疗的全程。

二、行为主义理论

行为主义理论（behaviorism theory）是 20 世纪 20 年代美国心理学家华生（Watson）在俄国生理学家巴甫洛夫（Pavlov）的经典条件反射理论基础上建立的。美国心理学家斯金纳（Skinner）和班杜拉（Bandura）等进一步发展和完善了行为主义理论。

行为主义理论认为人的行为是通过学习获得的，异常行为也是学习得到的，要改变异常行为必须根据学习理论，通过观察、模仿、强化等学习方式来获得新的适应性良好的行为。

行为主义理论对行为的诠释

行为的英文是behavior，原始的翻译为表现、呈现，即个体一切的内在和外在的各种表现和呈现方式。而中文翻译"行为"倾向于action（动作）的理解，这并非是behavior的全部含义，所以"行为"的中文翻译在某种程度上阻碍了我们对行为主义的理解与应用。

行为的标准公式是：刺激—反应—结果。刺激是反应行为模式或思维模式产生的某类条件；反应包括认知层面的反应、情绪层面的反应、躯体层面的反应和动作层面的反应；结果是某种刺激反应后的结果，即行为的功能。

（一）经典条件反射

1.代表人物　经典条件反射的代表人物是巴甫洛夫和华生，强调环境刺激（stimulus，S）对个体行为反应（response，R）的影响。通过配对（条件刺激与无条件刺激），在学习过程之前发生的事件（刺激）将引发个体的行为（反应）。

2.经典条件反射（classical conditioned reflex）**实验**　从19世纪末开始，俄国生理学家巴甫洛夫进行了著名的条件反射实验研究（图1-2）。实验的第一步：用食物刺激使狗的口腔产生唾液分泌反应，食物是无条件刺激（unconditioned stimulus，US），所引起唾液分泌的反射过程称为无条件反射（unconditioned reflex，UR）。无条件反射是本能行为，是不学自能的，例如婴儿出生后即有吮吸反射和拥抱反射等。实验的第二步：每次给狗食物时，总是配合以铃声出现，即将食物与另一种与唾液分泌原本无关的中性刺激（neutral stimulus，NS）例如铃声总是配对出现。实验的第三步：经过一定时间的训练，没有食物时单独铃声刺激也会引起狗的唾液分泌。此时，这种中性刺激（铃声）变成了条件刺激（conditioned stimulus，CS）。铃声引起唾液分泌的反射过程就是条件反射（conditioned reflex，CR）。通过条件反射习得的行为不能被个体随意操作和控制，属于反应性行为，也称为经典条件反射。

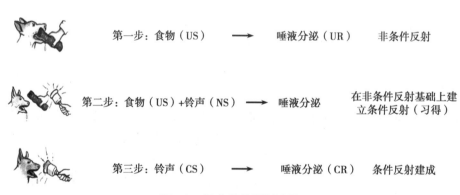

第一步：食物（US）　⟶　唾液分泌（UR）　非条件反射

第二步：食物（US）+铃声（NS）　⟶　唾液分泌　在非条件反射基础上建立条件反射（习得）

第三步：铃声（CS）　⟶　唾液分泌（CR）　条件反射建成

图1-2　经典条件反射实验

受巴甫洛夫经典条件反射实验的启发，美国心理学家华生开展了恐惧情绪实验，他认为，人的一切行为（包括正常行为和异常行为）都是通过学习建立条件反射的结果。

3.经典条件反射的主要观点

（1）习得（acquisition）：指当条件刺激与无条件刺激多次配对出现之后，条件刺激单独出现就会引发条件反射，这个过程就是习得。例如在巴甫洛夫的经典条件反射实验中，铃声本来是中性刺激，铃声的出现本不会引起狗的唾液分泌，但是在铃声与食物配对出现多次之后，铃声单独出现后就会引起狗的唾液分泌。现实生活中，如经常去医院打针的儿童容易对穿白大褂的医生（或护士）和注射器等产生条件反射性恐惧。

（2）**泛化**（generalization）：指在反复习得的作用下，大脑皮质内兴奋过程扩散，与条件刺激相近的刺激会产生与条件反射相同的效果。

（3）**消退**（extinction）：指在非条件刺激与条件刺激长期不结合，已建立起来的条件反射就逐渐消失的现象。例如，强烈的噪声不与小白鼠配对出现，孩子对白鼠的恐惧就可能逐渐消失。

（二）操作条件反射

1. 代表人物 操作条件反射的代表人物是斯金纳，他强调行为结果（consequence，C）对行为本身的作用。操作条件反射指那些主要受到其后果（结果）影响的学习行为，即结果是积极（消极）的，在后续类似情境下就可能重复（减少）此行为。

2. 操作条件反射（operant conditioned reflex）**的实验** 操作条件反射理论是由美国心理学家斯金纳等人通过动物实验建立的。实验在著名的斯金纳箱中进行。饥饿的老鼠在实验箱中会出现一系列的盲目行为（如乱叫、乱咬、乱窜、按压杠杆等），只有按压杠杆后，老鼠才能获得食物，即"食物的出现"对"按压杠杆"的动作起到了促进和加强的效果。经过多次实验，老鼠就学会了按压杠杆获取食物的行为，即在操作杠杆和获取食物之间建立了条件反射。像这种伴随着行为（操作杠杆）出现的刺激结果（食物出现）对行为本身产生的加强效果称为强化，刺激结果称为强化物。

同样，在回避操作条件实验中，动物受到电击会产生一系列的行为反应（如乱叫、乱咬、乱窜、回避等），其中的一种行为反应即回避动作出现时，即可获得撤销电击的结果。撤销电击的结果对回避行为有加强效果，结果动物学会了回避行为。

以上实验说明，当某一行为（如按压杠杆行为或回避行为）出现时总能获得某种积极的结果（食物出现或撤销电击），则个体逐渐学会对这种行为的操作，这就是操作条件反射。由于操作条件反射是个体借助于对工具操作的学习而形成的，故又称为工具性条件反射。

3. 操作条件反射的主要观点

（1）**强化**（reinforcement）：行为被紧随其出现的直接结果加强的过程。当一个行为被加强时，它有可能在将来再次出现。①正强化（positive reinforcement）：指行为的结果使积极刺激增加，从而使该行为逐渐增强。如食物奖励使老鼠按压杠杆的行为增加就属于正强化。②负强化（negative reinforcement）：指行为的结果使消极刺激减少，从而使该行为逐渐加强。如减少电击会使老鼠按压杠杆行为增加就属于负强化。

（2）**消退**：指行为的结果使原有的积极刺激减少，从而使行为反应逐渐减弱。如学生做好事，得不到老师表扬和同学关注（积极刺激减少），会导致此种行为减少。

（3）**惩罚**（punishment）：指行为的结果使消极刺激增加，从而使行为反应逐渐减弱。如行为治疗中个体出现不良行为，立即给予电击，会导致不良行为减少。

（三）社会学习

社会学习（social learning）由美国心理学家班杜拉提出，强调人的某些社会行为是通过社会学习获得的，并没有得到直接的强化和奖励，个体仅仅通过观察他人的行为反应就可达到模仿学习的目的。

班杜拉提出社会学习包括4个过程：①注意过程，学习者对示范者的示范行为的重要特征实施注意；②保持过程，学习者用言语和形象两种形式将所获得的信息转换成适当的表象实施保存；③运动再现过程，学习者将记忆中的表象转化为行为，并根据反馈来调整行为以形成适应性反应；④动机过程，能够再现示范行为后，学习者能否经常表现出示范行为还受到外部强化、自我强化和替代强化等因素的影响。

在护理工作中，社会学习有重要的应用价值。例如，病人角色行为的形成与示范作用有一定关系，包括呼叫、呻吟及其他应对方式等；同样，示范作用也可用于对病人的指导和护理，以及儿童病人的教育等。

（四）内脏操作条件反射

内脏操作条件反射的代表人物是米勒(Miller)，是操作条件反射在内脏功能方面的体现，通过实验证实了内脏反应可通过操作性学习加以改变，即某种内脏活动出现以后立即受到一种刺激，则该内脏活动行为会因这种刺激的作用而发生相应的增强或减弱。如在实验中对心率下降进行奖励，经过定向训练后，个体逐渐学会了"操作"内脏行为，使心率下降；采用同样的实验方法还分别使个体学会了"操作"心率的增加、血压的升高或下降及肠道蠕动的增加或减弱等。

内脏操作条件反射证明，心身症状往往是习得的，人的各种内脏活动也可以通过内脏学习获得有意识的调节和控制，如心动过速、肠蠕动增加等。此外，生物反馈技术、气功（太极拳、瑜伽）对心身疾病的治疗也都与内脏学习有关。

（五）行为主义理论简要述评

行为主义理论可以解释和解决许多护理心理学中的问题。行为主义专家认为，人的行为，包括非适应性行为，都是后天通过学习获得，并由于强化而固化下来。既然是后天习得的，就可通过奖励或惩罚的强化方式，学习消除那些习得的非适应性行为，并学习获得所缺少的适应性行为。因此，行为治疗在临床护理工作中的应用较为广泛，常用的行为治疗方法包括行为放松训练、系统脱敏疗法、阳性强化法和生物反馈治疗等。

根据行为的公式（刺激—反应—结果），个体的行为一般通过习得产生并通过强化得到维持，从此角度对个体而言，所有的行为都是有功能的。对于非适应性行为，退缩回避、负性情绪及相关动作反应等，吸烟可能在短期内缓解焦虑，但如果长期维持此行为则有害心身健康；即此类行为的后果在短期内对个体是有获益的，但长期则是非适应性的甚至是有害的。

> **启智润心**
>
> 理解行为的功能性可以提高护理人员对病人行为的觉察和理解能力，为心理评估和干预提供科学的依据，促进病人的心身健康。同时，也有助于护理人员形成整体护理观，提升护理服务的质量和效果。

行为主义理论也有局限性。首先，行为主义理论虽然建立在实证基础上，但其实验对象多为动物，其结果在解释人类复杂行为上还有待继续验证；此外，行为主义理论忽视了人的认识作用。因此，将认知心理学与行为主义心理学相结合的理论——认知行为理论，强调个体认知因素在行为学习中的重要作用，目前已成为心理咨询与治疗的主导理论之一。

三、人本主义理论

（一）代表人物

人本主义理论(humanistic theory)，20世纪50—60年代兴起于美国，代表人物是马斯洛(Maslow)和罗杰斯(Rogers)。该理论重视人的尊严、价值、创造力和自我实现，强调人是具有潜能的个体，把自我实现归结为潜能的发挥；同时，注重自我和自我意识，反对精神分析的潜意识决定论和行为主义的环境决定论，被称为心理学的第三势力。

（二）人本主义理论的主要观点

1. 自我实现论 指个体的各种才能和潜能可在适宜的社会环境中得到充分发挥，从而实现自我理想的过程。虽然自我实现是一种类似本能的需要，但是与个体的童年经验密切相关。幼年的教育很重要，失去爱、安全感和尊重的儿童很难向自我实现的方向发展。

2. 高峰体验 也称顶峰体验，指自我实现的个体体验到的幸福感、欣喜感和自我接纳的愉悦感。顶峰体验可以是家庭生活的和谐享受、对自然景色的迷恋，也可以是医生一次成功的外科手术和护士对危重病人的有效护理的过程体验等。

3. 自我理论 指个体在自我发展过程中，个人的主观经验和他人的客观评价会发生冲突导致心理问题的产生。心理治疗的目的是将原本内化而成的自我部分去掉，"变回自己"和"从面具后走出来"，只有这样才能充分发挥个体的潜能。

（三）人本主义理论简要述评

人本主义理论的贡献是强调个体在心理发展中的重要作用，是让个体领悟到自己的本性，由自己的意志来决定自己的行为，修复被破坏的自我实现潜能，促进个体的健康发展。在此基础上发展起来的来访者中心疗法，也是目前心理咨询与治疗中的主导疗法之一。

人本主义理论也有局限性。首先，人本主义理论将所有心理障碍都归于自我失调而忽视其他因素的影响，还是有些片面性的；此外，人本主义理论更关注个体的主观体验，标准不客观，缺乏科学性和实证性。

四、认知理论

（一）代表人物

认知理论（cognitive theory）起源于 20 世纪 50 年代，与认知心理学发展密切相关。认知心理学主要研究人类认知的信息加工过程，并以此来解释人类的复杂行为，如概念的形成、问题的解决、语言及情感等。

认知理论认为，认知对情绪和行为具有决定作用，思想和信念是情绪状态和行为表现的原因。在此基础上美国心理学家埃利斯（Ellis）和贝克（Beck）分别提出了情绪的 ABC 理论和情绪障碍认知理论，并发展了相应的认知疗法的理论和技术。

（二）认知理论的主要观点

1. 埃利斯的 ABC 理论 埃利斯认为，人的情绪困扰并非由环境刺激事件引起，而是由人对事件的信念造成。所以，信念对于个人的情绪和行为起决定作用，由此提出了著名的 ABC 理论。其中，A 指与情绪有关的诱发事件（activating events，A），B 指人对诱发事件所形成的信念（beliefs，B），C 指个人对诱发事件所产生的情绪与行为反应的结果（consequences，C）。通常，人们认为是 A 直接引起 C，而事实并非如此，在 A 与 C 之间存在中介 B。ABC 理论认为，非理性信念是情绪或行为障碍产生的重要因素。常见的非理性（不合理）信念的主要特征包括：

（1）**绝对化要求**：是指个体以自己的意愿为出发点，认为某些事物必定会发生或不会发生的信念，通常与"应该"和"必须"这类词联系在一起。如"别人必须善待我"和"我必须成功"等。

（2）**过分概括化**：是一种以偏概全的不合理式思维，是以某一件事或某几件事来评价自己或他人的整体价值，就好像以一本书的封面来判断书的整体价值一样。如一些人面对失败的结果会认为自己"一无是处"或"毫无价值"。

（3）**糟糕至极**：是将事物的可能后果想象、推论到非常可怕、糟糕，甚至是灾难性结果的一种非理性信念。如一次重要考试的失败就认为"自己的人生从此就失去了存在的意义"等。

埃利斯在 ABC 理论基础上发展了理性情绪行为疗法，相关内容参见第七章第一节。

2. 贝克的情绪障碍认知理论 情绪障碍认知理论认为：认知过程是行为和情感的中介；情绪障碍和负性认知相互影响，相互加强，这种恶性循环是情绪障碍得以延续的原因，打破恶性循环是治疗的关键；认知曲解（偏差）是引起病人情绪障碍和心理痛苦的核心所在，识别和改变这些认知曲解，就会使病人的情绪得以改善。贝克认为常见的认知歪曲有五种形式：

（1）**主观推断**：在证据缺乏或不充分时便草率地作出结论。如自我乳腺检查触摸到肿块，就认为自己罹患乳腺癌。

（2）**选择性概括**：仅根据部分信息而忽略其他信息就对整个事件作出结论和判断。如一位高三学生近一次模拟考试没考好就认为"我高考必然会失败"。

（3）**过度引申**：在单一事件的基础上作出关于能力、操作或价值的普遍性结论，即从一个具体事件出发引申作出一般规律性的结论。如一次面试失败，就认为自己这辈子都完了，不会有出息了。

（4）**夸大或缩小**：对某些事物过分重视或轻视而与实际情况不相符，对客观事件的意义作出歪曲的评价。如夸大自己的缺陷和失误，贬低自己的成绩和优点。

（5）**"全或无"思维**：要么全对，要么全错，把生活看成非黑即白的单色世界，没有中间色。

（三）认知理论简要述评

认知理论认为，认知对情绪和行为具有决定作用，在此基础上发展的认知疗法，将病人的不良情绪和行为看成不良认知和不良思维方式的结果，治疗的目的是通过改变人的认知活动来改变不良的行为和情绪。认知疗法的可靠性与有效性得到了广泛的实证研究证实。

认知理论也有局限性。首先，在应用认知理论和技术时，对实施者的水平要求较高，且有时实施者会有将理性思维强加给对方的感受，从而影响效果。此外，认知理论忽视情绪、自我探索的影响。因此，认知理论在发展的过程中不断整合其他心理学理论的观点和技术，逐步形成以认知为主的整合性心理治疗取向，目前已成为心理咨询与治疗的主导理论之一。

知识拓展

后现代主义心理学与治疗

后现代主义心理学是20世纪90年代在西方兴起的一种新的思潮，是后现代主义时代精神的产物。简而言之，后现代主义认为，对于给定的一个文本、表征和符号有无限多层次解释的可能性。

后现代主义治疗主要有短期焦点解决治疗、叙事治疗与合作治疗。其中，短期焦点解决治疗是以寻找解决问题的方法为核心的短程心理治疗技术；叙事治疗是心理咨询师带着叙事的态度去陪伴来访者，发现来访者身上的闪光点，最终达到解决心理问题的目的；合作治疗是心理治疗师带着"不知"的核心理念，与对话伙伴一起创造出更广阔的空间，从而探索更多的可能性。

（汪启荣）

思考题

1. 王女士，54岁，高校教师。因患甲状腺癌入院治疗，等待手术治疗。入院后，她感到非常害怕，悲观失望；担心手术会留瘢痕，也害怕癌症扩散，会影响到今后的工作和生活，甚至感到死亡已近；有时会感到莫名愤怒，为何自己会得癌症；认为自己的人生毫无希望；目前的状态是寝食难安，彻夜难眠，每天躺在病床上，不愿见人。

请思考：目前对该病人实施心理护理需要解决的心理问题是什么？

2. 王阿姨，64岁，因脑卒中入院。王阿姨爱抱怨，只要一看见护士，就开始抱怨起周围的事物，护士们总是耐心倾听并试图安慰她。但是王阿姨的抱怨不仅没有减少，反而越来越多。

请思考：请使用行为主义理论对"护士安慰王阿姨后抱怨不降反增"的行为进行解释？

ER 1-7

练习题

第二章 | 心理现象

教学课件

思维导图

学习目标

1.掌握感知觉的概念和特性;情绪的概念、分类和调节策略;需要层次理论;动机冲突类型;气质的特点及类型学说。

2.熟悉记忆的分类、过程和遗忘的规律;意志的品质;人格的特征、能力的概念和性格的类型。

3.了解思维的概念和特征;想象及注意的概念和分类;自我意识系统。

4.学会识别生活中尤其是护理实践中的各种心理现象;分析病人的人格心理特征,进行针对性沟通和护理。

5.具备积极向上的心理素质和仁爱之心。

情境导入

上章情境导入中的李女士,入院初期,情绪非常不稳定。病人自述生病之前就常常因为一些日常琐事生闷气,不喜欢与人沟通,往往压抑自己的情绪。自从得知自己患癌后每天非常害怕,认为自己得了绝症,即使化疗也会有复发的风险;担心今后的生活、工作因患病而受到重创。因此每天坐立不安、食欲缺乏、唉声叹气、愁眉苦脸、什么事情也不愿意做。

请思考:

1.病人产生不良情绪的原因有哪些?

2.如何帮助病人合理调节情绪?

第一节 认知过程

情绪调节在临床护理中的应用

认知过程是人对客观事物认识的过程,也是对信息进行加工处理的过程,主要包括感觉、知觉、记忆、思维和想象等。

一、感觉

(一)感觉的概念

感觉(sensation)是人脑对直接作用于感觉器官的客观事物的个别属性的反映。任何客观事物都有许多个别属性,如颜色、声音、气味、味道、温度等,当这些个别属性直接作用于人的眼、耳、鼻、舌、皮肤等感觉器官时,就在大脑中引起相应的视觉、听觉、嗅觉、味觉、肤觉等感觉。感觉是最基本的认知过程,给我们提供了内外环境信息,保证机体平衡,它是一切高级、复杂心理活动的基础。

（二）感觉的种类

根据引起感觉刺激的来源不同，可把感觉分为外部感觉和内部感觉两大类。

1. 外部感觉　是接受外部刺激、反映外界客观事物个别属性的感觉，包括视觉、听觉、嗅觉、味觉和肤觉。

2. 内部感觉　是接受机体内部的刺激，对机体自身的运动和状态的感觉，包括运动觉、平衡觉和内脏感觉（如饥渴、疼痛和窒息等）。

（三）感受性和感觉阈限

感受性（sensitivity）是感觉器官对适宜刺激的感受能力，表现为感受性的提高或降低。感觉总是由一定的刺激引起，适宜的刺激才能引起感觉器官的反应。感受性的大小用感觉阈限来度量，感觉阈限（sensory threshold）是指能引起感觉的最小刺激量。感受性与感觉阈限成反比关系：感觉阈限越低，感受性越高，感觉越敏锐；反之，感觉阈限越高，感受性越低，感觉越迟钝。

感受性和感觉阈限的研究，对疾病的诊断及治疗工作具有重要意义，医护人员对病人感受性的变化应有正确的认识，并尽量采取措施减少让病人感觉不适的刺激。

（四）感觉的特性

1. 感觉适应　由于刺激物对感觉器官的持续作用，从而使感受性提高或降低的现象叫感觉适应。适应可使感受性提高或降低，一般来说，感觉器官在弱刺激持续作用下，感受性会增强，如"暗适应"现象。感觉器官在强刺激持续作用下，感受性会减弱，如"入芝兰之室，久而不闻其香"的嗅觉适应现象。人具有较强的适应性，但各种感觉适应的程度不同，视觉、嗅觉、温度觉和触压觉适应很快，听觉和痛觉难以适应。

2. 感觉对比　指同一感觉器官在不同刺激物的作用下，感觉在强度和性质上发生变化的现象。感觉对比包括同时对比和继时对比，不同刺激同时作用于同一感受器时产生了同时对比，例如"月明星稀"。不同刺激先后作用于感受器时产生了继时对比，例如，吃完苦药再吃糖，会觉得糖很甜。

3. 感觉后像　刺激作用停止后，感觉并不立即消失，还能暂时保留一段时间的感觉形象就是感觉后像。后像存在于各种感觉之中，其中视觉后像表现得特别明显，如手术室医护人员的工作服多为浅绿色，就是利用视觉后像原理，用以缓解医护人员的视觉疲劳。

4. 联觉　联觉是指一种感觉引起另一种感觉的现象。在各种感觉中，彩色感觉最容易引起联觉。红、橙、黄等类似太阳、火光的颜色，引起人温暖的感觉，因而被称为暖色；蓝、青、绿等类似蓝天、海水、树林的颜色，往往引起寒冷、凉快的感觉，被称为冷色。因此，在建筑设计、环境布置上要考虑色觉的联觉作用，医院病房可根据联觉进行不同的环境设计，研究表明，淡蓝色对高热病人有益，橙色可刺激食欲，绿色对心理活动有舒缓作用。

5. 感觉的发展和补偿　人的感受性不仅能在一定条件下发生暂时性的变化，而且能在个体实践活动和有意训练中获得提高和发展。职业训练可使某些人某种感觉的感受性明显高于一般人，如有经验的医生能听出心脏的各种杂音，这是感觉的发展。丧失某种感觉能力的人，由于适应生活的需要，可以在生活实践中发展和提高其他健全的感觉来加以补偿，如盲人的听觉、嗅觉和触觉特别灵敏，以补偿缺失的视觉能力。

二、知觉

（一）知觉的概念

知觉（perception）是人脑对直接作用于感觉器官的客观事物的整体属性的反映。例如，某一物体，看上去是圆的形状，红的颜色；用手触摸，表皮光滑，有一定硬度；用鼻子闻，有清香的水果气味；用口舌品尝，是酸甜的滋味……于是人脑便把这些属性综合起来，形成对该事物整体的映像，知道它是"苹果"，这种对事物的整体属性的反映就是知觉。

感觉和知觉虽然都是人脑对当前事物的直接反映,但两者之间存在区别。感觉反映的是事物的个别属性,而知觉则反映事物的整体属性。感觉是一种最简单的认知活动,而知觉则是高于感觉的一种认知活动。

感觉和知觉又是密不可分的。感觉是知觉的基础,知觉总是在感觉的基础上进行的。因此,对事物的个别属性的感觉越丰富,对事物的知觉也就越完整、越正确。然而在实际生活中,人们很少产生单纯的感觉,而总是以知觉的形式直接反映客观事物。由于感觉和知觉密不可分,通常把感觉和知觉统称为感知觉。

(二)知觉的分类

1. 根据知觉过程中起主导作用的器官分类 知觉分为视知觉、听知觉、嗅知觉、味知觉和触知觉等。

2. 根据知觉对象性质的不同分类 知觉分为物体知觉和社会知觉。

(三)知觉的特性

1. 知觉的选择性 人的周围环境是丰富多彩的,但是人们在一定时间里,总是选择对自己有重要意义的刺激物为知觉对象,而把其余刺激物当作背景。人的这种对外来信息有选择地进行加工的特性就是知觉的选择性。人们对于知觉的对象能够得到清晰的反映,而对于背景只能得到比较模糊的反映。

知觉中的对象与背景是相对的,可以互相转换。图 2-1 的双关图形,就是说明知觉对象与背景相互转换的例子。知觉的选择性,能够使人从复杂环境中摄取重要的信息,以便更有效地认识外界事物。

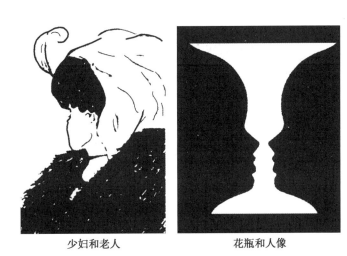

少妇和老人　　　　　　　　　花瓶和人像

图 2-1　对象和背景转换的双关图

2. 知觉的整体性 当事物的个别属性作用于人的感觉通道时,人们能够根据已有的知识、经验,将事物知觉为一个整体(图 2-2、图 2-3),这就是知觉的整体性。知觉的整体性不仅与过去的经验有关,还与知觉对象本身的特征有关,如对象的接近性、相似性、连续性和封闭性等。知觉的整体性提高了人们知觉事物的能力,使人对客观事物的认识更趋于完善。

3. 知觉的理解性 指人们在知觉过程中,主动地用已有的知识、经验对知觉对象作出某种解释,使其具有一定的意义(图 2-4、图 2-5),这就叫作知觉的理解性。知觉的理解性与人们的知识、经验密切相关。例如,同一张 X 线片,医生能从其中发现病灶,而外行人只能看到一片模糊图像。另外,知觉者在不同情境下知觉同一对象,也会引起不同的知觉,这是由于不同的情境唤起了知觉者不同的经验所致。

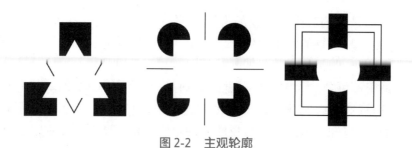

图 2-2　主观轮廓

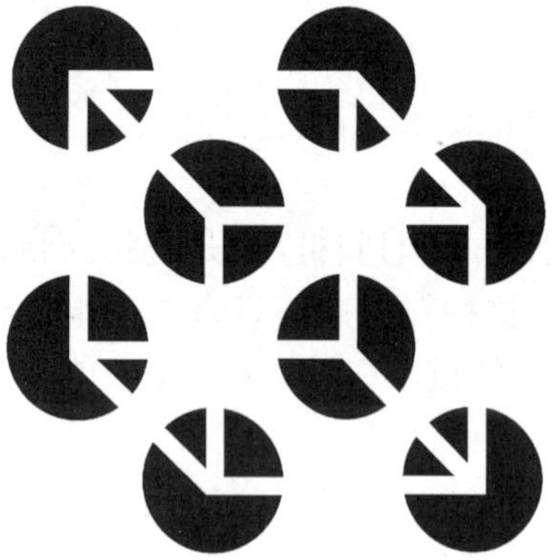

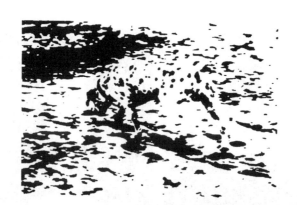

图 2-3　知觉的整体性

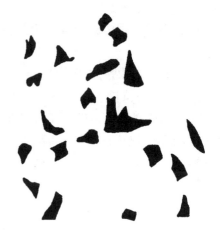

图 2-4　斑点图

图 2-5　知觉的理解性

4. 知觉的恒常性　是指当知觉的条件在一定范围内发生变化时,知觉对象的映像仍保持相对稳定不变的特性。知觉的恒常性普遍存在于各种感觉中,其中,视知觉的恒常性最为明显,主要包括大小恒常性、形状恒常性、亮度恒常性和颜色恒常性等。知觉的恒常性能使人在不同情况下按照事物的实际面貌去认识事物。

(四) 错觉

错觉(illusion)是在特定条件下对客观事物产生的歪曲的知觉。错觉往往带有固定倾向性,主观无法克服,在条件具备的情况下就会发生。错觉主要有视错觉、形重错觉、时间错觉和运动错觉,其中以视错觉最为常见。

图 2-6 列举了视错觉的几个典型例子,A 图中等长的两横线看起来上长下短;B 图中两横线本来是平行的,但看起来是不平行的;C 图中两个中心等圆看起来右面的显得大了点;D 图看起来是一个螺旋,而实际上是一个个圆圈组成的。利用错觉,人们可以防止因错觉造成的差错,使其在实践中产生良好的效应。

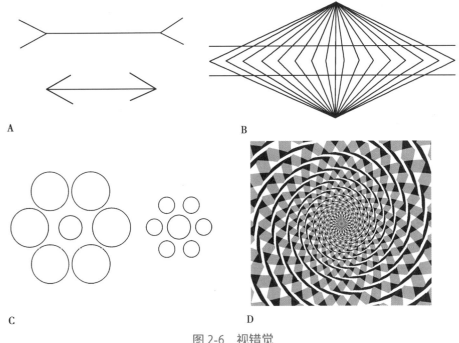

图 2-6　视错觉

（五）幻觉

幻觉（hallucination）是在没有外界刺激物作用于感觉器官的情况下产生的一种虚幻的知觉。幻觉与错觉不同，错觉的产生是确有外界刺激物作用于感觉器官，只是反映不正确而已。幻觉多种多样，如听幻觉、视幻觉、嗅幻觉等。幻觉可以影响人的行为和思想。心身健康的人很少有幻觉，对精神病人来说，幻觉则是一种常见症状，持续很久，是严重的知觉障碍。

三、记忆

（一）记忆的概念

记忆（memory）是过去经验在人脑中的反映。人们感知过的事物、思考过的问题、体验过的情感、从事过的活动，都不同程度地被保留在头脑中，并在一定条件下能够恢复，这就是记忆。从信息加工的观点来看，记忆就是人脑对输入的信息进行编码、存储和提取的过程。记忆是重要的心理过程，贯穿人的各种心理活动当中，是人们学习、工作和生活的基本能力。

（二）记忆的分类

1. 按记忆的内容　可将记忆分为形象记忆、动作记忆、情绪记忆和逻辑记忆。

形象记忆是以感知过的事物形象为主要内容的记忆，如看过的画面、听过的声音等都是形象记忆。动作记忆是以做过的动作或运动为内容的记忆，也称运动记忆，如铺床、输液等的记忆都以运动记忆为基础。情绪记忆是以体验过的情绪或情感为内容的记忆，如第一次抢救危重病人的紧张情绪记忆。逻辑记忆是以概念、判断、推理等为主要内容的记忆，如对定义、概念、定理的记忆。

2. 按信息保持的时间长短和编码方式　可将记忆分为瞬时记忆、短时记忆和长时记忆，这三种记忆又被称作记忆系统。

（1）**瞬时记忆**：又称感觉记忆，是指刺激停止后，感觉信息有一个非常短暂的停留，瞬时记忆的容量较大，但信息存储时间很短，只有为 0.25~2 秒，如果这些感觉信息进一步受到注意，则进入短时记忆。

（2）**短时记忆**：短时记忆是瞬时记忆和长时记忆的中间阶段，它是指信息在头脑中保持在 1 分钟之内的记忆，短时记忆的容量是有限的，一般为（7±2）个组块。例如，当我们从电话簿上查到一个电话号码后,立刻就能根据记忆拨号,但过后就很快忘了这个号码,这就是短时记忆。短时记忆中的信息经过人的复述,就会转入长时记忆。

（3）**长时记忆**：长时记忆是指信息在记忆中的存储超过 1 分钟直至许多年,乃至终生的记忆。长时记忆的容量是无限的,主要以语义编码为主。个体对社会的适应,主要靠从长时记忆中随时可提取的知识和经验。

（三）记忆的过程

记忆的过程包括识记、保持、再认或回忆（再现）3 个基本环节。

1. 识记　识记是识别并且记住事物的信息,从而积累知识、经验的过程。从信息加工理论的观点来看,识记是信息输入和编码的过程。识记是记忆活动的开端,是其他环节的前提和基础。根据识记时的目的性和意志努力程度的不同,可将识记分为无意识记和有意识记。根据对识记材料的理解程度,可将识记分为机械识记和意义识记。影响识记效果的因素包括识记的目的和任务、识记材料的性质和数量以及识记的方法等。

2. 保持　保持是将识记获得的知识、经验和技能在头脑中储存、巩固的过程。保持是记忆的中心环节,是再认和回忆的重要保证。保持是一个动态变化的过程,这种变化表现在数量和质量两方面。

3. 再认或回忆（再现）　再认或回忆是对存储的信息提取的过程。这一过程是衡量记忆巩固程度的重要指标。再认是指经历过的事物再次出现时,能够被识别出来的过程。回忆是指经历过的事物不在眼前,但能在头脑中重现的过程。如考试时,做选择题属于再认,回答名词解释属于回忆。

（四）遗忘

遗忘（forgetting）是指识记过的材料在一定条件下,不能再认或回忆,或是错误地再认或回忆。德国心理学家艾宾浩斯（Ebbinghaus）对遗忘现象作了系统研究,得出了著名的艾宾浩斯遗忘曲线（图 2-7）。遗忘曲线表明,遗忘的进程是不均衡的,先快后慢。这种变化趋势可以得出如下结论：①遗忘的数量随时间进程逐渐增加。②遗忘速度先快后慢,在识记后第一天内遗忘最快,数量也最多；随后遗忘速度逐渐减慢,遗忘数量也随之减少。③最后虽然时间间隔很长,但所剩的记忆内容基本不再减少而趋于稳定。

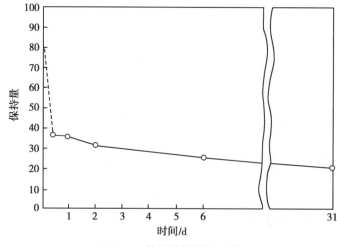

图 2-7　艾宾浩斯遗忘曲线

四、思维

（一）思维的概念及特征

1. 思维的概念　思维（thinking）是人脑对客观事物概括性和间接性的反映。从信息加工的观点看,思维是对信息的深入加工改造并使信息重新改组和建构的过程。

2. 思维的特征

(1) **概括性**:是指对客观事物共同特征和内在规律的认识,如乙肝、伤寒等疾病有一个共同的本质特征,都属于传染病。思维的概括性使人的认知摆脱了具体事物的局限性与对具体事物的直接依赖性,加深了对事物的认识与了解。

(2) **间接性**:是指思维是以其他事物为媒介来反映客观事物的。例如,内科医生有时不能直接诊断病情,而需要通过病人的血液检查、X 线检查、心电图等各项检查结果作为媒介物进行诊断。思维的间接性,不但可以揭示事物的本质和规律,也可以预见未来,使人的认识领域变得广阔和深远。

(二) 思维的种类

1. 根据解决问题的方式分类 分为动作思维、形象思维和抽象思维。

2. 根据探索答案的方向分类 分为求同思维和求异思维。

(1) **求同思维**:又叫聚合思维,是根据一定的知识或事实求得某一问题的正确或最佳答案的思维。如医生根据病人的临床表现、检验结果和体格检查,给病人诊断疾病的过程。

(2) **求异思维**:又叫发散思维,是根据一定的知识或事实,求得某一问题的多种可能答案的思维。如护士为了给病人降温,可以用冰袋、酒精擦浴、灌肠等方法。

3. 根据思维中的主动性和创造性程度分类 分为习惯性思维和创造性思维。

五、想象

(一) 想象的概念

想象(imagination)是对头脑中已有的表象进行加工改造而创造出新形象的过程。表象是想象的素材,指曾经感知过的事物在头脑中留下的映像,即记忆表象。想象是在表象的基础上形成的,但并不是表象的简单再现,它是对头脑中存储的表象进行加工改造、重新组合,创造出新形象的过程。

(二) 想象的分类

根据想象时有无预定目的,可以把想象分为无意想象和有意想象。

1. 无意想象 是没有预定目的、不自觉的想象。例如,触景生情等都是无意想象。梦是无意想象的结果。

2. 有意想象 是有一定目的、自觉进行的想象。它包括再造想象、创造想象和幻想。

六、注意

(一) 注意的概念

注意(attention)是心理活动对一定对象的指向和集中。指向性和集中性是注意的两个特点。指向性是指心理活动有选择地指向某个对象。集中性是心理活动倾注于选择对象的稳定和深入程度。例如,外科医生在给病人做手术,他的注意力都集中在病人的手术中,而对此之外的任何信息均予以忽略。

(二) 注意的分类

根据注意有无目的性及是否需要意志努力,可把注意分为无意注意、有意注意和有意后注意。

1. 无意注意 是指没有预定的目的,也不需要意志努力的注意,如大街上突然响起救护车的尖锐叫声所引起的注意。

2. 有意注意 是指有预定目的,需要意志努力的注意,受人们的意志支配,如护士为病人配药时所保持的注意。

3. 有意后注意 有预定目的、无须意志努力的注意,是一种高级类型的注意,如熟练地骑自行车伴随的注意。有意后注意兼有无意注意和有意注意两方面的某些特点，对完成长期、持续的工作特别有利。

（三）注意的品质

1. 注意的广度　又称注意的范围，是指同一时间内所能注意到的事物的数量。注意的广度受知觉对象和个体知识、经验的影响，注意对象越集中，排列越有规律，越能成为相互联系的整体，注意的广度也越大。个体对于知识、经验掌握得越多，注意广度就越大。

2. 注意的稳定性　是指在一定时间内注意保持在某项活动上的特性，它是衡量注意品质的指标，如外科医生能连续几小时全神贯注地手术。

与注意稳定性相反的状态是注意的分散，也叫分心。注意的分散是指注意不自觉地离开当前应当完成的活动而被无关刺激所吸引。

3. 注意的分配　是指同一时间内对两种或两种以上的刺激进行注意，或将注意指向不同对象的能力。例如，护士给病人注射时，要边推药边观察病人的反应。注意分配的条件是：同时进行的活动中必须有一项或多项已达到自动化或部分自动化的程度，个体不需要再消耗认知资源，而能将注意集中在较为生疏的活动上。

4. 注意的转移　是指注意从一个对象转向另一个对象的现象，如护士正在配药，忽然听到病人的呼救，能马上投入到抢救病人的活动中。注意的转移与分心不同。注意的转移是任务的要求，随着当前的活动，有意识地进行改变；分心则是注意的一种缺陷或障碍。

七、认知过程在临床护理中的应用

（一）感知觉与临床护理

疾病可以导致病人出现感受性的升高或降低和感知异常，如住院病人总感到时间过得慢，常有度日如年的感觉，久病卧床的病人会感觉床铺摇晃，甚至天旋地转等。因此，护士可针对不同病情的病人创造或营造相应的护理环境，如色彩的应用、灯光和植物的选择、音乐的衬托、物品的摆放等。此外，护士要有敏锐的观察力，通过对病人全面、系统及周密的观察，推断其心理状态，了解其疾病发展中所表现的认知、情绪、行为反应的个体特征，预知病人病情的发展方向，以有效地做好护理工作。

（二）记忆与临床护理

病人患病后可能会出现不同程度的记忆力减退甚至是记忆障碍，如一些脑器质性疾病病人会出现记忆力减退，还有一些躯体疾病病人也会出现记忆障碍。护士应指导病人进行多种形式的记忆训练，如拼图训练、画画训练、往事回忆和讲述小故事等，减少病人被动静坐及卧床时间，以促进记忆力康复。

护士要有良好的记忆品质，通过识记相关疾病的护理常规为病人提供可靠、准确的护理服务；还要善于记忆病人的诊断、治疗内容，病人病情变化时能随之改变护理计划和护理措施。

知识拓展

记忆的品质

人们通常以记忆品质来衡量人的记忆力的优劣。记忆品质主要包括：①记忆的敏捷性：指人在一定时间内记住对象的数量，是记忆的速度和效率特征。②记忆的持久性：指记忆在头脑中保持时间的长短，是记忆的保持特征。③记忆的准确性：指记忆内容正确与否，是记忆的正确和精确特征。④记忆的准备性：指对所记忆信息的提取能力，是记忆的提取和应用特征。

（三）思维与临床护理

病人的思维因疾病会受到影响，如病人表现出犹豫不决、瞻前顾后等现象，有些病人会出现思维片面现象。因此，护士要学会应用各种思维方式对病人及其疾病进行概括和判断，灵活运用生物—心理—社会医学模式来进行护理。

思维与临床护理的关系密切，护理质量的优劣取决于护士的临床思维水平和深度。护士要注意培养自己的临床思维、创造性思维和前瞻性思维。护士要具备独立的思维能力和解决问题的能力，学会在病程的动态变化中发现问题和分析问题，对每个病人进行评估和诊断，制订护理计划，因地制宜地采取心理护理措施。护士还要具备前瞻性思维，提前预防和发现病人潜在的心理问题，及时收集资料，准确进行心理评估，并作出正确的判断和处理，让病人处在最佳心理状态下，促进康复。

（四）想象与临床护理

患病后，病人会产生和健康状态的对比联想甚至是妄想，并产生强烈的康复愿望。因此，护士要学会缓解病人焦虑的方法，如通过与病人交谈、转移注意等，或通过想象放松训练，帮助病人保持良好的心理状态，提高临床心理护理的效力。病人的病情是不断发展变化的，护理并没有固定的模式，这就要求护士具有丰富的想象力，勇于进行技术创新。

（五）注意与临床护理

患病后，病人的注意开始由外部转向自身，因此，护士要会转移病人对自己病情的注意力，这样既可以减轻病人的痛苦和紧张，又可以充分发挥心理护理的作用，促进病人康复。在临床护理中，护士必须具备良好的注意品质：在护理操作时必须集中注意，严肃认真，保持注意的稳定性；要做到注意的灵活性和注意广度的运用，把自己繁杂的工作内容"尽收眼底"、做到"眼观六路、耳听八方"。

第二节　情绪与意志

一、情绪

（一）概述

情绪（emotion）是人对客观事物是否满足自己的需要而产生的态度体验。当客观事物或情境符合主体的愿望和需要时，就能引起积极、肯定的情绪；反之，就会产生消极、否定的情绪。情绪和情感是人对客观事物的反映形式，具有独特的客观体验，它是由独特的主观体验、外部表现和生理唤醒三种成分组成的。

情绪对个体反应具有重要的意义，一般来说，情绪具有适应功能、动机功能、组织功能和信号的功能。

（二）情绪的分类

1. 根据情绪的内容分类　可分为基本情绪和复合情绪。基本情绪又称为原始情绪，是人和动物所共有的，一般包括快乐、愤怒、恐惧和悲哀四种形式。复合情绪是由基本情绪的不同组合派生出来的多种复杂的情绪状态。如由愤怒、厌恶和轻蔑组合起来的复合情绪可形成敌意。

2. 按情绪的状态分类　可分为心境、激情和应激三种。

（1）**心境**（mood）：是一种微弱而持久的情绪状态。心境具有弥漫性和渲染性的特点，影响着人的整个精神状态。心境对人的工作、学习和健康有很大的影响，积极的心境能促进人的主观能动性的发挥，提高人的活动效率，并且有益于人的健康；消极的心境使人意志消沉，降低人的活动效率，有害于人的健康。

（2）**激情**（intense emotion）：是一种强烈的、爆发性的、为时短促的情绪状态。激情通常是由对个人有重大意义的事情引起的，如成功后的狂喜，重大失败后的绝望等，都属于这种情绪体验。在激情状态下，主体往往伴随明显的生理变化和外部行为，如血压升高、暴跳如雷等。激情状态下，人往往出现"意识狭窄"现象，容易使人丧失理智而造成巨大伤害。从精神卫生学的角度来看，激情对健康是有害的，因此，要善于控制激情。

（3）**应激**（stress）：是出乎意料的紧急情况所引起的急速而高度紧张的情绪状态。在应激状态下，整个机体的激活水平高涨，使人的肌张力、血压、内分泌、心率、呼吸系统发生明显的变化。如果一个人长期处于应激状态之下，机体往往难以适应，从而可能导致机体功能紊乱，甚至患病。临床上心身疾病的发生常常与应激反应密切相关。

（三）情绪的外部表现

情绪是一种内部的主观体验，但在情绪发生时，又总是伴随着某种外部表现，这些外部表现称作表情，包括面部表情、姿态表情和言语表情。

1. **面部表情**　面部表情是通过眼部肌肉、颜面肌肉和口部肌肉的变化来表现各种情绪状态。不同部位在表达情绪方面的作用是不同的，眼睛对表达忧伤最重要，口部对表达快乐和厌恶最重要，前额能表现惊讶的信号等。

2. **姿态表情**　姿态表情是指情绪发生时身体各部分呈现的姿态，可以分为身体表情和手势表情两种。舞蹈和哑剧是演员用姿态表情和面部表情反映情感和思想的艺术形式。手势和言语一起使用，表达人的喜欢、厌恶、接受和拒绝等态度和思想。

3. **言语表情**　言语表情指情绪在言语的声调、节奏和速度等方面的变化，是人类表达情绪的特有手段。如人在高兴时语调高昂、语速加快，悲哀时语调低沉、语速缓慢。

（四）情绪的调节

1. **情绪与心身健康**　情绪具有明显的生理反应，直接关系人的心身健康。情绪能直接影响机体的神经系统、内分泌系统和免疫系统的功能，情绪适应不良及负性情绪都可以导致或诱发疾病。例如，长期压抑悲伤和哭泣容易引起呼吸系统的疾病，对愤怒的压抑与心血管疾病、高血压的发病率有着密切的联系。因此，要培养积极的情绪，以维护和促进人的心身健康。所谓的心理护理就是通过改变人的情绪、调节人的生理功能，从而达到促进疾病康复的目的。

2. **情绪调节策略**　情绪调节是个体管理和改变自己或他人情绪的过程，具体的调节策略主要有以下几种：

（1）**回避和接近策略**：这是一种常用策略，它是通过选择有利情境、回避不利情境来实现的，如病人远离带给自己压力的工作环境就能缓解一些负面情绪。

（2）**控制和修正策略**：这是一种更为积极的策略，它是通过改变情绪中各种不利的情绪事件来实现的。情绪调节者试图通过控制情境来控制情绪的过程或结果。

（3）**注意转换策略**：包括分心和专注两种。分心是将注意集中于与情绪无关的方面，或者将注意从目前的情境中转移到其他情境；专注是对情境中的某一个方面长时间地集中注意，这时个体可以创造一种自我维持的卓越状态。如给儿童打针时，可以与孩子聊天或者让孩子看动画片，以缓解孩子的恐惧。

（4）**认知重评策略**：认知重评即认知改变，即通过改变情绪事件的理解和评价，而进行情绪调节。如护士可以引导病人调整认知，帮助病人领悟到是信念引起了情绪及行为的后果，只有改变了不合理的信念，才能减轻或消除焦虑，做到科学防病治病。

（5）**合理表情策略**：是情绪调节的最为关键的策略，如护士即使在家里与家人产生了不愉快的情绪，一旦面对病人，能够快速转换情绪，以饱满的热情面对工作。

二、意志

（一）意志概述

1. 概念　意志（will）是人们自觉地确定目的，并根据目的调节和支配行动，克服困难，去实现预定目的的心理过程。意志是人类特有的现象，是人类意识能动性的集中表现。意志总是和人的行动相联系，并对人的行动起着调节和控制作用。

2. 特征　意志是有目的的行动，这是意志行动的前提；随意运动是意志行动的基础，人的意志行动表现在随意运动中；克服困难是意志活动的核心，一个人的意志水平往往以困难的性质和克服困难的努力程度来衡量。

（二）意志品质

意志品质是构成一个人行为特点的稳定因素的总和，是衡量一个人意志发展水平的重要尺度。意志品质主要包括自觉性、果断性、坚韧性和自制性。

1. 自觉性　意志的自觉性是指一个人在行动中具有明确的目的，能认识行动的社会意义，并使自己的行动服从于社会的需要的意志品质。与自觉性相反的意志品质是受暗示性和独断性。

2. 果断性　意志的果断性是指善于抓住时机、迅速合理地作出决定，并实现所做决定的意志品质，与果断性相反的意志品质是优柔寡断和草率决定。

3. 坚韧性　意志的坚韧性又称意志的顽强性，是指在行动中保持充沛的精力和毅力、克服各种困难、坚决达到预定目的的意志品质，与坚韧性相反的品质是动摇和执拗。

4. 自制性　意志的自制性是指在意志行动中能够自觉、灵活地控制自己的情绪，约束自己的行为和言语的品质，与自制性相反的意志品质是任性和怯懦。

三、情绪与意志在临床护理中的应用

（一）情绪与临床护理

1. 病人情绪及调控　病人在患病期间会产生一些特殊的情绪反应，如恐惧、焦虑、抑郁和愤怒，这些情绪对病人的治疗、康复极为不利。因此，护士必须学会观察病人的情绪变化，比如观察面色、身体动作、语音语调等。护理工作中，护士要引导病人学会调控情绪，适当宣泄不良情绪，引导病人调整认知，促使病人树立合理的信念，减少或避免不合理信念的影响。

2. 护士情绪及调控　护士进行良好的情绪调节，增强应对复杂性和挑战性工作的自信心和能力感，有利于提升临床护理效果。面对护理工作压力，护士的情绪调节能力显得尤为重要。第一，重视建立和周围人的良好关系，以获得归属感，并充分利用社会、集体、他人对自己的支持；第二，学会适当宣泄不良情绪，多向朋友和家人倾诉，进行合理的情绪宣泄，以获得周围人的理解和支持；第三，其他方法，如正确评价自我，学会幽默，不断进行积极的心理暗示等。护士的情绪对病人有直接的感染作用，特别是对病情危重病人。因此，护士要善于挖掘自身潜在的积极心理品质和正能量，对病人有高度的同情心、责任心、爱心和耐心，要善于表达积极情绪，将病人当亲人，增强病人战胜疾病的信心。

（二）意志与临床护理

护理工作是一项复杂而具体的工作，需要护士有良好的意志品质。护理工作需要护士具有高度的自觉性,依据护理计划,自觉执行护理操作和医嘱,最大限度地保证病人的护理安全,将病人的生命及健康放在首位,以高尚的人格忠实维护病人的利益,认真做好各项工作。护士还需要能沉着、冷静而果断地处理疾病的各种情况,尤其是针对急诊病人、危重病人和传染病病人,在急救时能当机立断,迅速而机智。护士要认真细致、一丝不苟地完成各项护理工作。

第三节　人　格

一、人格概述

(一) 人格的概念

人格最初的原意是指希腊戏剧中演员戴的面具,面具因表演的角色、表达的角色特点及人物性格不同而异。心理学沿用其面具的含义,转意为人格(又称个性),其中包含了两层含义:一是指人遵从社会文化习俗的要求而作出的反应,即人格的"外壳";二是指人由于某种原因不愿展现的人格部分,即面具后真实的自我。

现代心理学将人格的概念界定为:人格是构成一个人的思想、情感及行为的特有模式,这个特有模式包含了一个人区别于他人的稳定而统一的心理品质。

(二) 人格的结构

人格结构包括三部分:人格心理倾向性、人格心理特征和自我意识。

1. 人格心理倾向性　主要包括需要、动机、兴趣、信念和世界观等,是个体对客观世界的态度和行为的内在动力,影响着个体绝大多数的心理活动,是在个体社会化和再社会化过程中形成和发展起来的。

2. 人格心理特征　主要包括能力、气质和性格等,是个体稳定的、本质的内在特征,除气质受先天遗传影响较大外,能力和性格多受后天因素影响。

3. 自我意识　主要包括自我认识、自我体验和自我调控等,是个体对自身及自身与客观世界关系的觉察状态。

(三) 人格的特征

1. 稳定性与可变性　人格的稳定性是指个体的人格特征在一定程度上保持不变的特性。由各种心理特征构成的人格结构是比较稳定的,它对人的行为的影响是一贯的,是不受时间和地点限制的,所谓"江山易改,禀性难移"说的就是人格具有稳定性。当然,这里强调人格的稳定性并不意味着它是一成不变的,伴随生理功能的成熟及环境等因素变化,人格也可能出现或多或少的变化。

2. 独特性与共同性　一方面,一个人的人格是在遗传、环境、教育等先天和后天因素的交互作用下形成的。不同的遗传、生存环境及教育环境,形成了各自独特的心理特点。人与人没有完全一样的人格特点。另一方面,生活在同一社会群体中的人也有一些相同的人格特征,如中华民族是一个勤劳的民族,这里的"勤劳"品质,就是共同的人格特征。人格特征的独特性和共同性的关系就是共性和个性的关系,个性中包含着共性,共性又通过个性表现出来。

3. 生物性和社会性　人格是在一定的社会环境中形成的,因而,一个人的人格必然会反映出他生活在其中的社会文化的特点,他受到的教育的影响。这说明人格的社会制约性。但是,人的心理,包括他的人格,又是大脑的功能,人格的形成必然要以神经系统的成熟为基础。所以,人格又是人的生物性和社会性的统一。

4. 整体性　人格的整体性是指人格虽有多种成分和特质,如能力、气质、性格、需要、动机、价值观、行为习惯等,但在真实的人身上它们并不是孤立存在的,而是密切联系,综合成一个有机组织。人格的整体性是心理健康的重要指标。当一个人的人格结构在各方面彼此和谐一致时,他的人格就是健康的；否则，这个人就会出现社会适应的困难，甚至出现"人格分裂"。

（四）人格形成的影响因素

1. 生物遗传因素 先天遗传因素为人格形成及发展提供了可能性，但遗传因素遗传的只是人格的生物特性，而不是心理特性。

2. 家庭环境因素 主要表现为家庭对子女的教育作用，尤其是父母教养方式对人格发展和人格差异的影响。

3. 学校教育因素 教师、班集体、同学等是学校教育的主体因素。教师的言传身教对学生产生着巨大的影响，同伴群体对学生人格也有巨大的影响。

4. 社会生活环境 每个人都处于特定的社会文化环境中，社会文化塑造了社会成员的人格特征，使其成员的人格结构向着相似性的方向发展。如果一个人的人格特征极端偏离社会文化所要求的人格特质，就可能被视为人格偏差。

启智润心

在临床护理实践中，合格的护士不仅拥有专业知识和技能，还需要具备职业道德和人格魅力。"保护生命，减轻痛苦，促进健康"，要求护士通过仁心仁术，对病人的心身疗愈产生积极的影响。

二、人格心理倾向性

（一）需要

1. 需要的概念 需要（need）是有机体内部的一种不平衡状态，它表现出有机体的生存和发展对于客观条件的依赖性，是有机体活动的源泉。在需要得到满足后，不平衡状态暂时消除，当出现新的不平衡状态时，新的需要就会产生。

2. 需要的种类

（1）**生理需要和社会需要**：生理需要是由生理的不平衡引起的需要，它与有机体的生存和种族的延续有密切的关系，包括进食需要、饮水需要、睡眠和觉醒的需要等，又叫自然需要或生物需要；社会需要是指与人的社会生活相联系的一些需要，包括劳动需要、交往需要、成就需要等。社会需要是人所特有的，是通过学习得来的，所以又叫获得性需要。

（2）**物质需要和精神需要**：物质需要是对社会物质产品的需要，如对食品的需要，对工作和生活条件的需要等；精神需要是对各种社会精神的需要，如对文化科学知识的需要，对美的欣赏的需要等。

3. 需要层次理论 目前比较有影响的需要理论是心理学家马斯洛（Maslow）提出来的需要层次理论。马斯洛将人的需要按其发展顺序由低到高逐级分为五个层次（图2-8）。

（1）**生理的需要**：主要指人对食物、水分、空气、睡眠等的需要，是维持个体生存和种系发展的需要，在一切需要中它是最优先的。

（2）**安全的需要**：即人对生命财产的安全、秩序、稳定、免除恐惧和焦虑的需要，它是在生理的需要得到满足的基础上产生的。这种需要得不到满足，人就会感到威胁和恐惧。

（3）**归属和爱的需要**：是在生理和安全的需要得到满足的基础上产生的。马斯洛指出，这一层次的需要缺乏就像机体缺乏维生素一样，会抑制人的健康成长和影响到人的潜力的发展。

（4）**尊重的需要**：是希望有稳定的地位，得到他人高度评价，受到他人尊重并尊重他人的需要。这种需要得到满足会使人体验到自己的力量和价值，增强信心。这种需要得不到满足会使人产生自卑感和失去信心。

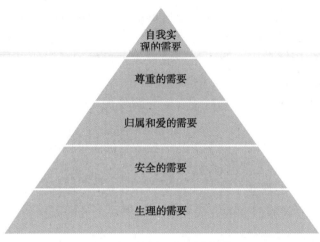

图 2-8 需要层次理论模式

（5）**自我实现的需要**：是指人希望最大限度地发挥自己的潜能，不断完善自己，完成与自己能力相称的一切事情，实现自己理想的需要，也是人类最高层次的需要。

马斯洛认为，这五种需要都是人的最基本的需要。这些需要是天生的、与生俱来的，它们构成了不同的等级或水平，并成为激励和指引个体行为的力量。马斯洛认为，需要的层次越低，它的力量越强，潜力越大。随着需要层次的上升，需要的力量相应减弱。只有在低级需要得到满足或部分得到满足以后，高级需要才有可能出现。

需要层次理论揭示了人的需要存在着不同的层次，重视人内在价值的发展和潜能的实现。但是也要考虑社会因素对人的成长起着决定性的影响，人的多种需要往往也是同时存在的。如临床病人表现得最为迫切的是安全的需要，但同时也有交往、得到尊重的各种需要。

（二）动机

1. 动机的概念　动机（motivation）是引起和维持个体的活动，并使活动朝着一定目标前进的内部心理动力。动机是在需要的基础上产生的。当某种需要没有得到满足时，它就会推动人们去寻找满足需要的对象，从而产生动机。

2. 动机的种类

（1）根据动机的内容，可以分为生理性动机和社会性动机。生理性动机也称内驱力，是以有机体自身的生理需要为基础；社会性动机以人的社会文化需要为基础，如与人交往的需要、成就的需要、求知的需要等，因而产生了相应的交往动机、成就动机、学习动机等。

（2）根据动机的意识水平，可以分为有意识动机和无意识动机。人的动机有一部分发生在意识的水平上，即人能意识到自己的行为动机是什么，也能意识到自己的行为目标是什么。但是在自我意识没有发展起来的婴幼儿身上，他们的行为动机是无意识的；成人身上，也有无意识的或没有清楚意识到的动机。人们意识不到它们的作用，但能在它们的支配下产生各种各样的行动。

（3）根据动机的来源，可分为外在动机和内在动机。外在动机是指人在外界的要求与外力的作用下所产生的行为动机，如护士为了通过考核与避免惩罚而学习。内在动机是由个体内在需要激发的动机，如护士认识到加强技能操作能力对病人的意义而积极主动地实践、练习。

3. 动机冲突

（1）**双趋冲突**：当两种或两种以上具有同样吸引力的目标同时吸引着人们，但只能选择其中一种目标时，就产生了双趋冲突。如上学时遇到了两个自己都非常想加入的社团，但只能加入其中的一个，这时的冲突就是双趋冲突。解决方法即"两利相权取其重"。

（2）**双避冲突**：当两种或两种以上的目标都是人们努力回避的事物，而只能回避其中一种目标时，就产生了双避冲突。如前有悬崖后有追兵等，解决方法即"两害相权取其轻"。

（3）**趋避冲突**：同一物体对人们既有吸引力想要接近它，又有排斥力想要避开它，从而引起内心的冲突。如大学生既想担任学生干部使自己得到实际锻炼，又怕占时太多，影响学习的这种两难选择。解决方法即分析利弊，若利大于弊，则选择；若利小于弊，则放弃。

（4）**双重或多重趋避冲突**：人们的趋避冲突往往会有比较复杂的形式，即人们面对着两个或两个以上的目标，而每个目标又分别具有吸引力和排斥力两方面作用，人们无法简单地选择一个目标，而拒绝另一个目标，必须进行双重或多重的选择。由此引起的冲突叫双重或多重趋避冲突。如临床上对某一种疾病有两种治疗方案，一种风险高疗效好，另一种风险低疗效不显著，选择哪种治疗方案需要多方考虑利弊、得失，对于病人或病人家属来说就产生了双重趋避冲突。解决这类冲突时不能简单地权衡利弊，还需要进行权重，综合分析。

4. 动机与工作效率　动机与工作效率的关系主要体现在动机强度与工作效率的关系上。人们通常认为动机强度越高，对行为的影响越大，工作效率也就越高；反之，动机强度越低，则工作效率越低。但事实并非如此。心理学的研究表明动机与工作效率之间并非大多数人所认为的线性关系，而是倒 U 形曲线关系，即中等强度的动机，活动效率最高，最有利于任务完成，一旦动机强度超过了这个水平，都会导致活动效率下降，从而阻滞任务的顺利完成。

三、人格心理特征

（一）能力

1. 能力的概念　能力（ability）是个体顺利完成某种活动所必需的心理条件，是一种心理特征。例如，一位护士的技能操作力、观察力、记忆力等，这就是能力，这些能力是保证护士顺利完成护理活动的心理条件。

2. 能力的分类

（1）**一般能力和特殊能力**：一般能力是指从事任何活动都必须具备的能力，哪怕是最简单的活动。如观察力、注意力、记忆力、想象力、思维力等，就是我们通常所说的智力，任何一种活动的完成都离不开这些能力的发展；特殊能力是指顺利完成某种专业活动所必须具备的能力。例如，旋律感、节奏感，是从事音乐活动所不可缺少的能力，是特殊能力。

（2）**认知能力、操作能力和社交能力**：认知能力是指人脑加工、储存和提取信息的能力，如观察力、记忆力、想象力、思维力等；操作能力是指人们操纵自己的身体完成各项活动的能力，操作能力与认知能力相互联系，如果护士没有通过认知能力积累各种形式的护理知识，临床操作能力也很难形成和发展，反之，临床操作能力不发展，护理知识的认知能力的发展也会被阻滞；社交能力是在人们的社会交往活动中表现出来的能力，如护患沟通能力、组织管理能力、协调护患纠纷的能力等。

3. 能力发展的一般趋势与个体差异

（1）**能力发展的一般趋势**：①童年期和青少年期是某些能力发展最重要的时期，从三四岁到十二三岁，智力的发展与年龄的增长几乎等速。以后随着年龄的增长，智力的发展趋于缓和。②人的智力在 18~25 岁间达到顶峰（也有人说到 40 岁）。智力的不同成分达到顶峰的时间是不同的。③根据对人的智力毕生发展的研究，人的流体智力在成年中期之后有下降的趋势，而人的晶体智力在人的一生中却是稳步上升的。④成年期是人生最漫长的时期，也是能力发展最稳定的时期，在二十五六岁至四十岁间，人们常出现富有创造性的活动。⑤能力发展的趋势存在个体差异：能力高的发展快，达到高峰的时间晚；能力低的发展慢，达到高峰的时间早。

（2）**能力的个体差异**：①能力发展水平的差异。统计学研究表明，能力在人群中表现为两头小中间大的常态分布，即智力很高或很低的人都很少，绝大多数人都接近平均水平。②能力表现早晚的差异。有些人能力表现较早,很早就显露出卓越的才华,这叫"早慧",有些人能力表现较晚,在较晚的年龄才显现出能力的充分发展,这叫"大器晚成"。③能力结构的差异。能力有各种各样的成分,这些成分结合的方式不同,组成的能力结构上也就存在差异,表现为各有所长。如有的人长于想象,有的人长于记忆,有的人长于思维等。

(二)气质

1. 气质的概念 气质(temperament)是心理活动表现在强度、速度、稳定性和灵活性等方面动力性质的心理特征。如情绪反应的强弱、言行反应的快慢、心理活动倾向于外部事物还是内心世界等。这些特征为个体的心理和行为染上了一种独特的色彩:如有的人性情暴躁,容易发火;有的人遇事沉着,不动声色;有的人活泼好动,能说会道;有的人则多愁善感,胆小怕事。这些行为表现就是日常生活中所说的"脾气"及"秉性"。

2. 气质的特征

(1)**气质是先天遗传的**:气质在很大程度上是先天形成的,受神经系统活动过程的特性所制约。"江山易改,秉性难移",这里秉性指的就是气质。

(2)**气质是相对稳定的**:气质的相对稳定性首先表现在它不依赖于人活动的具体目的、动机和内容。在不同性质的活动中,一个人的气质特征往往表现出相对稳定的特点。

(3)**气质无好坏之分**:气质是人的天性,无好坏之分。气质也不能决定人的社会价值,也不决定一个人的成就。任何一种气质的人只要经过自己的努力都可以在不同实践领域甚至同一领域取得成就。

(4)**气质类型能影响健康**:一般来说,气质类型极端的人情绪兴奋性或太强或太弱,适应环境的能力也比较差,容易影响到身体的健康。护士在护理工作中对这种极端类型的病人应该给予特别的照顾,具有极端气质的病人也应该学会更好地保护自己,尽量避免强烈的刺激和大起大落的情绪变化。

3. 气质类型学说 关于气质类型有多种理论,其中比较著名和被普遍接受的是体液学说和高级神经活动类型学说。

(1)**体液学说**:古希腊著名医生希波克拉底(Hippocrates)认为人体内有四种体液:血液、黏液、黄胆汁和黑胆汁,这四种体液按不同的比例混合就形成了四种不同类型的人。约五百年后,罗马医生盖伦(Claudius Galen)进一步确定了气质类型,提出了人的四种气质类型,即多血质、黏液质、胆汁质和抑郁质(表2-1)。

表2-1 四种气质类型及相应行为特征

类型	情绪行为特征
多血质	热情活泼,注意力、兴趣易转移,易浅尝辄止,情绪体验丰富,动作迅速
黏液质	沉着冷静,秩序性、原则性很强,情绪体验贫乏,动作迟钝
胆汁质	易急躁、冲动,精力充沛,易粗枝大叶,情绪体验强烈不深刻,动作迅猛
抑郁质	敏感怯懦,孤僻、易伤感,情绪体验深刻,多愁善感,动作迟缓

(2)**高级神经活动类型学说**:高级神经活动类型学说是著名的生理学家巴甫洛夫提出的。他用高级神经活动类型学说解释气质的生理基础,他认为决定气质特点的三个最主要的神经系统特性是神经过程中兴奋过程和抑制过程的强度、平衡性和灵活性。兴奋和抑制过程的强度是大脑皮质神经细胞工作能力或耐力的标志,强的神经系统能够承受强烈而持久的刺激。平衡性是兴奋和抑制过程的相对力量,两者力量大体相当是平衡,如果任何一种过程相对占优势均是不平衡。灵活性是兴奋和抑制过程相互转换的速度,能迅速转换是灵活,否则是不灵活。

神经过程三个基本特性的独特结合就形成了高级神经活动的四种基本类型,这四种类型与体液学说有对应的关系(表2-2)。

表2-2　高级神经活动类型与气质类型

神经过程基本特征			高级神经活动类型	气质类型
强度	平衡性	灵活性		
强	不平衡	—	兴奋型	胆汁质
强	平衡	灵活	活泼型	多血质
强	平衡	不灵活	安静型	黏液质
弱	—	—	抑制型	抑郁质

1)强而不平衡类型:兴奋比抑制占优势,以易兴奋、乐观主义、爱冲动为特点。巴甫洛夫称其为"兴奋型",类似于气质体液学说的胆汁质。

2)强、平衡、灵活型:兴奋和抑制都较强,两种过程易转换。它以反应灵活、活跃、能迅速适应环境为特征,故称为"活泼型",类似于气质体液学说的多血质。

3)强、平衡、不灵活型:兴奋和抑制都较强,两种过程不易转换。它以稳重、谨慎、迟缓为特征,故称为"安静型",类似于气质体液学说的黏液质。

4)弱型:兴奋和抑制都很弱,而且弱的抑制过程占优势。它以安静、不善社交、悲观主义为特征,故称为"抑制型",类似于气质体液学说的抑郁质。

现实生活中,纯粹属于这四种类型气质的人在人群中并不占多数,多数人属于两种或三种类型结合的中间型。

巴甫洛夫的高级神经活动类型学说,阐明了人的气质类型的生理基础,验证了不同气质类型的个体在解剖和生理机制上的个体差异,从一定意义上阐明了气质是高级神经活动类型在人的外显行为和活动中的体现。

气质的分类及特征

(三)性格

1. 性格的概念　性格(character)是一个人在对现实的稳定的态度和习惯化了的行为方式中表现出来的人格特征。一个人对自己是谦虚谨慎还是自高自大,对他人是满腔热情还是尖酸刻薄,对工作是认真负责还是马虎应付,都是个体对自己、对他人、对事物的态度。性格是在后天社会环境中逐渐形成的,是人最核心的人格差异。性格有好坏之分,能直接反映出一个人的道德风貌。

2. 性格与气质

(1)从起源上看,气质是先天的,一般产生在个体发生的早期阶段,主要体现为神经类型的自然表现。性格是后天的,在个体的生命开始早期并没有性格,它是人在活动中与社会环境相互作用的产物,反映了人的社会性。

(2)从可塑性上看,气质的变化较慢,可塑性较小;即使可能改变,但较不容易。性格的可塑性较大,环境对性格的塑造作用是明显的,即使已经形成的性格是稳定的,改变也要容易些。

(3)从好与坏的角度看,气质所指的典型行为是它的动力特征而与行为内容无关,因而气质无好坏善恶之分。性格主要是指行为的内容,它表现为个体与社会环境的关系,因而性格有好坏善恶之分。

(4)另外气质可以按照自己的动力方式,渲染性格特征,影响性格的形成,从而使性格特征具有独特的色彩。同时,气质还会影响性格特征形成或改造的速度。

3. 性格的特征

(1)**性格的态度特征**:性格的态度特征主要指的是一个人如何处理社会各方面的关系,即他对社会、对集体、对工作、对劳动、对他人以及对自己的态度的性格特征。在多种性格特征中，对社会、对集体所表现出来的性格特征决定着人对其他事物的态度。

（2）**性格的意志特征**：性格的意志特征指的是一个人对自己的行为自觉地进行调节的特性，主要包括四个方面。第一个方面表现在一个人是否具有明确的行为目标的意志特征；第二个方面表现在人对行为自觉控制水平的意志特征；第三个方面表现在紧急或困难条件下表现出来的意志特征；第四个方面表现在经常的和长期的工作中表现出来的意志特征。

（3）**性格的情绪特征**：性格的情绪特征指的是一个人的情绪对他的活动的影响，以及他对自己情绪的控制能力。良好的情绪特征是善于控制自己的情绪，情绪稳定，常常处于积极乐观的心境状态；不良的情绪特征是事无大小，都容易引起情绪反应，意志对情绪的控制能力又比较薄弱，情绪波动，心境容易消极悲观。

（4）**性格的理智特征**：性格的理智特征是指一个人在认知活动中的性格特征，包括认知活动中的独立性和依存性，想象中的现实性，思维活动的精确性等。独立性者能根据自己的任务和兴趣主动地进行观察，善于独立思考；依存性者则容易受到无关因素的干扰，愿意借用现成的答案；想象中的现实性则指有人现实感强，有人则富于幻想；思维活动的精确性则指有人能深思熟虑，看问题全面等。

4. **性格的类型** 不同的心理学家对性格有不同的分类，这里主要介绍三类。

（1）**理智型、情绪型和意志型**：根据理智、情绪、意志三者在心理功能方面的优势情况，可把人的性格分为理智型、情绪型和意志型。理智型的人，通常用理智来衡量一切，并支配自己的活动。他们观察事物认真仔细，思维活动占优势，很少受情绪波动影响。情绪型的人，内心体验深刻且外显，情绪不稳定。他们有时欢乐愉快，有时抑郁低沉，有时安乐宁静，有时烦躁不安，言行举止易受情绪影响，缺乏理智感，处理问题常感情用事。意志型的人，行为目标明确，积极主动，勇敢、坚定、果断，自制力强，不易被外界因素干扰，但有的人会显得任性或轻率、鲁莽。

（2）**外倾型和内倾型**：荣格（Jung）依照心理活动指向于外部世界，还是指向于内部世界，把人的性格类型分为外倾型和内倾型。外倾型的人活泼开朗、热情大方、不拘小节、情绪外露、善于交际、反应迅速、易适应环境的变化，不介意别人的评价。但有的人会表现出轻率、散漫、感情用事、缺乏自我分析和自我批评的态度。内倾型的人一般表现为以自我为出发点，感情比较深沉，办事小心谨慎，多思但见之于行动的少。有时表现出反应缓慢、不善交往、适应环境的能力较差、很注意别人对自己的评价。典型的外倾型或内倾型的人并不很多，大多数人属于中间型，介于内、外倾之间，兼有内倾和外倾的特点。

（3）**场独立型和场依存型**：按照个体认知方式的差异，可把人的性格分为场独立型和场依存型。场独立型的人，具有坚定的个人信念，善于独立思考，能独立地发现、分析和解决问题；自信心强，不容易受他人的暗示及其他因素的干扰；在遇到紧急情况和困难时，显得沉着冷静。但有的人主观武断，喜欢把自己的意志强加于人，常常唯我独尊。场依存型的人，做事缺乏主见，易受他人意见的左右，常常不加分析地接受或屈从他人的观点；遇突发事件，常表现为束手无策或惊慌失措。

四、自我意识系统

（一）自我意识的概念

自我意识（self-consciousness）是指个体对自己作为主体和客体存在的各方面的看法和态度。自我意识是一种多维度、多层次的复杂心理现象，是人的高级心理现象之一，也是衡量个体心理发展和人格成熟水平的标志。

（二）自我意识系统的结构

自我意识系统由自我认识、自我体验和自我调控三种心理成分构成。这三种心理成分相互联系、相互制约，统一于个体的自我意识之中。

1. 自我认识　自我认识是个体主观对客观自我、自我心身特征的认识及评价。正确、恰当、客观的自我认识及评价，对个人的心理生活及其行为表现有较大的影响，是自我调节和人格完善的重要前提。如果一个人不能正确地认识自我，只看到自己的缺点与不足，觉得处处不如别人，就会产生自卑，失去信心，做事效率低下。反之，如果一个人过高地估计自己，就会骄傲自满、盲目乐观，做事出现失误。因此恰当地认识自我，实事求是地评价自己，是人格完善的极其重要的前提条件。

2. 自我体验　自我体验是个体对自身的认识及评价而引发的内心情感体验，是主观自我对客观自我所持的一种态度，即是否悦纳个体的客观自我，是自我意识在情感上的表现。自我体验可以使自我认识转化为信念，进而指导一个人的言行，自我体验还能伴随自我评价，激励适当的行为，抑制不适当的行为。如一个人在认识到自己不适当的行为后果时，会产生内疚、羞愧、自责的情绪，这种情绪会制止个体再次出现类似行为。

3. 自我调控　自我调控是个体对自身思想、意识及行为进行的管理、控制、调节，是自我意识在行为上的表现，是实现自我意识调节的最后环节。如果护理专业的学生能意识到学习护理对自身未来发展的重要意义，就会激发起个体努力学习的动机，表现出刻苦学习的行为，展现出不怕困难的精神。

（三）自我意识的培养

1. 树立正确的自我观　正确的自我观包括全面的自我认知，多角度的理智客观的自我评价及经常的自我反省。要正确认识自己所处的位置、身份，以及社会、群体对自己的期望和要求。通过听取他人对自己的评价，积极地将获得的信息进行分析、综合和比较。通过反省，分析自己成功或失败的原因，调整自我评价。对护理专业的学生而言，毕业后走上护理工作岗位，要认识到自己身份的转变，要正确认识自己的工作，要认识到随着现代护理观的转变，护士及其工作在解除病人病痛、维护病人健康及疾病转归过程中的作用和意义。

2. 积极的自我悦纳　自我悦纳就是对自己的本来面目持肯定、认可的态度，悦纳自我是发展健康的自我体验的关键和核心。它包括接受并喜欢自己、保持乐观性情、全面看待自己的优缺点、有远大的追求和理想等。如护士刚接触静脉输液时，较难做到一次穿刺成功，甚至有的护士多次穿刺失败，而出现紧张焦虑情绪及自信不足，从而否定自己。护理专业的学生要学会接受不足，全面认识不足，通过多练习、多实践来强化各项护理操作。

3. 有效的自我监控　有效的自我监控是健全自我意识的根本途径，有效进行自我监控是为了保证自我的健康发展。一般来说，要控制自我，应该培养顽强的意志力、建立合乎自身实际的目标、培养自信心等。对护理学生而言，进行自我认知、自我体验的训练目的是进行自我监控，调节自己的行为，使行为符合护理职业规范，符合护理伦理要求。

4. 不断的自我提升　健全自我的过程也是一个塑造自我、完善自我、提升自我、超越自我的过程。对于护理学生而言，超越自我更是终生努力的目标。在护理工作中，无论对人对事，均全力以赴，使自己的护理操作能力、护理职业道德得到最大限度的提升。

五、人格在临床护理中的应用

（一）人格心理倾向性在临床护理中的应用

1. 需要与临床护理　从病人方面看，病人因为病种、病情严重程度、文化程度、经济条件、信仰的不同，在临床中表现出的需要特点也千差万别。护士在为病人护理时应关注病人的各种需要，且尽可能满足病人的合理需要，如不同病人在隐私、病房消毒、陪护等方面的特殊需求，理解病人追求生命安全、健康安全时出现的各种心理感受，从而进行针对性的护理。

从护士方面看，护士应有合理适度的需要，并作出努力，以达到自我实现。

2. 动机与临床护理　从病人方面看，病人的求医动机、康复动机如何，是否切实，是否强烈，直接关系着病人与护士的合作，影响着护理行为效果，甚至可能会增加护理行为风险。护士要关注病人的动机，识别病人可能存在的动机冲突，并有意在护理工作中引导病人转向切合实际的动机。

（二）人格心理特征在临床护理中的应用

1. 能力与临床护理　在护理活动中，护士的护理实践操作能力是极为重要的。护理实践操作能力的高低不仅影响护士的专业形象，而且影响着护士能否与病人建立信任的护患关系，是护理行为能否进行的重要条件。如在进行注射及静脉输液、导尿术、胃插管术等各项护理操作时，护士能否熟练完成并严格执行无菌操作及"三查八对"制度，不仅是护士从事专业工作的必备条件，还直接关系着是否给病人带来高质量高水平的护理。

另外，护士的观察力也很重要，主要体现在护士能否敏锐地观察到疾病出现的变化、病人的情绪变化，识别这些变化并能清晰准确描述，及时评估并作出对策。护士与病人的沟通能力也极其重要，主要体现在护士在双方掌握的信息不对等时，学会站在病人的角度考虑问题，面对病人的吵闹或不配合时要耐心地安慰并给予积极的引导等。

2. 气质与临床护理　在临床实际工作中，观察分析病人的不同气质倾向对做好系统化整体护理工作十分必要。不同气质类型的病人对相似强度的疼痛的耐受力可能存在差异。多血质的人可能面部表情非常丰富，胆汁质的人可能无所谓，黏液质的人可能隐忍不发，而抑郁质的人则可能叫苦不迭、焦虑不安。通常，多血质的人因其比较乐观健谈，对自身疾病的认识较客观，护患间较易沟通；对胆汁质的人应先关注并稳定其情绪，晓之以理、动之以情，切忌急躁；黏液质的人因情感表现贫乏，且比较固执己见，对其要进行耐心细致的引导，防止简单粗暴的说教；而对抑郁质的人，要防止怯懦、多疑、孤僻等消极心理的产生，从各方面给予更多的关怀与帮助，言语要谨慎，杜绝医源性的不良暗示。

3. 性格与临床护理　从病人方面看，病人的性格类型千差万别。护士应理解、分析病人的性格特点，实施个性化的护理。对于性格开朗外倾的病人，在护理中要对病人热情耐心地介绍疾病的相关知识、病后饮食，与病人面对面交流、沟通，帮助病人保持乐观的态度。对于内倾型的病人，护士要给予更多的沟通和关注，在护理中，要倾听病人的主诉，不随便打断病人的说话，言行谨慎。从护士方面看，护士身上表现出的性格特征会直接或间接影响到护士的护理行为。

（田凤娟　李洪华）

思考题

1. 小张，23 岁，大学毕业后成为一名护士。工作后小张发现，临床护士长期承担着紧张繁重的一线工作，日夜班交替，生活无规律，有时还要面对急症抢救和死亡，她经常觉得压力很大。

请思考：面对日常的工作压力，护士应如何调节自己的情绪？

2. 刘先生，50 岁，有高血压病史 3 年，有烟酒嗜好，吸烟史长达 30 年。病人的高血压并未得到有效控制，最近出现头晕、眼花的症状，通过健康教育，病人意识到吸烟可能是导致他病情恶化的原因之一，但之前有多次戒烟失败的经历，对戒烟缺乏信心，将戒烟失败归咎为自己意志力不够。病人近两周失眠，情绪低落，不愿与人说话交流。

请思考：如何根据刘先生的性格特点提高其戒烟的自我效能和意志力？

ER 2-5

练习题

第三章 | 心理应激

教学课件

思维导图

学习目标

1. 掌握心理应激的概念和心理应激的理论模型。
2. 熟悉应激源的类型，应激的中介因素和应激反应；常见心理防御机制。
3. 了解塞里提出的"一般适应综合征"。
4. 学会运用心理应激的理论模型分析应激对疾病与健康的影响。
5. 具备从心身相互作用关系的角度来看待健康与疾病的能力。

情境导入

　　上章情境导入中的李女士，在入院初期，护士根据制定的心理护理方案首先帮助其调节了焦虑和恐惧的情绪，现在李女士情绪基本趋于稳定。自述病前，由于工作量大，总担心完成不好，认为如果向领导反映，会被领导认为无能，也不愿意向同事求助，因而自己承受巨大的心理压力，经常加班完成工作；其在生活中表现为安静、追求完美、依赖又不想麻烦别人的矛盾心理，害怕与别人发生冲突，担心别人的拒绝，大多表现为默默承受压力，很少向人倾诉。当前，该病人对疾病的治疗及康复、未来生活还是很担心，不确定感非常强烈。

　　请思考：

　　1. 病人患病的主要应激源是什么？

　　2. 病人有哪些应激反应？

第一节　概　述

运用心理应激过程模型分析应激对健康和疾病的影响

一、应激与心理应激的概念

　　应激（stress）也称压力，是个体面临或觉察环境变化对机体有威胁或挑战时，作出的适应性和应对性反应过程。对于心理社会性刺激来说，经个体的认知评价产生"环境要求与个体应对能力"不平衡时就会产生应激反应。心理应激（psychological stress）是个体在生活适应过程中产生的关于环境要求与自身应对能力不平衡的认知所引起的一种心身紧张状态，这种紧张状态倾向于通过非特异的心理和生理反应表现出来。健康的生活方式中包含着应激。加拿大生理学家塞里（Selye）曾指出："没有应激就会死亡"。

二、应激理论的发展过程

（一）坎农的"稳态"学说与应激

20 世纪 20 年代，生理学家坎农（Cannon）提出了稳态学说和应激概念，成为应激研究的起点。坎农认为，人体每一部分（细胞、器官、系统）的功能活动都在一定范围内波动，并通过各种自我调节机制，在变化着的内、外环境中保持动态平衡。机体在面对环境变化时保持内环境稳定的过程，坎农称其为内稳态或自稳态。当个体遇到严重的内、外环境干扰时，自稳态被打破，个体的生理机制会出现以下变化：①交感 - 肾上腺髓质系统激活，交感神经兴奋性增高。②心率加快，血压升高，心肌收缩力增强，心输出量增加。③呼吸频率加快，潮气量增加。④脑和骨骼肌血流量增加，而皮肤、黏膜和消化道血流量减少。⑤脂肪动员，肝糖原分解。⑥凝血时间缩短。坎农将这种面对严重刺激时机体出现的整体反应，称为应激。

坎农的自稳态和应激概念涉及了内、外环境刺激与机体功能反应的稳定问题，这对后来的应激研究有重要意义。

（二）塞里的"一般适应综合征"与应激

在坎农稳态学说的影响下，1936 年，塞里提出"一般适应综合征"和应激概念，标志着现代应激研究的开始。塞里从 20 世纪初开始，一直研究各种刺激因素对人体的影响，他发现不同性质的外部刺激，如冷、热、缺氧、感染等引起的机体反应都是非特异性的，即不同刺激因素都可以产生相同的应激症状群，称为一般适应综合征（general adaptation syndrome，GAS），其作用在于维持机体功能的完整，包括警戒期、抵抗期和衰竭期三个阶段。

1. **警戒期** 是指机体为了应对环境刺激而唤起体内整体防御能力的动员阶段。这个阶段内，机体的主要生理变化为肾上腺素分泌增加、血压升高、呼吸和心率加快，全身的血液集中供应到心、脑、肺和骨骼肌系统，使机体的生理状态做好准备，为战斗或逃跑提供能量储备。

2. **抵抗期** 如果继续暴露于应激环境中，机体就会转入抵抗或适应阶段，通过增加合成代谢以增强对应激源的抵抗程度。此阶段，某些警戒期的反应发生改变甚至逆转，表现为体重恢复正常，肾上腺皮质和淋巴结恢复正常，激素水平恒定，这时机体对应激环境表现出一定的适应，对其抵抗能力增强。

3. **衰竭期** 若持续处在应激环境下或应激程度过于严重，机体丧失所获得的抵抗力而进入衰竭期。此时警戒期的症状会再次出现，表现为肾上腺素分泌增加，淋巴系统功能紊乱等，当抵抗应激能力衰竭时，可造成疾病状态甚至死亡。

（三）拉扎勒斯的应激、认知评价与应对

20 世纪 60~80 年代，以拉扎勒斯（Lazarus）为代表的心理学家提出认知评价及应对方式在应激中的重要中介作用。拉扎勒斯认为应激或生活事件发生时，应激反应是否出现及如何表现，取决于当事人对事件的认知。此后，拉扎勒斯等进一步研究应对方式在应激中的中介作用，从而将应激研究逐渐引向认知评价和应对方式等多因素的关系方面。

三、应激理论模型

（一）应激过程模型

该模型认为应激是由应激源到应激反应多因素作用的过程（图 3-1）。根据应激过程模型，应激是个体对环境威胁或挑战的一种适应过程；应激的原因是生活事件；应激的结果是适应或适应不良的心身反应；从生活事件到应激反应的过程受个体的认知评价、应对方式、社会支持、人格特征等多种因素的影响。应激过程模型反映了应激各因素之间的相互作用关系。

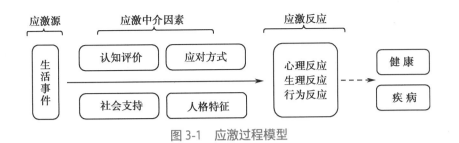

图 3-1　应激过程模型

（二）应激系统模型

该模型认为应激相关因素之间不仅是单向、从因到果或从刺激到反应的过程，而是多因素相互作用的系统（图 3-2）。应激系统模型具有以下特征：①应激是多因素相互作用的系统。②各因素相互影响，互为因果。③各因素之间动态的平衡或失衡，决定个体的健康或疾病。④认知因素在平衡和失衡中起关键作用。⑤人格因素起核心作用。

根据应激系统模型，个体对刺激可作出不同的认知评价，采取不同的应对方式，寻求相应的社会支持，进而产生不同的应激反应；反之，应激反应也影响社会支持、应对方式、认知评价甚至生活事件。同理，认知评价、应对方式、社会支持、人格特征等也分别或共同影响其他因素或者受到其他因素的影响。

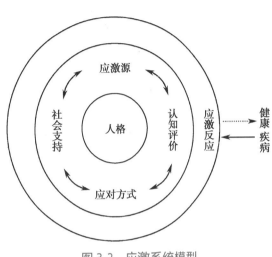

图 3-2　应激系统模型

第二节　心理应激过程

一、应激源

应激源（stressor）是指能够引起应激的各种刺激因素。从应激过程模型角度讲，应激源就是各种生活事件，包括来自生物、心理、社会和文化的各种事件。现代心理应激研究领域，往往将生活事件（life event）等同于应激源。按照应激源的生物、心理、社会、文化属性将其分为以下几类：

（一）躯体性应激源

躯体性应激源是指由于直接作用于躯体而产生应激的刺激物，包括理化因素、生物因素和疾病因素等。如气候、噪声、外伤、细菌、病毒和放射性物质等均属于躯体性应激源。

（二）心理性应激源

心理性应激源是指导致个体产生焦虑、恐惧和抑郁等情绪反应的各种心理冲突和挫折。

1. 心理冲突（mental conflict）　指个体在有目的的行为活动中，存在多个相反和相互排斥的动机时，所产生的一种矛盾的心理状态。常见的动机冲突有双趋冲突、双避冲突、趋避冲突和多重趋避冲突。心理冲突使个体在动机目标上的确立不明确，从而表现为行为上的犹豫不决。

2. 心理挫折（frustration）　指个体在从事有目的活动中，遇到无法克服的障碍或干扰，导致个体动机无法实现、需要不能满足的一种情绪状态。日常生活中，人们总会遇到挫折情境，如因患病不能正常工作或学习、婚姻遭到父母反对等。重复不断的挫折会产生累积效应，并可能因某次挫折而爆发，从而导致个体意外的攻击行为等。根据挫折原因，心理挫折可分为外部挫折和个人挫折。

（1）外部挫折：是由于个人以外的因素造成的挫折，其诱因主要来自社会和自然环境。前者包括不良的人际关系、管理方式、角色冲突、父母教养方式和性别歧视等；后者包括交通堵塞、工作环境差、气候恶劣等。

（2）**个人挫折**：是与个体心身特征有关的挫折。如个人专业技能及水平与工作要求不匹配，导致个体不能胜任，进而产生沮丧等情绪反应。

（三）社会性应激源

社会性应激源范围较广，日常生活中的事件如家庭冲突、子女生病、亲人去世等均属于此类。这一类应激源是人类生活中最为普遍的，与人类心身疾病的发生有密切关系。

1967年，美国精神病学专家霍尔姆斯（Holmes）和雷赫（Rahe）根据5 000多人的病史分析以及实验室研究所获得的资料，编制了社会再适应量表（social re-adjustment rating scale，SRRS），为生活事件与疾病关系的研究提供了量化工具。霍尔姆斯等用生活变化单位（life change unit，LCU）来表示生活事件的作用强度（表3-1），并通过追踪观察发现，一年内的LCU累计分与第二年患病存在相关关系。如果个体在一年内LCU累计分达到300，第二年有86%的人可能患病；若一年内LCU累计分为150~300，第二年有50%的人可能患病；若一年内LCU累计分小于150，第二年身体可能保持健康状态。

表3-1　社会再适应评定量表（SRRS）

等级	生活事件	LCU	等级	生活事件	LCU
1	配偶死亡	100	23	儿女离家	29
2	离婚	73	24	姻亲纠纷	29
3	夫妻分居	65	25	杰出的个人成就	28
4	坐牢	63	26	妻子开始或停止工作	26
5	家庭成员死亡	63	27	上学或毕业	26
6	个人受伤或患病	53	28	生活条件的变化	25
7	结婚	50	29	个人习惯的改变	24
8	被解雇	47	30	与上司的矛盾	23
9	复婚	45	31	工作时数或条件变化	20
10	退休	45	32	搬迁	20
11	家庭成员健康变化	44	33	转学	20
12	妊娠	40	34	娱乐改变	19
13	性的困难	39	35	宗教活动变化	19
14	家庭增加新成员	39	36	社会活动变化	18
15	业务上的再调整	39	37	抵押或贷款少于1万元	17
16	经济状况的变化	38	38	睡眠习惯的变化	16
17	好友死亡	37	39	家庭成员人数变化	15
18	工作性质变化	36	40	饮食习惯改变	15
19	夫妻不睦	35	41	休假	13
20	抵押超过万元	31	42	圣诞节	12
21	抵押品赎回权被取消	30	43	轻微违法行为	11
22	工作职责上的变化	29			

（四）文化性应激源

文化性应激源是指个体从熟悉的环境到陌生的环境,由于生活方式、语言环境、价值观和风俗习惯的变化所引起的冲突和挑战。文化性应激源对个体的影响持久且深刻。

二、心理应激的中介因素

（一）认知评价

认知评价(cognitive appraisal)是指个体对应激源的性质、程度和可能的危害程度作出评估,同时也评估自身在应对应激源时可利用的资源。当个体评估事件的应对要求和应对资源(社会支持、能力)不平衡时会产生紧张或压力。如果事件具有威胁性,但未被觉察或理解为积极意义时,个体就不会产生威胁性的判断,也不会进入应激状态;如果事件没有威胁,但个体判断为有威胁也会引发个体的应激反应。因此事件本身及对事件的评价,影响个体的应激状态。

美国应激理论的代表人物拉扎勒斯强调认知评价在心理应激中的核心作用,他将个体对生活事件的认知评价过程分为初级评价、次级评价和认知再评价(图 3-3)。

1. 初级评价(primary appraisal) 指个体在某一事件发生时立即通过认知判断其是否与自己有利害关系,即对自己是否受到事件威胁作出判断。如果判断事件与自己无关,则不采取任何行动;如果与自己相关,则进入次级评价。如学生通过对考试重要性的认识,判断考试是否对自己构成威胁。

2. 次级评价(secondary appraisal) 指个体评价和选择对事件威胁的应对方式和适应能力。如学生在考前准备是否充分,心身状态是否良好。

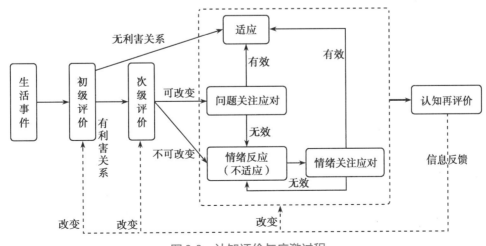

图 3-3　认知评价与应激过程

初级评价和次级评价是相互依存、不可分割的。人们经过次级评价过程,认识到某种应对策略能够有效地控制威胁,那么初级评价的结果就会改变。相反,如果次级评价所获得的信息使个体感觉无助,那威胁感就会极大增强。

3. 认知再评价(cognitive reappraisal) 随着事件的发展,人与环境之间的关系会发生一些变化,人们从这些变化中会获得一些信息反馈,通过认知再评价可能会使应激源的性质与强度发生变化。

(二)应对方式

应对(coping)是指个体对生活事件以及因生活事件而出现的自身不平衡状态所采取的认知和行为措施。依据现代应激理论的观点,应对的内容非常丰富,涉及了从生活事件到应激反应产生的整个应激过程,并且应对还与其他应激因素(如认知、社会支持等)相互影响。

美国心理学家拉扎勒斯和福克曼根据应对的不同,将应对方式分为两大类(表3-2)。

1. 问题关注的应对 以解决问题为导向的应对应激源的方式,个体要么直面威胁,要么逃跑,适用于应激源明确的应激情境。

2. 情绪关注的应对 适用于不可控应激源产生的应激情境。例如,某些HIV感染者或艾滋病病人常常认为自己根本没有发生感染,以此减轻心理上的压力和痛苦。这属于心理防御机制中的"否认",是一种消极的应对方式,不利于问题的解决。而有些HIV感染者虽然知道患病的最终结果,却能运用"升华"这种积极的心理防御机制以乐观的态度对待疾病和生活,带动其他HIV感染者一起实施自救。

表3-2 应对方式的分类

应对方式	举例
问题关注:通过实际行动或问题解决来改变应激情境	战斗(消除或减弱威胁) 逃跑(使自己远离威胁) 避免未来的应激(增强个体承受能力)
情绪关注:调节、控制自身对应激所导致的情绪反应	躯体关注(使用药物、放松方法、生物反馈) 认知关注(有意的分心、幻想、自我想象)

启智润心

护理工作者要熟悉病人在应对疾病与治疗过程中表现出的常态应对方式,并依据病人的实际情况,适时指导病人作出有利于心身健康的应对方式,如适量运动、调节情绪和改变认知等。

知识拓展

"饮鸩止渴"的不良习惯

虽然情绪关注的应对方式可以在短期内减轻个体的压力,但如果使用不当,个体心身健康可能会遭受长期损害,尤其涉及不良习惯的行为。

当面临生活重压时,某些人会使用"不良习惯"(如酗酒、滥用药物或暴饮暴食)来降低压力带来的困扰,但这些个体患抑郁症的概率高于对照组(无不良习惯)。从长期来看,那些酗酒、滥用药物的个体将面临更大的健康风险。

从行为的标准公式"刺激—反应—结果"来看，个体需要进行行为结果的功能分析。任何行为都是有功能的，"不良习惯"短期内对个体可能有益，可降低情绪困扰和躯体痛苦，但长期来看，弊大于利，无异于"饮鸩止渴"。

（三）社会支持

社会支持（social support）指个体与社会各方面包括亲属、朋友、同事等个人，以及家庭、单位、社会团体等组织，所产生的精神上和物质上的联系程度。与个体有明显社会关系的人及组织，在个体需要时可以成为社会支持网络的一部分。

相关研究表明，社会支持可减轻应激反应的作用。社会支持的积极效应不仅有助于个体对应激事件进行心理调节，还可以促进个体从已确诊的疾病中康复，减少死亡的风险。但是社会支持并不是越多越好，不同事件最有效的社会支持方式和时机也不同。例如，某人想单独去就医或参加职业面试，但家人或朋友坚持要陪同，此时该情境中的个体可能会因此而表现为焦虑。有学者研究了癌症病人对各类社会支持有效性的评价，病人认为亲人的"存在"对他们来说非常重要。因此，作为护理工作者不仅要尽可能地给予病人强有力的支持，还应考虑如何以恰当的方式实施护理。

（四）人格特征

1. A、B、C、D 型行为类型　A 型行为类型（type A behavior pattern）被认为是冠心病、高血压发病的主要风险因素。其特征为"时间紧迫感强、过分竞争和敌意倾向"。它会使个体经常表现出恼怒（aggravation）、激动（irritation）、发怒（anger）和不耐烦（impatience），称为"AIAI 反应"。B 型行为类型与 A 型行为类型相反，是减少冠心病发生的抗应激性人格。C 型行为类型（C 取自英文 cancer 的首字母）表现为"压抑、愤怒不能发泄、抑郁、焦虑、克制"等，具有 C 型行为的个体容易发生恶性肿瘤。D 型行为类型被称为"忧伤人格"，含负性情感和社交抑制两个维度。负性情感是指个体长期经历抑郁、忧伤、焦虑等负性情绪体验。社交抑制是指个体在社交过程中压抑情绪行为的表达。D 型行为类型与不良心身健康有关，患心理疾病的风险性较其他行为类型增加。

2. 抗压人格（3C 人格）　研究表明，在高度紧张的工作环境中，依然能够保持抵抗压力的个体往往具有相同的特征，即 3C 人格特征：承诺（commitment）、挑战（challenge）和控制（control）。3C 人格能够维持个体的心理健康。

（1）**承诺**：使个体能够全身心投入工作，且积极寻找工作乐趣和意义。高承诺的个体，在工作中表现积极，从工作中寻找意义，努力将工作做好；而低承诺的个体对工作缺乏认同感，因此常常消极、被动，甚至逃避工作。

（2）**挑战**：当环境发生变化时，个体能将变化作为自身成长的力量，从中学习并积累经验。高挑战的个体能及时作出反应，积极寻找解决问题的途径，并将处理过程看作是学习的契机；而低挑战的个体可能会心慌意乱，茫然失措，产生怨恨情绪，陷入无能为力的体验中。

（3）**控制**：即使处于困境之中，个体也相信通过自己的努力可以将问题解决。高控制的个体积极主动地采取行动、克服困难（如"这个问题不算什么，我一定可以搞定的"）；而低控制的个体面对困难时则缺乏信心、手足无措，陷入消极被动的情绪体验中（如"怎么会发生这样的事情？我肯定解决不了……"）。

启智润心

具备抗压人格特征的医务工作者，在面对应激性事件时，能将事件作为自身成长的力量，主动采取有效的应对策略，积极解决问题，并从中寻找意义，更有胜任力地完成工作。

三、应激反应

当个体经认知评价而察觉到应激情境的威胁后，会引起个体生理、心理、社会、行为方面的变化，这些变化就是应激反应（stress reaction）。

（一）生理反应

应激状态下，个体为了应对紧张和压力，会发生生理适应性反应，这些生理反应累及机体各个系统的所有器官，影响遍及全身。美国生理学家坎农在其"应激理论"中描述了"战斗或逃跑"状态所出现的一系列内脏生理变化。个体处于应激反应中，为保证脑、肌肉组织等重要器官的活动，交感-肾上腺髓质系统兴奋。心率加速、血压升高、呼吸加深加快；同时，减少皮肤和消化系统的供血；脂肪动员，以满足脑和肌肉组织能量消耗；凝血时间缩短，儿茶酚胺分泌增多，中枢神经系统兴奋性增强，机体变得警觉、敏感。

分子生物学技术的发展，揭示了许多神经内分泌的介质、激素、免疫系统的细胞因子及细胞表面的受体特征，从而加深了人们对神经系统、内分泌系统和免疫系统相互调节机制的认识。

1. 交感-肾上腺髓质轴　当机体处于强烈应激状态时，神经冲动作用于下丘脑，激活交感-肾上腺髓质轴，交感神经活动增强，儿茶酚胺分泌增加。生理学家赫斯（Walter Hess）等认为，应激性刺激在神经系统的调控下，通过两个对立而又相互作用的神经生物系统的动态平衡，来实现自主神经系统及躯体内脏功能的调节。赫斯称其为非特异反应系统和特异反应性系统，这两个系统的兴奋效应明显不同（表 3-3）。通常这两个反应系统在生理范围内相互协调，维持动态平衡，以维持机体正常的生理功能。但在应激状态下，非特异反应系统的兴奋性增强，表现为交感神经活动亢进，引起一系列的生理变化，如心跳加快、血压升高、肌张力增强、汗液分泌增多等；而特异反应系统活动相对减弱。

表 3-3　非特异反应系统和特异反应性系统不同的兴奋效应

	非特异反应系统（递质：NE、DA）	特异反应性系统（递质：5-HT、ACh）
自主神经效应	交感神经活动加强：心率加快、心输出量增加、血压升高、汗腺分泌、瞳孔扩大、胃肠运动减弱和消化腺分泌减少等	副交感神经活动加强：心率减慢、血压降低、汗腺分泌停止、瞳孔缩小、胃肠运动和分泌增加等
躯体效应	EEG 去同步、肌张力增强、促进分解代谢及激素分泌（肾上腺素、去甲肾上腺素、皮质醇、甲状腺素、生长激素、抗利尿激素）	EEG 同步、肌张力降低、促进合成代谢及激素分泌（胰岛素、性激素等）
行为效应	觉醒、警戒、情绪反应和活动加强等	活动减少、困倦、睡眠等

注：NE：去甲肾上腺素（norepinephrine）；DA：多巴胺（dopamine）；5-HT：5-羟色胺（5-hydroxy tryptamine）；ACh：乙酰胆碱（acetylcholine）；EEG：脑电图（electroencephalogram）。

2. 下丘脑-垂体-靶腺轴　中枢神经系统接收应激性刺激信号后，对信号进行加工和整合，经心理中介因素的评价和选择，然后将整合后的应激信号在大脑皮质形成神经冲动作用于下丘脑。一旦进入应激状态，即可激活下丘脑-垂体-靶腺轴，作用于肾上腺。神经冲动作用于下丘脑，分泌促肾上腺皮质激素释放激素，通过脑垂体门脉系统作用于腺垂体，释放促肾上腺皮质激素，从而促进肾上腺皮质激素的合成与分泌，包括糖皮质激素（如可的松）和盐皮质激素等，进而引起一系列的生理变化，如血糖升高、抑制蛋白质合成等。

3. 免疫调节机制　应激状态下会发生机体免疫系统的变化。应激通过激活"下丘脑-垂体-肾上腺皮质轴"分泌糖皮质激素抑制免疫系统功能。这种激素几乎对所有的免疫细胞都有抑制作用，包括淋巴细胞、巨噬细胞、中性粒细胞和肥大细胞等，这是急性应激对免疫功能产生抑制作用的主要途径之一。持久或强烈的应激造成肾上腺皮质激素分泌过多，致使机体内环境紊乱，从而导致胸腺和淋巴组织退化或萎缩,影响 T 细胞的成熟,降低机体的免疫力;同时,糖皮质激素会降低巨噬细胞的吞噬能力,使许多免疫活性细胞的免疫应答失效,导致机体对疾病的易感性增强。

另一方面,神经内分泌系统在应激状态下释放的激素或神经递质,如阿片肽(包括内啡肽、脑啡肽和强啡肽)、去甲肾上腺素、5- 羟色胺等,可直接作用于淋巴细胞受体,对淋巴细胞转化、多形核粒细胞及巨噬细胞功能等都具有抑制作用。

被激活的免疫细胞一方面与上述生理反应共同作用,另一方面又通过活性免疫细胞释放的信使性物质(如干扰素等)向大脑传递信息,影响中枢神经系统的功能;还可通过分泌细胞因子、刺激促肾上腺皮质激素等机制,影响内分泌系统功能。通过上述调节机制,使应激的生理反应控制在正常的生理范围内。如果应激事件和威胁持续存在,或出现新的应激事件,机体会始终处于应激调节中,造成反应减弱或过度,导致各种疾病发生。

总之,应激对心身健康的影响主要通过神经、内分泌和免疫三个调节系统实现,三大系统间是一种多重双向交流的关系,通过相互调节,构成人体的神经 - 内分泌 - 免疫网络(图 3-4)。

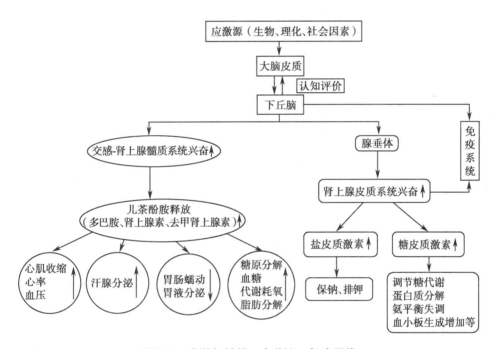

图 3-4　应激与神经 - 内分泌 - 免疫网络

(二)心理反应

1.情绪反应

(1)**焦虑**(anxiety):焦虑是最常见的情绪性应激反应,是个体预期将要发生危险或不良后果时所表现出的紧张和担心等情绪状态。心理应激下,适度的焦虑可提高个体的警觉水平、对环境的适应和应对能力,是一种保护性反应。但如果焦虑过度则是有害的心理反应。

(2)**恐惧**(fear):恐惧是面临危险或即将受到伤害时,个体企图摆脱已经明确的有特定危险的对象和情境的情绪反应,多发生于个人安全、价值或信念受到威胁的情况下。威胁来自躯体性、社会性刺激物等,并伴随回避或逃避行为,过度或持久的恐惧将对个体产生严重的负性影响。

(3)**愤怒**(anger):愤怒是一种与挫折和威胁有关的情绪反应。由于有目的的活动受到阻碍,自尊心受损,为了排除这种阻碍或恢复自尊,常可诱发愤怒情绪。过度的愤怒可能会使个体丧失理智、失去自控能力,进而导致不良后果,因此需要及时、适当的疏导。

(4)**抑郁**(depression):抑郁常表现为悲哀、寂寞、孤独、丧失和厌世等消极情绪状态,并伴有失眠、食欲缺乏、性欲降低等，常由丧亲、失恋、遭受重大挫折或长期病痛等原因引起。

2. 行为反应 应激情境下的行为反应与情绪反应一样，表现在面部表情和身体语言中，个体还可能出现攻击和逃避等行为应对方式。根据行为反应的指向性，将行为反应分为针对自身的行为反应和针对应激源的行为反应两种类型。

（1）**针对自身的行为反应**：通过改变自身以顺应环境要求，包括远离应激源，或改变自身条件、行为方式和生活习惯等。逃避是指已经接触到应激源后而采取的远离应激源的行为；回避是指事先已知应激源将会出现，在应激源到来之前，采取避免同应激源相遇的行为。如患传染病的病人，因害怕泄露病情而不去医院就医，属于逃避行为。

（2）**针对应激源的行为反应**：通过改变环境要求（即应激源）处理心理应激的行为，包括消除或减弱应激源的各种行为。如因工作单位离家远而产生的交通压力，可通过搬家/租住房屋解决此问题。此外，个体有时也会表现出攻击反应，如身体攻击和语言攻击等。

3. 认知反应 在应激情境中，个体心理的内稳态受到破坏，应激源可直接或间接地降低认知能力。心理-社会-文化性应激源通过情绪反应，干扰和影响逻辑思维，造成认知能力下降，认知能力下降又会诱发负性情绪，形成不良情绪与认知能力下降的恶性循环。

认知反应可表现为对个体自我评价的影响。当个体面对较强烈的应激源时，如亲人故去、自身患重病等，产生悲伤、焦虑和恐惧情绪，自我价值感降低；面对应激情境，易产生自我怀疑和否定，自我控制力降低，对生活和工作造成负性影响。

四、心理应激的结果

（一）心理应激的积极结果

1. 适度的心理应激是个体成长和发展的必要条件 早年的心理应激经历可以丰富个体的应对资源，提高其在后期生活中的适应能力，更好地耐受各种紧张性刺激和致病因素的影响。

2. 适度的心理应激是维持个体心身功能活动的必要条件 人离不开刺激，适度的心理应激有助于维持个体的生理、心理和社会功能。缺乏适度的环境刺激会损害个体的心身功能，如感觉剥夺实验中的被试会出现脑电图的改变、错觉、幻觉和认知功能障碍。

（二）心理应激的消极结果

1. 急性、严重的心理应激可诱发急性应激反应 当个体遭遇急性或严重超出其应对能力的应激时，通常有比较强烈的心理和生理反应，可诱发血管迷走神经反应和过度换气综合征等，产生类似甲状腺功能亢进、冠心病、低血糖和肾上腺髓质瘤（嗜铬细胞瘤）的症状。在临床工作中，护理工作者应熟悉这些临床表现，以免作出错误的判断。

2. 持续、慢性的心理应激对个体心身健康会造成不良影响 处于持续、慢性心理应激状态下的个体常常感到疲劳，出现疼痛、失眠和体重减轻等躯体症状。

知识拓展

创伤后应激障碍

创伤后应激障碍（post-traumatic stress disorder，PTSD）是指突发性、威胁性或灾难性生活事件导致个体延迟出现或长期持续性的精神障碍，以"反复重现创伤体验、警觉增高和回避"为主要临床表现，多与应激事件及个体易感性有关，是一种患病率高、社会负担重的心理障碍。暴力伤害、事故（车祸）和灾难（地震、海啸）被认为是引起PTSD的典型事件。许多经受创伤的受害者，其心理、生理和社会功能方面的应激症状一般在几天或几个星期内逐步消失。然而，某些受害者的症状可能持续一个月或更长时间，从而发展为创伤后应激障碍。

第三节　心理防御机制

一、心理防御机制的概念

心理防御机制（psychological defense mechanism）是指个体面临挫折或冲突的紧张情境时，在其内部心理活动中具有的自觉或不自觉地解脱烦恼，减轻内心不安，以恢复心理平衡与稳定的一种适应性倾向。当自我受到超我、本我和外部世界三方面的胁迫时，如果难以承受其压力，则会产生焦虑反应。然而焦虑的产生，促使自我发展了一种功能，即用一定方式调解冲突，缓和三种危险对自身的威胁，既要使现实能够允许，又要使超我能够接受，也要使本我有满足感，这样一种功能就是心理防御机制。

二、心理防御机制的分类

按照对现实的歪曲程度，可将防御机制分成四大类：自恋型、不成熟型、神经症型和成熟型。

（一）自恋型防御机制

自恋型心理防御机制是一个人在婴儿早期常使用的心理防御机制，包括否认、歪曲和投射。早期婴儿的心理状态属于自恋的，他们只照顾自己，爱恋自己，还不会关心他人，故将该机制称为"自恋型心理防御机制"。最初的婴儿完全生活在"自我世界里"，他们无法辨认自我和外界。在成年人中精神病病人常使用这一心理防御机制，所以也称为"精神病型"防御机制。

1. 否认（denial）　指拒绝承认现实而减轻痛苦。否定那些不愉快的事件，当作根本没发生，不承认不接受似乎就不会痛苦，从而缓解打击，获得心理上的安慰和平衡，以达到保护自我的目的。比如小孩打破东西闯了祸，可能会用手把眼睛蒙起来。

2. 歪曲（distortion）　是对外界的现实加以曲解变化，以符合内心的要求，以歪曲作用而呈现的一种防御机制，以妄想和幻觉最为常见。

3. 投射（projection）　又称外投（external projection），是指把自己不能接受的冲动、情绪或缺点妄加在别人身上，从而避免或减轻内心的不安与痛苦。

（二）不成熟型防御机制

此类机制包括退行、幻想和内射，出现于青春期，此外人格障碍者以及在心理治疗中的成人也常出现。

1. 退行（regression）　当个体遇到挫折与应激时，放弃已经学到的比较成熟的适应技巧或方式，而退行到早期生活阶段的某种行为方式，以原始、幼稚的方法来应对当前情境，降低自己的焦虑。例如，一个孩子本来已能控制大小便，但在母亲生下小弟弟后，又开始尿床。

2. 幻想（fantasy）　当人无力处理现实生活中的一些困难，或是无法忍受一些情绪的困扰时，使自己暂时离开现实，任意想象应如何处理困难，使自己存在于幻想世界，在幻想的世界中得以实现内心的平衡，达到在现实生活中无法经历的满足。儿童的幻想大多是正常现象；正常成人偶尔为之，因幻想可暂时缓解其紧张状态，但若成人经常采用幻想方式，特别是分不清幻想与现实，即可能为病态心理。

3. 内射（introjection）　指个体（主体）广泛地、毫无选择地吸收外界事物，而将它们内化为自己人格的一部分。由于内化作用，有时候人们爱和恨的对象被象征地变成了自我的组成部分。

（三）神经症型防御机制

这是儿童的"自我"机制进一步成熟，是儿童能逐渐分辨什么是自己的冲动、欲望，什么是实现的要求与规范之后，在处理内心挣扎时所表现出来的心理机制。其包括合理化、反向、转移和隔离。

1. **合理化**（rationalization）　指个体无意识地用似乎合理的解释来为难以接受的情感、行为、动机辩护，以使其可以接受，以求得心理平衡。合理化常有三种表现：一是"酸葡萄"心理，即把得不到的东西说成"不好的"；二是"甜柠檬"心理，即当得不到甜葡萄而只有酸柠檬时，就说柠檬是甜的；三是推诿，指将个人的缺点或失败推诿于其他理由，找人担待其过错。如果过度使用此机制，借各种托词以维护自尊，就会自欺欺人，很多强迫症和精神病病人就常用此种方法来处理问题。

2. **反向**（reaction）　指个体对内心难以接受的、不愉快的观念、情感、欲望、冲动，夸张性地以相反的外在态度或行为表现出来。反向机制如果使用适当，可帮助人在生活上适应；但如果过度使用，不断压抑自己心中的欲望或动机，且以相反的行为表现出来，将形成心理困扰。在很多精神病病人身上，常可见此种防御机制被过度使用。比如某人极需要某种东西或名誉、地位，却表现为极力反对、推却或无所谓。

3. **转移**（displacement）　指将对某个对象的情感、欲望或态度转移到另一较为安全的对象上，以减轻自己心理上的焦虑。例如中年丧子的妇人，将其心力转移于照顾孤儿院的孤儿。此外，心理咨询中的移情也属于转移机制较为常见的一种。

4. **隔离**（isolation）　将一些不愉快的事实、情境或情感分隔于意识之外，不让自己意识到，以免引起心理上的尴尬、不愉快或焦虑。比如向他人讲述自己创伤的故事却说这是自己身旁朋友的案例，让自己觉得这件事不是发生在自己身上。

（四）成熟型防御机制

这是自我发展成熟之后才能表现的防御机制，其防御的方法不但比较有效，而且可以解除或处理现实的困难、满足自我的欲望与本能，也能为一般社会文化所接受。这种成熟的防御机制包括压抑、升华、幽默等。

1. **压抑**（repression）　指个体将不可接受的欲望、思想或记忆不知不觉中压抑到其潜意识中。本我的欲望冲动常常与超我的道德原则相对立并发生冲突，又常常不被现实情境所接受，于是个体（自我）把意识中对立的或不被接受的冲动、欲望、想法、情感或痛苦经历，不知不觉地压制到潜意识中去，以至于个体对压抑的内容不能察觉或回忆，以避免痛苦、焦虑，这是一种不自觉地选择性遗忘和主动抑制。被压抑的内容，人们平时虽然意识不到，但在特殊情况下它则会影响人们的日常行为，例如梦境、笔误、口误等。

2. **升华**（sublimation）　指被压抑的不符合社会规范的原始冲动或欲望另辟蹊径用符合社会认同的建设性方式表达出来，并得到本能性满足。升华是最积极、最富建设性的防御机制，升华不仅能使人的内心冲动得以宣泄，而且可使个人获得成功满足感。

3. **幽默**（humor）　指以幽默的语言或行为来应对紧张的情境或表达潜意识的欲望，以表面的开心欢乐来不知不觉化解挫折困境、尴尬场面和内心的失落。幽默其实是智慧的象征。

（曹建琴　杨　阳）

思考题

张先生 10 年前被确诊为 2 型糖尿病，他一直注意饮食和坚持锻炼，并服用口服降血糖药来控制血糖。可最近几个月，张先生的血糖控制不理想。当他向医生咨询时，医生问他的工作方式和生活习惯在最近几个月是否有所改变，他说单位领导给他增加了几项新工作，使他的工作压力比以前大很多。压力增加可能是疾病恶化的原因，医生在调整治疗方案之前，建议他去和单位领导沟通一下能否减轻一些工作负担。幸运的是，其领导很理解他的处境，允许另一名员工分担张先生的一些工作。几个星期后，他的病情出现了改善。

请思考：

1. 本案例中病人面临的主要应激源是什么？
2. 病人的应激反应有哪些？
3. 请分析心理应激与血糖控制的关系。

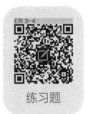

第四章 ┃ 心身疾病

教学课件

思维导图

情境导入

上章情境导入中的李女士，通过前期对其患病前的应激过程分析，该病人对其罹患癌症的社会原因增强了认知；同时，病人了解到癌症属于心身疾病，需要心身同治，因此对病症的诊疗、康复和预后等向护士求助。

请思考：

1. 该病人的发病原因有哪些？
2. 针对该病人可以采取哪些心理干预方法？

第一节　概　述

ER 4-3

乳腺癌病人的
心理宣教

一、概念

心身疾病（psychosomatic diseases）又称心理生理疾病，有狭义和广义两种含义。狭义的心身疾病是指心理社会因素在疾病的发生、发展、防治和预后的过程中起重要作用的躯体器质性疾病，如冠心病、原发性高血压和溃疡病等。广义的心身疾病是指心理社会因素在疾病发生、发展、防治及预后过程中起重要作用的躯体性器质性疾病和功能性障碍。本章所讲的心身疾病以狭义的心身疾病为主。

二、心身疾病的特点

（一）心身疾病的特点

心身疾病一般具有以下几个特点：①以躯体的功能性或器质性病变为主，有明确的病理生理过程。②某种个性特征是疾病发生的易患素质。③疾病的发生和发展与心理社会应激（如生活事件等）和情绪反应有关。④生物或躯体因素是某些心身疾病的发病基础，心理社会因素往往起"扳机"作用。⑤心身疾病通常发生在自主神经支配的系统或器官。⑥几种心身疾病可同时存在或交替发生于同一病人。⑦心身疾病经常有缓解和反复发作的倾向。⑧心身综合治疗比单用生物学治疗效果好。

（二）心身疾病病人的特点

心身疾病病人具有以下特征：①性别特征：总体上女性多于男性，两者比例为 3 : 2，但某些疾病男性多于女性，例如冠心病、消化性溃疡等。②年龄特征：65 岁以上的老人及 15 岁以下的儿童患病率最低；从青年期到中年期，患病率呈上升趋势；更年期或老年前期为患病高峰年龄。③社会环境特征：不同的社会环境，心身疾病患病率不同。一些学者认为，这主要取决于种族差异、饮食习惯、全人口的年龄组成和体力劳动等社会环境因素的影响。④人格特征：一些心身疾病与特定的人格类型有关。例如，冠心病及原发性高血压的典型人格特征是 A 型行为类型。癌症的典型人格特征是 C 型行为类型，C 型行为类型的人癌症的患病率是非 C 型行为类型的人的 3 倍。

三、心身疾病的分类

1. **心血管系统心身疾病**　原发性高血压、冠状动脉粥样硬化性心脏病、阵发性心动过速、心律不齐、雷诺病、心脏神经症等。

2. **呼吸系统心身疾病**　支气管哮喘、过度换气综合征、神经性咳嗽等。

3. **消化系统心身疾病**　胃十二指肠溃疡、神经性呕吐、神经性厌食、溃疡性结肠炎、习惯性便秘、直肠刺激综合征等。

4. **肌肉骨骼系统心身疾病**　类风湿关节炎、慢性疼痛、痉挛性斜颈、书写痉挛等。

5. **内分泌系统心身疾病**　甲状腺功能亢进、垂体功能低下、糖尿病、低血糖等。

6. **神经系统心身疾病**　偏头痛、肌紧张性头痛、自主神经功能失调症、心因性知觉异常、心因性运动异常、慢性疲劳等。

7. **生殖系统心身疾病**　勃起功能障碍、性欲减退、痛经、月经不调、经前期紧张综合征、功能失调性子宫出血、功能性不孕症、更年期综合征、心因性闭经等。

8. **外科心身疾病**　脊椎过敏症、器官移植后综合征、整形术后综合征等。

9. **儿科心身疾病**　心因性发热、站立性调节障碍、继发性脐绞痛、异食癖等。

10. **眼科心身疾病**　原发性青光眼、中心性视网膜炎、眼肌疲劳、眼肌痉挛、弱视等。

11. **耳鼻喉科心身疾病**　梅尼埃综合征、咽喉部异物感、耳鸣、晕车等。

12. **口腔科心身疾病**　复发性慢性口腔溃疡、颞下颌关节紊乱综合征、特发性舌痛症、口吃、唾液分泌异常、咀嚼肌痉挛等。

13. **其他**　肿瘤、肥胖症等。

四、心身疾病的治疗

（一）治疗原则

在心身疾病治疗时，一方面应采取有效的躯体治疗，解除躯体症状，促进康复；另一方面，必须在心理和社会水平上进行心理治疗，即坚持心身同治的原则。对于急性发病而又躯体症状严重的病人，应以躯体对症治疗为主，辅以心理治疗。对于以心理症状为主、躯体症状为次的心身疾病，则可在实施常规躯体治疗的同时侧重做好心理治疗工作。

（二）心理干预的原则

1. **综合干预的原则**　心身疾病是和心理社会因素有密切关系的躯体疾病。对于心身疾病的心理干预，需要与必要的生物医学治疗措施相结合，例如药物治疗、手术治疗等，同时还离不开病人本人、家属和工作单位的积极配合和支持。总之，心身疾病的心理干预应该注意心理 - 社会 - 生物综合防治的原则。

2. 病人本人积极参与的原则　心身疾病的心理干预效果，很大程度上取决于病人本人的主观能动性。只有病人本人主动采取相应的措施、积极配合心理干预，才能有效地降低心身疾病的患病率和危害程度。所以，心理干预应注重调动病人的参与动机。

3. 持续干预的原则　心身疾病多数属于慢性病，其干预往往需要一个相对比较长久的过程。不能存在一蹴而就的不切实际的想法，否则只会适得其反。

4. 针对性原则　心理干预手段的选择，应视心身疾病的种类不同、程度不同，以及病人心理特点的不同而决定。心理健康教育、放松训练、生物反馈治疗、认知行为疗法、临床催眠治疗以及家庭治疗等均可选择使用。相关内容参见第七章第一、二节中的相关心理治疗技术。

5. 目标性原则　对心身疾病实施的心理干预主要围绕以下三种目标。

（1）**减弱心理社会刺激因素**：通过各项心理干预措施的实施，改变病人的认知方式，使其对事件（主要是应激源）的认知发生变化，以减轻焦虑、抑郁等情绪反应，在躯体治疗的共同作用下，缓解疾病的症状。这属于治标，相对容易一些。

（2）**减弱心理学病因**：通过矫正病人的人格特征、认知方式和行为类型等，从根本上帮助病人消除心理病理学致病因素，逆转心身疾病的心理病理过程，直至向健康的方向发展。这属于治本，相对困难。

（3）**减轻生物学症状**：主要是通过心理学技术直接改变病人的生物学过程，提高病人的身体素质，促进疾病的康复。

五、心身疾病的预防

1. 个人预防　心身疾病的预防应从个体预防做起。个体预防表现为：积极学习现代科学知识，加强个人修养，提高辨识能力，学会从不同角度观察和分析问题，培养健全的人格；有目的地完善个人生活经历，学会缓解心理压力，提高个体的社会适应能力；积极建立和谐的人际关系，获得社会支持，对改善个体认知能力及宣泄负性情绪具有重要意义；提高个体应对挫折的能力，能够在较强的应激下，学会运用成熟的心理防御机制，及时消除应激的情绪反应。

2. 社会预防　社会预防是通过社会力量，为个体创造一个良好的工作环境，提高个体的社会认同感和价值感，从而形成良好的社会氛围，减少社会应激因素的产生。此外，来自家庭、社会、医护人员等各方面的支持，可增强病人的自我调节能力。

第二节　心身疾病的发病原因及发病机制

一、心身疾病的发病原因

（一）生理因素

心身疾病的发生与人的生理因素有关。如在溃疡发病过程中，胃蛋白酶的增高起重要作用，由于它消化了胃黏膜而造成溃疡。实际上病人在病前，其蛋白酶的前体——胃蛋白酶原的水平就已经比一般人高，因此这种胃蛋白酶原的增高即可称为溃疡病的生理基础。心身疾病发病的生理因素主要与神经系统、内分泌系统和免疫系统有关。

（二）心理因素

1. 情绪　情绪可以分为正性情绪和负性情绪。正性情绪对心身健康有促进作用，能加强人体的神经系统功能，充分发挥人的潜能，但表现过度也会起到负性作用。当应激源太强，使个体产生持久的负性情绪，超过自我调节系统的功能，会使人心身失衡，导致相应躯体组织或器官的功能紊乱，进而导致相应心身疾病的发生。

2. 人格特征 医学研究表明，不同气质、性格类型和所患疾病之间有一定的关联性。同样的心理社会因素作用于不同人格特征或行为类型的人，可导致不同的生理生化改变，诱发不同类型的心身疾病（表4-1）。

表4-1 人格特征与心身疾病

疾病	人格特性
哮喘	过分依赖，希望被人照顾
结肠炎	听话，带有强迫性，抑郁，心情矛盾
冠心病	忙碌，好胜，好争斗，急躁，善于把握环境
高血压	愤怒被压抑，听话，好强
偏头痛	追求尽善尽美，死板，好争斗
溃疡病	依赖，刻板，怨恨被压抑，感情受到挫折，有雄心
癌症	克制自己，压抑愤怒，有不安全感

（三）社会文化因素

人既是生物有机体，又是社会成员。随着现代社会的快速发展，影响人们健康的社会文化因素越来越多，人们必然会受到各种社会文化因素的影响，这些因素主要包括社会制度、经济条件、文化传统、信仰、风俗习惯、种族、生活和工作环境、生活方式、职业、人际关系、家庭状况等。

> **知识拓展**
>
> ### 心身同治，整合诊疗
>
> 《全国精神卫生工作规划（2015—2020年）》强调，要加强我国精神卫生工作，综合性医院及其他专科医院要对就诊者进行心理健康指导，要促进精神障碍和心理行为问题的生物、心理、社会因素综合研究和相关转化医学研究。《健康中国行动（2019—2030年）》进一步强调医务人员应对身体疾病，特别是癌症、心脑血管疾病、糖尿病、消化系统疾病等病人及其家属适当辅以心理调整。我们要重视心理社会因素对躯体疾病的影响。"心身同治，整合诊疗"将成为医学发展的趋势，也是促进医疗服务提升、建设健康中国的保障。

> **启智润心**
>
> 心理因素和社会文化因素是心身疾病病因学的内、外部条件，而生理因素是心身疾病致病的内部基础；上述三因素之间相互联系、相互影响、互为因果。我们在分析心身疾病发病原因或实施心理护理时，要具备全面看问题的思维方式以及"牵一发而动全身"的整体观。

二、心身疾病的发病机制

（一）心理学机制

1. 心理动力学理论 心理动力学理论重视潜意识的心理冲突在心身疾病发生中的作用，认为未解决的潜意识的心理冲突是导致心身疾病的主要原因。该理论认为心身疾病的发病有三个因素：①未解决的心理冲突。②身体器官的脆弱易感性倾向。③自主神经系统的过度活动性。心理冲突多出现于童年时代，儿童时期经历的逆境、心理创伤可以在与情绪记忆有关的神经环路中留下痕迹，常常被压抑到潜意识之中，如果这些复现的心理冲突找不到恰当的途径疏泄，就会由过度活动的自主神经系统引起相应的功能障碍，造成所支配的脆弱器官损伤。该机制的不足之处就是夸大了潜意识的作用，忽略了外界环境对个体的影响。

2. 行为主义理论　行为主义理论认为某些社会环境刺激引发个体习得性心理和生理反应，表现为情绪紧张、呼吸加快、血压升高等，由于个体素质、特殊环境因素的强化，或通过泛化作用，使得这些习得性心理和生理反应固定下来，演变成为症状和疾病。心身疾病有一部分属于条件反射性学习，如哮喘患儿的哮喘发作行为因获得父母的额外照顾而被强化。

（二）生理学机制

心理生理学的研究侧重于心身疾病发病过程，心理生理学相关理论认为，心理 - 神经中介途径、心理 - 神经 - 内分泌中介途径和心理 - 神经 - 免疫中介途径是心身疾病发病的重要机制。心理 - 神经中介途径主要指心理社会因素通过交感神经 - 肾上腺髓质轴起作用；心理 - 神经 - 内分泌中介途径主要是指心理社会因素通过下丘脑 - 垂体 - 靶腺轴起作用；心理 - 神经 - 免疫中介途径主要是指心理社会因素通过免疫系统与躯体健康和疾病相联系。

第三节　临床常见心身疾病

一、原发性高血压

原发性高血压（primary hypertension），又称为特发性高血压，简称高血压，是以血压升高为主要临床表现，伴或不伴有多种心血管危险因素的综合征。在未用抗高血压药物的情况下，收缩压 > 140mmHg 和 / 或舒张压 > 90mmHg，即诊断为高血压。流行病学调查证明，高血压发病率城市高于农村，发达国家高于发展中国家，脑力劳动者高于体力劳动者。我国高血压的发病率北方地区较南方地区高，东部比西部高，城市比农村高。

（一）心理社会因素

1. 情绪　情绪因素在高血压的发病中起着重要作用，其中，个体长期的负性情绪是高血压的诱发因素。各种情绪因素，特别是焦虑、恐惧和愤怒均可导致血压的升高；而沮丧或失望时血压的变化相对不显著。

2. 人格特征　过分谨慎、求全责备、易冲动、好斗、敌意等人格特质与原发性高血压的发病有关。研究显示，A 型行为类型的人群经常以高度紧张的心理状态来处理工作与生活，容易出现焦虑、急躁，具有好胜心强的行为特征，常有紧迫感，是高血压的易感人群。

3. 社会应激　生活变故及创伤性生活事件与持久性高血压有关，且与疾病的转归相关。长期慢性应激状态较急性应激事件更易引起高血压。另外，注意力高度集中、精神紧张而体力活动较少的职业，高血压发病率呈升高趋势。

4. 不良行为因素　流行病学调查发现高血压发病率与高盐饮食、肥胖、缺少运动、吸烟及大量饮酒等因素有关。

5. 童年应激　童年期被虐待、社会隔离、低社会经济状态等应激因素，容易影响交感肾上腺髓质系统和肾素 - 血管紧张素 - 醛固酮系统，同时使个体面对挑战时更易处于焦虑状态，神经内分泌系统处于高活动状态，这种状态可能持续到成年期，并将这一反应模式固着下来。因此临床上常常看到这些个体青春期时血压偏高，这些人群未来罹患高血压的可能性高于一般人群。

（二）心理生物学机制

原发性高血压是在一定的遗传背景下由于多种后天环境因素作用，使正常血压调节机制失代偿所致。目前，与心理社会因素相关的高血压发病机制的研究主要集中在：①压抑和表达情绪与血压的关系。②心理社会因素与抗高血压药物的选择关系。③明确与心理社会因素相关的高血压临床表型。

根据神经生物学机制的观点，在心理应激下，神经内分泌系统常处于唤醒状态，心血管系统呈高反应性，交感肾上腺素系统紧张性增加，血液中儿茶酚胺浓度升高，使血管收缩，血脂、血黏度增高，加速动脉硬化，增加血流阻力，升高血压；下丘脑-垂体-内分泌腺轴功能失调，肾素-血管紧张素-醛固酮系统激活，使小动脉平滑肌收缩，血压升高（图4-1）。

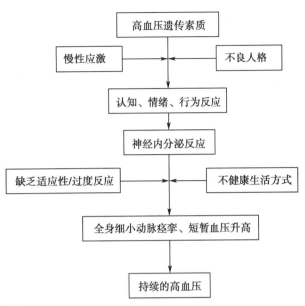

图 4-1 原发性高血压的心理生物学机制示意图

（三）心理干预

1. 放松训练 高血压病人常出现焦虑、紧张、恐惧等不良情绪，针对这些不良情绪状态，放松训练可起到较好的作用。临床试验证明，长期的放松训练可降低外周交感神经活动的张力，达到降低血压的目的。

2. 理性情绪行为疗法 理性情绪行为疗法可改变病人的不良认知，通过改变认知进而消除或减轻病人的烦恼和悲观情绪，增强自信心，帮助病人以乐观、积极的情绪状态对待疾病和生活。

3. 生物反馈疗法 生物反馈疗法是个体通过应用生物反馈技术来控制和调节异常的生理反应，以调整身体功能和预防、治疗疾病的一种心理治疗方法，即借助仪器将人体的心率、血压等加以记录，让病人学会在一定程度上有意识地控制自身生理活动。

4. 行为塑造 在减轻体重、限盐、戒烟和控制饮酒的同时还可以通过耐力性运动训练如快走、跑步、骑自行车、游泳等行为塑造改变生活方式以达到降压、减肥和减少心脏并发症的目的。

二、冠心病

冠状动脉粥样硬化性心脏病（coronary atherosclerotic heart disease）指冠状动脉粥样硬化使血管腔狭窄、阻塞和/或因冠状动脉功能性改变（痉挛）导致心肌缺血缺氧或坏死而引起的心脏病，统称冠状动脉性心脏病，简称冠心病。

（一）心理社会因素

1. 情绪 冠心病病人比较常见的负性情绪主要包括焦虑、抑郁、恐惧、愤怒和敌意等。焦虑、抑郁等负性情绪可诱发或加重冠心病，焦虑可使交感神经的活动增加，诱发急性心肌梗死或心源性猝死。研究发现，心肌梗死后重度焦虑的病人出现心脏严重缺血或死亡事件是无焦虑障碍者的5倍。抑郁障碍病人冠心病的患病率是正常人群的2~3倍，而冠心病病人中抑郁障碍的患病率为17%~22%，是普通人群的3~4倍。

2. A型行为类型 A型行为者的冠心病发病率、复发率和病死率均比正常人高出2~4倍。A型行为中的愤怒和敌意在冠心病的发病中可能具有更重要的作用。研究发现，愤怒和敌意是男性冠心病的预测因素，愤怒特质与冠心病的总病死率呈正相关。因此，对冠心病病人愤怒和敌意的识别和管理非常重要。

3. 社会应激 应激性生活事件是冠心病发病的危险因素之一。许多回顾性调查显示，心肌梗死病人出现症状前的 6 个月 ~1 年内，其生活事件明显增多。处于应激环境中的移民比具有相同饮食习惯的原籍居民的冠心病发病率要高。吸烟、过度饮酒、缺乏运动、过食与肥胖等都是冠心病重要的危险因素。

（二）心理生物学机制

在应激事件的刺激下，个体体内去甲肾上腺素的浓度明显增加，过量去甲肾上腺素作用于细胞膜受体，使心肌耗氧量增加，血液黏度及血小板黏性和聚集性增加，从而导致冠心病的发生。高浓度的去甲肾上腺素还可使血栓素 A 与前列腺素的平衡失调，加速血栓形成和促进冠状动脉痉挛。若致病因素持续存在可出现心绞痛、心肌梗死和恶性心律失常，甚至猝死。

（三）心理干预

1. 心理健康教育 护士应针对病人的不同症状和心理反应，做好针对性的教育指导工作，这些措施对病人认识疾病、减少焦虑有良好效果。

2. 行为矫正 通过认知行为矫正训练，矫正 A 型行为模式，改变行为模式中不利于健康的敌意行为，具体包括确定矫正目标和制订矫正计划并实施两个部分。①确定矫正目标：护士与病人一起协商确定矫正目标。矫正目标的确定应结合病人年龄、病情等具体情况，遵循循序渐进的原则。②制订矫正计划并实施：护士与病人一起协商制订矫正计划，并明确具体的矫正措施。矫正措施可包括：督促病人每天记录自己主观的紧张或紧迫感；进行放松训练；时间管理指导；运用认知疗法帮助病人进行认知重建。

3. 生物反馈疗法 通过生物反馈技术与放松训练相结合的方式，降低病人骨骼肌的紧张水平，降低交感神经张力，使外周血管和冠脉扩张，从而达到降低血压、改善心肌缺血和抗心律失常的目的。

三、糖尿病

糖尿病（diabetes mellitus）是由遗传和环境因素相互作用而引起的一组以慢性高血糖为特征的代谢异常综合征。糖尿病已成为严重威胁人类健康的世界性公共卫生问题。世界卫生组织预测，2030 年糖尿病将成为第七位主要死因。随着人口老龄化、人们生活方式和生活水平的改变，糖尿病的患病人数正逐年增加。

（一）心理社会因素

1. 情绪 调查发现，糖尿病病人中焦虑症和抑郁症的发生率均高于正常人。抑郁可能增加血糖控制的难度和糖尿病的并发症。糖尿病合并抑郁症病人对血糖控制的依从性下降，出现不及时按量服药、饮食控制困难、社会功能受损、活动减少和人际沟通不良等现象。

2. 人格特征 研究表明，糖尿病病人的性格倾向于内向、被动、做事优柔寡断、缺乏自信等。此外，也有研究指出糖尿病与 D 型行为类型有关，D 型行为类型主要表现为消极情绪和社交抑制。关于人格特征与 2 型糖尿病的关系，目前的研究结果缺乏一致性。

3. 社会应激 社会应激与糖尿病的代谢控制密切相关。某些应激性生活事件，例如夫妻关系不和、家庭成员患病、亲人突然死亡和人际关系紧张等，均可降低胰岛素分泌，升高血糖，诱发或加重糖尿病。

（二）心理生物学机制

糖尿病的发病机制极为复杂，目前还未完全阐明，主要涉及遗传学说、病毒感染学说及自身免疫学说等。心理应激会使糖尿病病人的病情发生恶化，恶化的病情会进一步引发不良的情绪反应，两者之间容易形成恶性循环。

人的情绪主要受大脑边缘系统调节，大脑边缘系统同时又调节内分泌和自主神经系统的功能，心理因素可通过大脑边缘系统和自主神经系统影响胰岛素的分泌，成为糖尿病的诱发因素。当人处于紧张、焦虑、恐惧或受惊吓等应激状态时，交感神经兴奋，抑制胰岛素分泌，使血糖升高。同时，交感神经还作用于肾上腺髓质，使肾上腺素的分泌增加，间接地抑制胰岛素的分泌和释放，从而导致糖尿病。心理因素影响糖尿病的物质基础是肾上腺素，情绪不稳定、脾气暴躁的病人，其血液中的肾上腺素含量较高，肾上腺素不仅可以使血糖升高，还会使血小板功能亢进，造成小血管栓塞，从而诱发各种并发症。

（三）心理干预

1. 心理支持　通过解释、疏导和安慰，帮助病人减少各种消极情绪反应，保持情绪稳定，面对现实，充分发挥主观能动性，树立与疾病作斗争的信心。利用社会支持系统给予病人精神上的安慰，情感上的支持、理解，鼓励病人适度参加体育锻炼。

2. 集体认知行为疗法　目前在糖尿病治疗中多采用团体治疗的形式，例如由 Snook 及其同事发展起来的集体认知行为疗法（cognitive behavioral group therapy，CBGT）。CBGT 认为，糖尿病是一种慢性的终身性疾病，在长期的治疗过程中，可能多次出现血糖控制的失败，使得病人产生严重的挫败感和无望感，可能出现自我怀疑，产生负性情绪，从而加重病人对糖尿病的负性态度，以至于不再坚持自我管理，而采取"随它去"的态度，使得血糖控制更加糟糕。血糖控制失败的经历也可使病人产生歪曲的认知，认为自己没有办法也没有能力去控制血糖，认为治疗与否对血糖的控制和并发症的发生没有多大价值，这些错误的认知很容易引起不愉快的情绪和不良的自我管理行为，进一步导致血糖控制不良。

CBGT 以认知行为疗法和理性情绪行为疗法为理论基础，采用多种认知和行为技术（如认知重建、应激管理和示范等）来帮助病人降低与糖尿病有关的痛苦，提高其应对技巧，促进自我管理，改善血糖控制。CBGT 一般以 5~8 个病人为一个小型治疗团体，进行为期四周的连续治疗，每周 2 个小时，有一个心理学家和一个糖尿病教育工作者参与。训练内容包括四个部分，每个部分涉及一个主题，即：①认知影响情绪和行为的方式；②应激与代谢控制的关系；③糖尿病、并发症及其预后；④糖尿病与社会因素。

3. 心理健康教育　要让病人和家属了解糖尿病的基本知识、学会注射胰岛素和尿糖测定技术，帮助病人科学地安排生活、饮食和体力活动，避免肥胖和感染的发生。

四、消化性溃疡

消化性溃疡（pepticulcer）包括胃溃疡和十二指肠溃疡，主要是指发生在胃和十二指肠的慢性溃疡。因溃疡形成与胃酸/胃蛋白酶的消化作用有关而命名。在我国，消化性溃疡的患病率可达10%以上，男性多于女性，城市高于农村。

（一）心理社会因素

1. 社会应激　与消化性溃疡关系密切的主要应激性生活事件有：①严重的精神创伤，特别是在毫无思想准备的情况下，遇到重大生活事件和社会的重大改变，如失业、丧偶、失子、自然灾害和战争等。②持久的不良情绪反应，如长期的焦虑、抑郁、孤独等。③长期的紧张刺激，如不良的工作环境、缺乏休息等。我国流行病学调查显示，有 60%~84% 的初患或复发的消化性溃疡病人，在症状出现前 1 周受过严重的生活刺激，如人际关系紧张、事业受挫等。

2. 人格特征　消化性溃疡病人具有内向及神经质的特点，表现为：①过分关注自己、缺少人际交往；②被动拘谨、顺从、依赖性强；③遇事过分思虑、习惯自我克制、自制力强。

3. 情绪　长期紧张、焦虑或情绪波动的人易患消化性溃疡。实验研究发现，由于消化性溃疡病人多数是自制力较强的人格特征，使得其负性情绪反应多数被压抑，喜怒不形于色，导致强烈的自主神经系统的反应；另一方面，负性情绪通过增强迷走神经的兴奋性，使胃液分泌量增加、酸度增高,胃部运动发生变化。

研究发现,十二指肠溃疡的溃疡面积、病程、严重程度与抑郁情绪呈正相关。应用抗抑郁药治疗消化性溃疡,胃镜检查提示4周后有效率可达46%~86%,其药理作用可能与缓解负性情绪有关。

（二）心理生物学机制

从发病机制的观点看,澳大利亚的马歇尔(Marshall)分离出幽门螺杆菌后,提出了"无幽门螺杆菌就无溃疡"的观点。尽管幽门螺杆菌感染和胃酸分泌异常对溃疡病起重要作用,但不能解释为什么只有15%的幽门螺杆菌携带者发生消化性溃疡病。遗传因素、口服非甾体抗炎药、不良行为方式、心理社会因素和胃及十二指肠动力异常等,在发病机制中占有重要特殊地位。目前认为消化性溃疡是多因素相互作用的结果。

启智润心

党的二十大报告提出要深入开展健康中国行动。《健康中国行动(2019—2030年)》提出合理膳食是保证健康的基础。高盐、高糖、高脂等不健康饮食是引起肥胖、心脑血管疾病、糖尿病及其他代谢性疾病和肿瘤的危险因素。合理膳食以及减少每日食用油、盐、糖摄入量,有助于降低肥胖、糖尿病、高血压、脑卒中、冠心病等疾病的患病风险。作为护理人员,对于上述心身疾病的心理护理,应树立心身同治的护理原则,将疾病健康科普宣教活动常态化,逐步形成生物-心理-社会的现代医学模式观。

再就是外界环境的刺激(包括自然环境和社会环境)。一方面通过"食物",以物理、化学和生物的形式直接刺激胃肠,引起胃肠的反应,如分泌胃液,对刺激产生适应;另一方面,脑通过味觉、嗅觉等感受器接受"食物"刺激、第二信号系统接受语言刺激,根据遗传和经验形成的脑加工模式,对当下即时刺激的评价等,改变脑活动的"图式",使神经系统的活动改变,进而:①通过下丘脑-迷走神经核-迷走神经,过度刺激壁细胞和G细胞,使胃酸分泌增加。②通过兴奋交感神经系统使胃黏膜血管收缩,导致胃黏膜缺血,使胃黏膜的防御功能减弱。③通过引起下丘脑-垂体-肾上腺轴兴奋,使肾上腺皮质激素分泌增加,从而促进胃酸、胃蛋白酶原的分泌和抑制胃黏液分泌的作用,最终导致溃疡病的发生和发展。

（三）心理干预

1. 心理支持 给予病人关于疾病的准确诊断和病情解释。通过解释、安慰与指导等技术手段,让病人感到被关心、被重视、被尊重,消除病人的恐惧和焦虑情绪,建立战胜疾病的信心。支持性心理治疗可明显改善消化性溃疡病人的抑郁症状及消化道症状,并能促进溃疡愈合。

2. 理性情绪行为疗法 解决病人对疾病不正确的认知和反应,纠正病人的非理性思维,让病人认识到消化性溃疡症状与紧张、焦虑的心理因素有密切关系。

3. 行为治疗 包括进行放松训练、系统脱敏疗法等。这些方法对有社会心理应激史和紧张、焦虑、抑郁等情绪反应的病人有较好的疗效。

五、支气管哮喘

支气管哮喘(bronchial asthma)是由嗜酸性粒细胞、肥大细胞和T淋巴细胞等多种炎性细胞参与的气道慢性炎症,表现为反复发作性的喘息、呼吸困难、胸闷和咳嗽等症状,常在夜间和/或清晨发作、加剧。支气管哮喘是儿童常见的非传染性疾病,是严重威胁人类健康的慢性疾病。哮喘的患病率随国家和地区不同而异。支气管哮喘的患病率一般儿童高于青壮年,老年人患病率有增高趋势。成人男女患病率相近,发达国家高于发展中国家,城市高于农村,约40%的病人有家族史。

（一）心理社会因素

1. 亲子关系 支气管哮喘通常起病于幼儿或儿童早期，进入青少年后逐渐缓解。精神分析理论认为特定的人格特征和特殊的潜意识冲突是导致哮喘的主要原因。精神分析学家发现约 1/3 哮喘病人具有强烈的乞求母亲（或主要抚养者）保护的潜意识愿望，这种愿望致使病人对母子分离特别敏感，一旦病人的需求得不到及时满足，就有可能出现哮喘发作。行为主义理论认为，长期反复发作的哮喘会引起病人的焦虑、抑郁、沮丧，父母若对孩子过分关注，给予过多的照顾，一味迁就孩子提出的各种要求，就在不知不觉中运用了操作条件反射的方法，促使哮喘症状延续下去，发作更加频繁。

2. 社会应激 国内外大量研究表明，病人所经历的生活事件能够诱发、加重哮喘。单亲家庭、家庭关系不和睦或家庭成员长期患病，可显著提高哮喘的发病率。另外，丧偶、失业等也是导致哮喘病人病情加重甚至死亡的常见因素。哮喘发作的常见生活事件包括母子关系冲突、亲人死亡、弟弟或妹妹出生、家庭不和、意外事件、心爱的玩具被破坏、突然的环境改变引起不愉快的情绪等。

3. 情绪 支气管哮喘病人普遍存在焦虑、抑郁、恐惧等情绪，支气管哮喘的发病和病程受情绪的影响，强烈的情绪变化可以诱发哮喘。慢性哮喘病人常有羞耻、低自尊和抑郁，这些均是导致病程加重的危险因素。

4. 人格特征 支气管哮喘病人在人格特质上更加敏感和适应性差。大量的研究结果表明，与一般人相比较，哮喘病人具有被动依赖的人格特征和影响心理健康的人格因素。病人多表现为以自我为中心、依赖性强、希望别人同情、过分要求别人照顾和注意、幼稚、情绪不稳定、焦虑、内向、易受暗示等。

（二）心理生物学机制

1. 心理-神经中介机制 气道的神经调节主要有胆碱能系统和肾上腺能系统，强烈的情绪变化作用于大脑皮质，大脑皮质兴奋作用于丘脑，通过自主神经，尤其是迷走神经促进乙酰胆碱释放，引起支气管平滑肌收缩、痉挛、黏膜水肿而导致哮喘。此外，肾上腺能神经通过 β 受体或 α2 受体抑制乙酰胆碱释放，所以任何肾上腺能神经的反应异常，都可以造成胆碱能神经张力升高。因此，心理应激因素可通过中枢及周围神经递质的异常分泌、平衡失调，从而导致或加重支气管哮喘。

2. 心理-神经-内分泌-免疫中介机制 心理功能失调主要通过下丘脑-垂体-肾上腺皮质轴干扰神经和内分泌系统，对免疫细胞分泌细胞因子进行调节，影响机体的正常免疫功能和机体对外界各种不良刺激的敏感性，进而影响机体的免疫状态，使机体更易发生支气管哮喘。支气管哮喘病人情绪不稳定，出现负性情绪反应可干扰下丘脑-肾上腺皮质轴调节，使大脑皮质边缘系统抑制下丘脑分泌细胞，继而抑制垂体促肾上腺皮质激素分泌，使糖皮质激素分泌减少，而糖皮质激素有抑制变态反应、稳定肥大细胞、舒张支气管等效应，其减少会导致支气管收缩、哮喘发作。

3. 过度通气 病人在心理应激状态产生焦虑和恐惧的情绪反应时，会出现过度通气，导致气道水肿及气道黏膜的毛细血管收缩。这些因素刺激具有高反应性的气道，可诱发或加剧哮喘。哮喘发作反过来又会促进过度通气，使病情进一步加重，形成恶性循环。过度通气同时也刺激肺牵张感受器，引起迷走神经张力增高。

（三）心理干预

1. 家庭教育 护理人员应配合医师让家庭成员正确认识哮喘的发病机制，了解家庭因素在哮喘发作中的作用，使他们能以正确的态度对待患儿的哮喘发作，避免对儿童过度保护，培养其独立性，从而减轻或控制病情。

2. 放松训练 哮喘病人易感到紧张、焦虑，放松训练作为一种可促进康复、改善自我效能、调节情绪状态的心理干预措施，能够降低病人的紧张和恐惧程度，从而一定程度上减轻心理压力。

3. 系统脱敏疗法 教导或训练病人逐渐适应某些应激状态，从而使病人最终达到接受某种最高强度的刺激也不会引发哮喘发作的目的。

六、肿瘤

肿瘤（tumor）是机体在各种致癌因素作用下，局部组织的某一个细胞在基因水平上失去对其生长的正常调控，导致其克隆性异常增生而形成的异常病变，是一种严重危害人类健康及生命的常见病和多发病。癌（cancer）是指起源于上皮组织的恶性肿瘤，是恶性肿瘤中最常见的一类。

随着疾病谱和死亡谱的改变，癌症已经成为目前人类死亡的常见原因之一。我国的恶性肿瘤整体发病率不断上升。研究发现，我国恶性肿瘤的年龄标准化发病率男性要高于女性，农村高于城市。西南部发病率最高，其次为北部和东北，中部的发病率最低。

（一）心理社会因素

1. 情绪 几乎所有肿瘤病人的发病都涉及情绪因素，不良情绪可能贯穿肿瘤诊断治疗的全过程，并与预后显著相关。个体的情绪反应与肿瘤发生的关系密切。那些不善于宣泄由生活事件造成的负性情绪的体验者，即习惯于采用克己、压抑的应对方式者，其癌症发生率较高。有学者指出，不愿表达个人情感和情绪压抑是癌症发病的心理特点。

2. 人格特征 研究发现，人格特征与恶性肿瘤的发生有一定的关系，特别是 C 型行为类型与癌症的发生关系密切。这类人表现为与他人过分合作，原谅一些不应原谅的行为，尽量回避各种冲突，不表达愤怒等负性情绪，屈从于权威。研究证明，多疑善感、情绪抑郁、易躁易怒、忍耐力差、沉默寡言、对事物态度冷漠、性格孤僻、脾气古怪者易患恶性肿瘤。

3. 社会应激 负性生活事件能够使个体处于紧张状态，从而抑制人的免疫系统，导致恶性肿瘤的发生。国内外研究发现，癌症病人发病前的生活事件发生率较高，其中尤以家庭不幸等方面的事件如离婚、丧偶和近亲死亡等为显著。同时水源、食物和空气污染，以及职业暴露与室内小环境的空气污染等，与癌症的发生也存在一定关系。

（二）心理生物学机制

1. 理论假说 心理社会因素在肿瘤的发展中存在两种作用模式，即直接作用的模式和间接作用的模式。间接的心理社会因素是指人类行为使个体增加暴露于致癌物质中，如吸烟与肺癌、酗酒与肝癌、特定病毒与癌症等，其机制较为复杂。直接心理社会因素是指心理应激，例如丧失亲人的悲痛通过心理中介过程引起内分泌、免疫系统的改变导致癌症的发生。

2. 肿瘤－心理－神经－免疫学 肿瘤心理 - 神经 - 免疫学是肿瘤学研究中的一个新的分支，大量的研究均表明，心理社会因素对肿瘤病人的影响主要通过神经 - 内分泌 - 免疫中介途径实现。某些肿瘤经主动免疫或过继免疫治疗后病情可以得到一定程度的缓解，说明机体内存在抗肿瘤免疫现象，免疫系统可以控制或影响肿瘤的生长、复发和转移等生物学行为。

（三）心理干预

1. 心理支持 医务人员在与病人交往过程中，通过举止、表情、态度、姿势等可影响病人的感受、认知、情绪和行为。常用的方法包括解释、鼓励和安慰、保证等技术。

2. 理性情绪行为疗法 在癌症的诊断和治疗过程中，病人会出现各种不良的认知，如"癌症等于死亡，是不治之症""癌症治不好，治好不是癌""家庭因我陷入了困境"等。上述不良认知可降低病人的依从性，并带给病人恶劣的情绪。虽然不良的认知与早年的生活经验、重大的挫折有关，但通过理性情绪行为疗法、认知疗法可达到改变认知结构、减少不良情绪的目的。

3. 行为治疗 大多数癌症病人会出现各种情绪和行为问题，而躯体疾病和心理因素的交互影响会导致恶性循环。应用腹式呼吸放松法、肌肉放松法和想象放松法等，可有效帮助病人减轻情绪问题，促进疾病康复。行为治疗主要用于减轻癌症病人的化疗副作用和降低病人的痛苦。

4. 团体心理治疗 团体心理治疗是由经过专业训练并具有团体心理治疗资质的治疗师有目的性地把有某一类心理障碍（精神或情绪问题）的人组成一个团体而进行的一种心理治疗方法。针对癌症病人存在的心理问题类型组成团体心理治疗小组，制订合理的计划，就大家所共同关心的癌症问题进行讨论，观察和分析有关自己和他人的心理和行为反应、情感体验和人际关系。研究表明，团体心理治疗能改进癌症病人在集体中的态度，成员之间形成真诚、相互支持的关系和氛围，他们尝试从另一种角度来看待癌症，增加对癌症和死亡的认识，从而用良好的心态去面对癌症。

（张婷婷　杨　阳）

思考题

1. 王先生，39 岁，大货车司机，因间歇性上腹部疼痛 5 年，呕血 2 天，黑便半小时而入院。病人5 年来时常出现上腹部不适，有灼热感，进食后可自行缓解，伴反酸、嗳气，每于寒冷季节发作。王先生每次出车时情绪都非常紧张，上腹部不适感发作更加频繁。2 天前上午 10 点左右，王先生突感上腹部剧烈疼痛，入院检查。王先生有烟酒嗜好，喜辛辣食物，饮食不规律，入院后情绪较紧张，诊断为"十二指肠溃疡"。

请思考：导致该病人发病的心理社会因素有哪些？针对该病人可采取哪些心理干预措施？

2. 某儿童，14 岁，2 小时前在家中时突然出现张口喘息，大汗淋漓，类似病情近几个月来经常出现，父母没有过敏性疾病。T 36.5℃、P 130 次 /min、R 32 次 /min、BP 110/70mmHg，意识清楚，说话不连贯，表情紧张，端坐位，口唇发绀，双肺叩诊呈过清音，呼吸时间明显延长，双肺广泛哮鸣音，并有奇脉现象。初步诊断为支气管哮喘。此儿童由父亲送到医院，一直喊着要见母亲，母亲 3 小时后赶到后儿童的症状消失。经观察发现，该儿童的父母关系不和谐，之后几天，当其母亲离开病房，儿童就会发病。最后诊断为心因性支气管哮喘。

练习题

请思考：该儿童发病的心理社会因素有哪些？针对该儿童可采取哪些心理干预措施？

第五章 | 心理评估

学习目标

1. 掌握心理评估的概念、方法；心理测验法的使用原则。
2. 熟悉观察法的设计、访谈的内容。
3. 了解心理评估在护理工作中的意义。
4. 学会根据病人的心理特点选用合适的心理测验并对结果进行解释。
5. 具备严肃认真、客观审慎、全面辩证的工作态度。

情境导入

上章情境导入中的李女士，对其实施入院宣教后要继续实施术前的心理评估。在询问病史过程中，李女士一直用胳膊挡住自己的左侧乳房，与护士沟通的过程中语速缓慢，语调低沉，谈话内容多为询问化疗的副作用、化疗引起的掉头发会严重到什么程度等，表现出对未来的悲观失望。

请思考：
1. 如何收集该病人心理状况的相关资料？
2. 如何就该病人的心理健康水平进行评估？

第一节 心理评估概述

一、心理评估的概念和意义

心理评估（psychological assessment）是运用观察法、访谈法和心理测验法等多种心理学方法获得信息，对个体某一心理现象作全面、系统和深入、客观的描述。心理评估在心理学、医学、教育、人力资源、军事、司法等领域有较广泛的应用，其中为临床目的所用时，主要意义包括：

1. 收集信息 通过心理评估，可以收集病人的一些基础信息，这些基础信息能为后续临床工作的开展提供参考。目前，大多数综合医院已经建立起有效的心理分层评估和分级干预体系，依据心理评估的结果将病人分为不同等级并给予不同级别的心理护理和干预。

2. 辅助诊断 心理评估可以作为某些疾病的辅助诊断手段。例如，精神科医生可以应用心理测验对病人的病态心理进行诊断和鉴别，儿科医生借助智力测验鉴别儿童的智力发育是否正常。

3. 干预基础 心理评估是医护人员实施心理干预和心理护理的前提和基础，有助于制订个体心理干预措施，并常作为效果评价的指标，了解病人心理问题是否解决及其恢复程度，为后续护理、诊疗工作奠定基础。

4.科学研究 心理评估是心理学和医学科学的一种研究方法,可作为重要的科研工具来促进医学研究工作的深入。

二、心理评估的一般过程

1.确定目的 在心理评估前,首先要做的就是确定评估目的,明确评估是为了鉴定智力、评定人格特征,还是要判断有无心理障碍等。

2.收集资料 选取恰当的评估工具及合适的评估形式,详细了解病人的心理品质、早年的成长经历、当前存在的心理问题及可能的影响因素,以及病人的社会适应、人际关系状况等方面的信息。

3.分析资料 将所收集到的资料进行整理归类,并进行客观分析。

4.得出结论 依据分析得出评估结论,并对病人或其他相关人员作出科学的解释,为接下来制定有效的心理干预或心理护理做准备。

三、心理评估的实施原则及注意事项

(一) 实施原则

1.动态性原则 病人的心理活动会随着病情的发生发展、治疗的手段、周围环境等变化而不断发生改变,任何阶段都有发生心理失衡或危机的可能。因此,心理评估也是一个动态发展的过程,必须因时而异,动态评估病人的心理状态。

2.综合性原则 心理评估的方法各有利弊,了解各种心理评估方法的局限性,不宜将某一评估结果绝对化,需要结合其他方法综合评定,这样才能比较准确地评估病人的心理状态。

(二) 注意事项

1.对心理评估人员的要求

(1)**尊重病人权益,保护病人隐私**:临床心理评估需要病人自愿配合,评估者需要向病人告知评估的目的、内容及意义,得到病人的知情同意。此外,评估者不可将病人的评估结果透露给其他无关人员,要保护病人隐私。

(2)**具备适合本工作的心理品质**:评估者要具有敏锐的观察能力、共情能力和人际沟通能力,对待病人要热情、耐心、细致,同时必须采取严肃、认真和审慎的工作态度,在实际工作中遵循职业道德要求。

(3)**具备一定的专业技能**:评估者需要具备心理评估、心理测量学方面的专业知识并经过专门训练,熟悉各种评估方法的功能、适用范围及优缺点,能够根据评估对象选择合适的评估方法并能结合实际情况客观解释评估结果。

2.对被试的要求 被试需要意识清晰,能控制自己的情绪和行为以适应心理评估的要求并愿意合作。

3.对环境的要求 在护理工作中,因评估对象的特殊性,评估环境大多数为医院环境。每一种心理评估方法对环境要求也有所差异,如观察法大多数运用于自然情境中,心理测验的实施则力求病人专注,不被打扰。因此,在选取评估环境时,要根据每种方法的特点予以安排,保证所得结果的真实有效。不论何种评估环境,一般应安静整洁,评估时间以不超过1小时为宜。

> **启智润心**
>
> 护理人员在对病人进行心理评估的过程中,要有严肃认真、客观审慎和科学严谨的工作态度和扎实的学术知识,尊重被评估者的人格和隐私,综合、全面地解释评估结果。

第二节　心理评估的常用方法

常用的心理评估方法类似于中医的"望、闻、问、切"，通常包括观察法、访谈法和心理测验法等。在工作中，可以根据服务对象的特点、表现，选择适宜的方法，或将上述方法综合使用，取长补短，可获得全面、准确的信息。

一、观察法

（一）概念

观察法（observation method）是评估者根据评估的目的，利用自己的感觉器官或借助一定的仪器，有目的、有计划地对被评估者的心理行为表现进行观察，并根据观察的结果作出评定和判断的方法。

（二）观察方案的设计与实施

1. 确定目标行为　确定观察的目标行为至关重要。在护理过程中，可根据病人的疾病特点、发展阶段，有侧重地选择观察目标。目标行为应该是有代表性的、可观测的，通常包括仪表、身体状况、言谈举止、个性特征、疾病认知、应对方式、感知能力，以及在交往中表现出的兴趣、爱好、对人对己的态度等。

2. 选择观察情境　在护理工作中，观察通常都在医院环境中进行的。在确定观察情境时，应考虑观察的可行性。一是要保证观察者的观察视野没有死角，二是不影响被观察者的常态。

3. 设计观察时间和频率　包括观察时间、观察次数、间隔时间及观察持续时间等。若观察期限较长（维持几天及以上）时，每天观察的时间、次数应保持一致。每次观察的时间一般在 10~30 分钟，这样观察者不会太疲劳，当然有时根据需要观察的时间亦可以更长一些。观察次数可以根据实际情况制订。

4. 明确记录方式　观察资料记录的主要方法有叙述性记录、评定性记录、间隔性记录、事件记录等。

5. 实施与分析　在设计好观察方案后，就可按照方案实施观察并做好记录。最后就记录结果进行分析总结，得出结论。

由于受到个人动机和心理预期的影响，观察过程中可能会出现观察者偏见。因此观察者应尽可能客观、系统、全面而准确地观察目标行为，分清是客观的描述还是自己的感觉、反应。

二、访谈法

（一）概念

访谈法（interview method）是指通过采用积极倾听和适当提问的方式，与个体及有关知情人面谈，了解个体心理活动规律的一种方法。访谈是护患沟通的必要技能，护士通过访谈可以了解病人的一般情况和可能存在的问题，从而建立良好的护患关系。

（二）访谈的形式

1. 结构式访谈　也称标准化访谈。这种访谈方式有比较固定的程序和结构，评估者需根据研究目的事先设计好访谈提纲，确定提问的问题，在接下来的访谈过程中，评估者需以同样的措辞、按照同样的顺序向每一个被评估者提问同样的问题，被评估者需依次作出回答。

2. 非结构式访谈　也称非标准化访谈。这种访谈方式通常没有固定的程序和结构，交谈目的隐蔽，在整个访谈的过程中，谈话是开放的，评估者可以根据访谈的目的及被评估者的实际情况灵活提问，只对被评估者做必要的引导，而不是加以限制，所以被评估者可以自由表达。

3. 半结构式访谈　也称半标准化访谈，是介于标准化访谈和非标准化访谈之间的一种访谈方式。其特点是既有事先准备好的问题提纲,又可在访谈过程中根据被评估者的实际情况,临时离开预定程序和内容,针对某些问题对被评估者进行追问。半结构式访谈如果能恰当运用,则是对上述两种访谈方式的取长补短。

(三)访谈的内容

1. **摄入性访谈** 访谈的目的是获得一般性资料,即被评估者的一般人口学信息及基本病情资料,主要围绕表 5-1 中的内容进行,使用者可据此自编一些问题,对被评估者进行访谈。

表 5-1 一般性资料访谈提纲(部分)

类别	具体内容
基本情况	姓名、年龄、职业、文化、经济状况等
婚姻及家庭状况	婚姻状况、家庭成员、家庭关系、父母目前状况(职业、健康状况)等
健康状况	既往和现在的健康状况,有无遗传病史和外伤
有关疾病(问题)的情况	对问题的描述、强度和持续时间、首次发病、以前的处理、发生频度的变化、为解决问题做了什么、诱因及其结果等
个人习惯	有无特殊嗜好、兴趣爱好
近期日常活动情况	饮食、睡眠、疲劳程度和精神状况
生活事件	近期是否发生有意义的生活事件(如社会再适应评定量表中涉及的事件)
人际关系和社会支持	与家人、同事、朋友之间的关系如何

2. **鉴别性访谈** 访谈的目的是确定使用何种心理测验和鉴别措施;也可根据需要进行精神状况检查,主要包括感知觉障碍、思维障碍、智力水平、情绪表现、自知力等。

3. **治疗性访谈** 是针对心理问题和行为问题所进行的访谈,这类访谈往往是心理治疗的一种,它除了要注意访谈法的原则,还要遵循心理治疗的法则。

知识拓展

病人家属心理关怀访谈目的和内容

一、访谈目的

1. 通过家属了解病人的身体、心理、家庭支持等情况。

2. 了解家属本人的情绪状况、内心感受等。

3. 减少家属防御心理,向他表达支持的态度,使之与工作人员配合,共同促进病人的心身健康,提高病人的生活质量。

二、访谈内容

1. 工作人员自我介绍。

2. 了解家属与病人的关系,即家属的身份。

3. 你来陪伴病人多久了?累不累啊(身体和心理)?

4. 你对病人的病情了解多少?病人本人了解多少(病人文化程度、病情被告知的情况等)?你是否有担心?具体担心什么?

5. 病人的病症是否给家庭带来了经济上的压力?你来陪伴病人是否影响了你的工作收入?你来陪伴病人必定花费了大量的时间和精力,也承受着许多压力,你可以给我们讲讲你现在内心的真实感受吗?

6. 有没有其他亲人、朋友主动提供经济上的帮助,或者时常过来看望病人?你认为这些支持有没有对病人的康复以及使病人保持良好的情绪产生积极的影响?

7. 病人是一个怎样性格的人呢?你认为这次患病有没有对他的性情产生什么影响?你对此怎样看待?

8. 接下来我们将会抽时间与病人沟通,你认为这样做会不会对他有所帮助?如果可以,你认为我们什么时候去比较合适?

9. 谢谢你的配合,我们非常希望得到你的协助。

三、心理测验法

(一)概念

心理测验法(psychological test method)是指在临床工作中,利用心理测验对被评估者的心理和行为进行评估的一种方法。心理测验一般须由专业人员按照心理测量科学规范实施。在心理测验的过程中,使用的是经过信度、效度检验的量表,所得结果可以参照常模进行解释,因此可以减少主观因素的影响。

(二)心理测验的分类

1. 根据测验对象分类

(1)**个别测验**:指测验过程中以一名主试对一名被试的形式来进行,如韦氏智力量表、比奈智力量表等。

(2)**团体测验**:指每次测验时有一个或几个主试对多位被试同时施测。如心理测验史上著名的陆军甲种和乙种测验,教育上的成就测验都是团体测验。

2. 根据测验的目的分类

(1)**能力测验**:主要评估被试的某项心理特征在群体中所居位置,包括智力测验、儿童心理发展测验和特殊能力测验等。

(2)**人格测验**:主要评估被试的人格特征和病理人格特征。此类测验数量众多,有的用来评估被试的性格、气质、动机、兴趣、态度和价值观等特点,如艾森克人格问卷和卡特尔16项人格问卷等;有的用于评估个体是否具有病理性人格特点,如明尼苏达多相人格调查表等。罗夏墨迹测验和主题统觉测验兼具上述两种功能。

(3)**临床评定量表**:主要评估被试的心身症状、精神症状及其他功能水平。常见的有症状自评量表、抑郁自评量表、焦虑自评量表和心理痛苦管理筛查工具等。

(4)**神经心理测验**:是用于评估被试脑功能状态的心理测验,在脑功能的诊断及脑损伤的康复与疗效评估方面发挥着重要作用;主要包括一些个别能力测验,如感知运动测验、记忆测验、联想思维测验等;还有一些成套测验,以霍尔斯特德-瑞坦神经心理成套测验为代表。

(三)标准化心理测验的基本特征

1. 编制过程标准化 一是在测验的编制过程中需要按照一套标准的程序建立测验内容,制定评分标准,固定实施方法;二是所编制的测验需要具备心理测量学的技术指标,主要包括:

(1)**信度**(reliability):信度是评估测验的稳定性和一致性的指标,它衡量了测验在不同时间和不同环境下所得到的结果的一致性和可靠性。如果一个测验在大致相同的情况下,几次测量的分数大体相同,便说明此测验的性能稳定,信度高;反之,几次测量的分数相差悬殊,便说明此测验的性能不稳,信度低。

(2)**效度**(validity):效度是指所测量的与所要测量的心理特点之间的符合程度,或者简单地说是指一个心理测验的准确性。一个测验若无效度,无论其具有其他任何优点,一律无法发挥真正的功能。因此，选用标准化测验或自行设计编制测量工具，必须首先鉴定其效度，没有效度资料的测验是不能选用的。

（3）**常模**（norm）：常模指心理测验在某一人群（样本）中测查结果的标准量数，是可供比较的参照标准。被试的测验结果只有与这一标准比较，才能确定该结果的实际意义。而这一标准是否正确，很大程度上取决于常模样本的代表性。

2. 施测的标准化　一方面，在进行心理测验时应优先选用标准化程度高的测验和结构化强的测验，选用外国引进的测验时，应尽可能选择经过我国修订和再标准化的测验。另一方面，在实施过程中施测人员要严格按照测验的操作规程（包括实施的方法、计分方法、标准结果的换算方法等）执行。

（四）心理测验的使用原则

1. 保密原则　是心理测验的道德标准，包括工具保密和结果保密。后者是对被试者个人利益和隐私给予充分尊重和保护。

2. 目的性原则　尽管心理测验有用且有效，但在实践过程中却不能滥用。所选测验应能满足测验的目的和要求，实际工作中也可组合多种测验来满足不同的目的要求。

3. 客观性原则　主试在评定量表时要综合所掌握的资料，结合被试的动机、情绪等因素作出符合实际情况的判断。对测验结果要科学看待、正确描述、详细分析和合理解释。

第三节　临床常用心理测验的使用

一、人格测验

（一）自陈量表

自陈量表（self-report inventory）指根据所测量的人格特质，编制客观问题，要求被试根据自己的实际情况或感受逐一回答，然后根据被试的答案，去衡量被试在这种人格特质上表现的程度。临床中常用的自陈量表主要包括明尼苏达多相人格调查表和艾森克人格问卷。

1. 明尼苏达多相人格调查表（Minnesota multiphasic personality inventory，MMPI）

（1）**概述**：该量表由明尼苏达大学教授哈特卫（Hathaway）和麦金利（Mckinley）于 1940 年合作编制，偏重病理人格方面的测量，主要用于精神病的鉴别诊断。该量表适用于年满 16 岁，具有小学毕业以上文化水平的被试。1989 年，布契尔等人对 MMPI 进行了修订，修订后的量表称 MMPI-2。

（2）**维度划分**：目前 MMPI 共 567 个问题，整体结构分两部分。①7 个效度量表，包括疑问量表（Q）、说谎量表（L）、诈病量表（F）、校正量表（K）、后 F 量表（Fb）、同向答题量表（TRIN）、逆向答题量表（VRIN）；②10 个临床量表，包括疑病量表（HS）、抑郁量表（D）、癔症量表（Hy）、精神病态性偏倚量表（Pd）、男子气 - 女子气量表（Mf）、偏执性人格量表（Pa）、精神衰弱量表（Pt）、精神分裂性人格量表（Sc）、轻躁狂量表（Ma）、社会内向量表（Si）。

（3）**计分方法和结果解释**：MMPI 通常由个体自评，也可进行团体测验，施测时间一般为 60~90 分钟，被试根据自身真实情况对问题作出"是""否""无法回答"的选择，然后按照使用指导手册进行人工计分或计算机计分，并换算成标准 T 分数。T 分数平均分数为 50 分，标准差为 10 分。常模的划界为 60 分，凡高于 60 分的量表 T 分应考虑临床意义。

2. 艾森克人格问卷（Eysenck personality questionnaire，EPQ）

（1）**概述**：该量表由英国心理学家艾森克（Eysenck）编制，分为成人和幼年两套问卷，分别用于调查 16 岁以上成人和 7~15 岁儿童的个性类型，不同文化程度的被试均可使用。两套问卷中每一个项目只要求被试者回答"是"或"否"。国外 EPQ 儿童版本有 97 项，成人版本有 101 项。国内龚耀先修订的版本成人和儿童均为88项，陈仲庚修订的成人版本为85项。

（2）**维度划分**：EPQ包括内外向（E）、神经质（N）、精神质（P）和掩饰（L）四个量表。E量表主要测量人格的外显或内隐倾向，得分越高越外向，得分越低越内向；N量表测量情绪稳定性，得分越高情绪越不稳定，得分越低情绪越稳定；P量表测量潜在的精神特质；L量表为效度量表，测量被试的掩饰情况。

（3）**计分方法和结果解释**：根据被试在各量表上获得的总分（粗分），据常模换算出标准分T分，便可分析被试的个性特点。各量表T分在43.3~56.7分为中间型，T分在38.5~43.3分或56.7~61.5分为倾向型，T分在38.5分以下或61.5分以上为典型型。

EPQ的结果还可以导出相应的气质类型。E维和N维交叉成十字，分成四个相，即外向-情绪不稳定、外向-情绪稳定、内向-情绪不稳定、内向-情绪稳定，这四个相分别相当于四种气质类型，即胆汁质、多血质、抑郁质和黏液质。

（二）投射测验

投射测验与精神分析理论有关，认为通过某种无特定意义的刺激情境可以引导人们将隐藏在内心深处的欲望、要求和动机冲突等内容不自觉地投射出来，通过分析以了解一个人的真实人格特征。

1. 罗夏墨迹测验（Rorschach inkblot method，RIM）　由罗夏（Rorschach）于1921年设计并出版。测验材料包括10张结构对称但无意义的墨迹图，5张为全黑色，2张为黑色和灰色图外加红色墨迹，另3张为全彩色。被试需说出在图中看到了什么、看到的东西是图的全部还是某一部分、能否从图片中看到某种具体的事物等。罗夏墨迹测验结果主要反映了个体的人格特征，其精神病理指标，如抑郁指数、精神分裂症指数、自杀指数、应付缺陷指数和强迫指数等对临床诊断和治疗有重要意义。

2. 主题统觉测验（thematic apperception test，TAT）　由美国哈佛大学默里（Murray）和摩尔根（Morgan）等于20世纪30年代编制而成，全套测验有30张黑白图片。主试向被试呈现情境图片，要求被试根据图片讲述一个故事，主试可对被试所描述的内容加以分析，了解其内心需求。TAT适用于各种年龄阶段和不同种族的个体，在临床上不能作为诊断测验，但可作为精神障碍诊断的参考，不同精神障碍的人在此测验中有不同的特征性表现和人格方面的变化特点。

3. 房树人测验（house-tree-person test，HTP）

（1）**概述**：房树人测验起源于美国心理学家巴克（Buck）的"画树测验"。被试利用铅笔、橡皮，在白纸上描绘房子、树、人的图画，然后主试根据一定的标准，对这些图画进行分析、评定和解释，以此来了解被试的心理特征和功能，判定心理活动的正常或异常等。房屋画通常代表一个人与家的关系，也象征一个人的心房，反映出人与外界的一种关系；树木画通常可揭示出一个人深层次无意识的人格，同时也能反映出一个人的成长经历；人物画反映出意识层面的自我认知。

（2）**计分方法和结果解释**：在测验过程中，主试需要记录被试描绘的时间，被试在描绘房、树、人时的顺序，如果被试在描绘过程中有提问、言语描述以及情绪状态等，都要记录。评定和解释也要按照相应的标准，从画面整体（大小和位置）、完成时间与涂擦、顺序、远近感、所占比例、笔画压力和线条等多方面进行。

二、智力测验

（一）概述

智力测验（intelligence test）是指根据有关智力概念和智力理论，经标准化过程编制而成的用于评估个体的智力水平的测验。智力测验在临床上用途广泛，不仅可以描述智力发展水平如何，还可以用于研究其他病理情况，如神经心理。智力商数（intelligence quotient，IQ）简称智商，是智力测验结果的量化单位，是用于衡量个体智力发展水平的一个指标。

（二）常用智力测验

1. 韦克斯勒智力量表（Wechsler intelligence scale）

（1）**概述**：简称韦氏智力量表，是目前临床应用最为广泛的智力量表，由美国心理学家韦克斯勒编制。韦氏智力量表主要包括适用于 3~6.5 岁的韦克斯勒学龄前儿童智力量表（Wechsler preschool and primary scale of intelligence，WPPSI）、适用于 6~16 岁的韦克斯勒儿童智力量表（Wechsler intelligence scale for children，WISC）和适用于 16~74 岁人群的韦克斯勒成人智力量表（Wechsler adult intelligence scale，WAIS）。三个量表相互衔接，可以对一个人从幼年到老年的智力进行测量。其测验程序比较复杂，但因量表的分类较细，可较好地反映一个人智力全貌和各个侧面。

（2）**维度划分**：韦氏智力量表分成言语和操作两个分量表。言语测验量表（verbal scale，VS）包括知识、领悟、算数、相似性、数字广度和词汇 6 个分测验，计算出言语智商（VIQ）；操作测验量表（performance scale，PS）包括数字符号、填图、积木图案、图片排列和图形拼凑 5 个分测验，计算出操作智商（PIQ）。

（3）**计分方法和结果解释**：言语测验量表加上操作测验量表合称全量表（full scale，FS），计算出总智商（FIQ），FIQ 代表被试的总智力水平。各分测验均按照手册规定计分，被试在每项分测验所得的分数需转换成量表分数，然后将量表分数合并获得 VIQ、PIQ 和 FIQ。FIQ 的划界分是 70 分。在分析被试智力时，不仅要看三种智商的水平，还要比较 VIQ 与 PIQ 的关系，分析各分测验成绩分布的剖面图。

2. 中国比奈智力测验

（1）**概述**：1905 年，法国心理学家比奈（Binet）和助手西蒙（Simon）编制了比奈 - 西蒙量表（Binet-Simon scale，B-S），这是世界上最早的智力量表。1916 年，斯坦福大学特曼（Terman）对该量表进行修订后成为斯坦福 - 比奈量表（Stanford-Binet scale，S-B）。我国心理学家陆志伟于 1924 年引进并修订了斯坦福 - 比奈量表，1982 年吴天敏对该量表进行了第三次修订，将量表名称改为中国比奈智力测验，测试对象为 2~18 岁，每岁 3 个项目，共 51 个项目。

（2）**计分方法和结果解释**：中国比奈智力测验施测时首先计算被试的实际年龄，然后根据实际年龄从测验指导书附表中寻找开始的题目（例如 10 岁的儿童可以直接从 18 题开始）。答对 1 题得 1 分，连续 5 题未通过即停止，计算测验总分时，除了累加答对的题目分数外，还要补加一定的分数（例如 10 岁的儿童就要加上 18 题以前的 17 分）。最后，根据实际年龄和总分，从智商表中查出相应的智商分数。

3. 瑞文推理测验（Raven's progressive matrices，RPM）

（1）**概述**：瑞文推理测验是由英国心理学家瑞文（Raven）于 1938 年设计的一种非文字智力测验。该测验以智力的二因素理论为基础，主要测量一般因素中的推理能力，即个体作出理性判断的能力。它可排除或尽量克服知识的影响，努力做到公平，这是中国比奈智力测验和韦氏智力量表所不能代替的。瑞文推理测验既可以用于个别测验，也可以用作团体测验，适用于 6 岁儿童至成人。

（2）**计分方法和结果解释**：瑞文推理测验一共由 60 个题目组成，按逐步增加难度的顺序分成 A、B、C、D、E 五组，每一组包含有 12 个题目，也按逐渐增加难度的方式排列。测验要求被试根据大图案内图形的某种关系去思考和发现，看哪一个小图案填入大图案中缺失的部分最合适，使整个图案形成一个合理完整的整体。施测时长大约为 45 分钟。评估者根据被试的原始分数转化成相应的 IQ 值，确定被试的智力等级。

ER 5-3

智力测验与分级

三、临床评定量表

(一) 评估全面心理健康状况常用量表

90 项症状自评量表 (symptom checklist 90, SCL-90) 是包含 90 个项目的精神症状自评量表,于 1975 年编制,于 20 世纪 80 年代引入我国。该量表适用于 16 岁以上的人群,可以作为心理健康状况调查的工具,也可以用于精神病学的研究。

1. 因子介绍 SCL-90 共有 10 个因子,分别反映 10 个方面的心理症状情况,包括:①躯体化,主要反映主观的躯体不适感。②强迫症状,与临床强迫症表现的症状、定义基本相同。③人际关系敏感,主要反映人际关系障碍,如不自在感、自卑感,尤其是与他人比较时更突出。④抑郁,指与临床上抑郁症状群相联系的广泛概念。⑤焦虑,指临床上明显与焦虑症状群相联系的症状及体验。⑥敌对,主要从思维、情感以及行为来反映被试者的敌对表现。⑦恐怖,与传统的恐怖状态或广场恐怖所反映的内容基本一致,也包括社交恐怖的项目。⑧偏执,主要指思维方面,如投射思维、猜疑、妄想等。⑨精神病性,主要反映精神分裂症状,如幻听、思维播散、被控制感等。⑩其他,主要反映睡眠以及饮食情况。

2. 计分方法和结果解释 项目均采用从"没有"到"严重"1~5 级或 0~4 级评分制,评定被试最近 1 周以来的自觉症状。SCL-90 的统计指标包括总分、阳性项目数、阴性项目数、阳性症状均分和因子分。得分越高,反映症状越多,障碍越明显。具体计分方法见书后附录。

按全国常模结果,以 1~5 级评分为例,总分超过 160 分或阳性项目数超过 43 项,或任意因子分超过 2 分,可考虑筛查阳性,筛选阳性只能说明可能有心理问题,但不能说明一定患有精神障碍。

(二) 评估情绪问题常用量表

1. 焦虑自评量表 (self-rating anxiety scale, SAS)

(1) **概述**:该量表由 20 个与焦虑症状有关的条目组成,用于反映最近 1 周被试有无焦虑症状及严重程度。SAS 评分不受年龄、性别、经济状况等因素的影响,适用范围较广,可用于鉴别焦虑症病人和进行流行病学调查。

(2) **计分方法和结果解释**:该量表采用从"没有或很少时间有"到"绝大部分时间有"的 4 级评分制。统计时,项目 5、9、13、17、19 为反向评分,按 4~1 计分。被试按照量表说明进行自我评定,回答完毕后将所有项目得分相加,即得到总分粗分。总分粗分乘以 1.25 后取整数部分,就得到标准分。标准分 50 分以下为正常;50~59 分为轻度焦虑;60~69 分为中度焦虑;70 分及以上为重度焦虑。

2. 抑郁自评量表 (self-rating depression scale, SDS)

(1) **概述**:该量表由 20 个与抑郁症状有关的条目组成,从量表构造的形式到具体的评定方法都与 SAS 十分相似,用于反映最近 1 周被试有无抑郁症状及其严重程度,适用于鉴别抑郁症病人,也可用于流行病学调查。

(2) **计分方法和结果解释**:该量表采用从"没有或很少时间有"到"绝大部分时间有"的 4 级评分制。统计时,项目 2、5、6、11、12、14、16、17、18、20 为反向评分,按 4~1 计分。被试按照量表说明进行自我评定,回答完毕后将所有项目得分相加,即得到总分粗分。总分粗分乘以 1.25 后取整数部分,就得到标准分。标准分 53 分以下为正常;53~62 分为轻度抑郁;63~72 分为中度抑郁;73 分及以上为重度抑郁。

3. 汉密尔顿焦虑量表 (Hamilton anxiety scale, HAMA)

(1) **概述**:该量表由 Hamilton 于 1959 年编制,最早是精神科临床中常用的量表之一,用于评估焦虑症状的程度和严重程度。该量表共包括 14 个项目,通常是由专业的医疗专家或心理学专业人士对被试当时或前 1 周的情况来进行评定,评定者与被试进行面对面的访谈,并依据被试的口头叙述对被试的回答和行为进行评分。在某些情况下，也可以由多个评定者进行独立评定，然后取平均值。

（2）**计分方法和结果解释**：HAMA 采用 5 级评分，0 表示无症状；1 表示症状轻微；2 表示有肯定的症状，但不影响生活和活动；3 表示症状重，需处理，或已影响生活和活动；4 表示症状极重，严重影响生活。总分超过 29 分，可能为严重焦虑；超过 21 分，肯定有明显焦虑；超过 14 分，肯定有焦虑；超过 7 分，可能有焦虑；小于 7 分，没有焦虑症状。

4. 汉密尔顿抑郁量表（Hamilton depression scale，HAMD）

（1）**概述**：该量表由 Hamilton 于 1960 年编制，是临床上评定抑郁状态时应用得最为普遍的量表。本量表有 17 项、21 项和 24 项 3 种版本。评定方法同 HAMA，评定一次需 15~20 分钟，主要取决于病人的病情严重程度及其合作情况，如病人伴有严重迟滞所需时间将更长。

（2）**计分方法和结果解释**：HAMD 大部分项目采用 0~4 分的 5 级评分法，少数项目采用 0~2 分的 3 级评分法。HAMD 有的项目依据对被试的观察进行评定；有的项目则根据被试自己的口头叙述评分；有的项目需向被试家属或病房工作人员收集资料。

量表总分能较好地反映病情的严重程度，病情越轻总分越低，病情越重总分越高。以 24 个项目的量表为例，总分 <7 分为正常；7~17 分为轻度抑郁，病人表现为心境低落，精神萎靡，反应迟钝，言语缓慢，思维混乱，注意力难以集中，失眠或思卧；18~24 分为中度抑郁，除上述症状加重外，常有兴趣丧失，精力明显减退，持续疲乏，活动明显减少，联想困难，自我评价过低，食欲减退，情绪不稳；>24 分为重度抑郁，除以上症状加重外，常有精神运动明显迟滞，过分自责或内疚感，严重时可达妄想程度，体重明显下降，性欲全失，反复出现死亡或自杀念头。

（三）评估病人功能水平的常用量表

1. 心理痛苦管理筛查工具（distress management screening measure，DMSM）

（1）**概述**：心理痛苦指由诸多原因引起的包括心理、社会、精神实质上的不愉快情绪体验。这种情绪体验显著干扰病人生活质量和应对疾病治疗的能力，并且降低治疗效果。DMSM 包括心理痛苦温度计（distress thermometer，DT）和心理痛苦相关因素调查表（problem list，PL）两部分。目前 DMSM 可应用于消化道肿瘤及功能性胃肠病病人、癌症病人及恶性肿瘤病人心理痛苦的筛查，但在精神障碍病人的心理痛苦筛查中却未曾涉及。此外，也可广泛应用于综合医院的心理分层评估。

（2）**计分方法和结果解释**：DT 是一个从 0~10 分的视觉模拟尺度类量表，0 表示无痛苦，10 表示极度痛苦，用于快速筛查病人的心理痛苦程度。运用 PL 进行心理痛苦相关因素的调查，PL 包括实际问题（6 个条目）、交往问题（4 个条目）、情绪问题（9 个条目）、身体问题（20 个条目）及精神宗教信仰问题（1 个条目）共 5 因子。若 DT 得分≥4 分具有一定的监测能力。

2. 匹兹堡睡眠质量指数量表（Pittsburgh sleep quality index，PSQI）

（1）**概述**：该量表由美国匹兹堡大学精神科医生 Buysse 博士等人于 1989 年编制，适用于睡眠障碍病人、精神障碍病人评价睡眠质量，同时也适用于一般人睡眠质量的评估。

（2）**计分方法和结果解释**：该量表由 9 个自评条目和 5 个他评条目组成，共 7 个因子。每个因子按 0~3 分等级计分，各因子分相加即为总分，得分越高，表示睡眠质量越差。目前，该量表可应用于综合医院的心理分层评估。

（四）其他常用临床评定量表

1. A 型行为类型评定量表（type A behavior pattern scale，TABP）

（1）**概述**：本量表由张伯源教授在研究和参考了美国的有关 A 型行为测查量表的内容并结合中国人自身的特点共同研究编制而成，共包括三部分："TH"（time hurry）共 25 道题，反映时间匆忙感、时间紧迫感和做事迅速等特征；"CH"（competitive hostility）共 25 道题，反映争强好胜、敌意和缺乏耐性等特征；"L"（lie）共 10 道题，为测谎题。由被试根据自己的实际情况填写量表，在每个问题后，符合时答"是"，不符合时回答"否"。

（2）**计分方法和结果解释**：在评估时首先应注意用以考验被试回答真实性的"L"量表得分是否过高，若L≥7分则应考虑问卷无效。A型行为类型的评定则是根据行为总分，即TH加CH的得分来计算的，并以常人得分的平均分数（27分）为极端中间型；36分及以上者为典型A型；18分及以下者为典型B型；28~35分者为中间偏A型；19~26分者为中间偏B型。

2. **生活事件量表**（life event scale, LES）

（1）**概述**：目前常用的生活事件量表是由杨德森、张亚林编制的，包括48条我国较常见的生活事件，适用于16岁以上的正常人，有心理障碍、心身疾病、各种躯体疾病病人，以及自知力恢复的重性精神病病人。量表包括三方面的问题：一是家庭生活方面的问题（28条），二是工作学习方面的问题（13条），三是社交及其他方面的问题（7条），另外有2条空白项目，供被试者填写已经经历而表中并未列出的某些事件。

（2）**计分方法和结果解释**：LES属于自评量表，填写者根据自身的实际感受来判断那些经历过的事件对本人来说是好事或是坏事，影响程度如何，或影响持续的时间有多久。LES总分越高，反映个体承受的精神压力越大。负性生活事件的分值越高，说明生活事件对心身健康的影响越大。

3. **社会支持评定量表**（social support rating scale, SSRS）

（1）**概述**：该量表由肖水源于1986年编制，共有十个条目，包括客观支持（即病人所接受到的实际支持）、主观支持（即病人所能体验到的或情感上的支持）和对社会支持的利用度（支持利用度是反映个体对各种社会支持的主动利用，包括倾诉方式、求助方式和参加活动的情况）三个维度，用于测量个体的社会支持度。

（2）**计分方法和结果解释**：总得分和各分量表得分越高，说明社会支持程度越好。该量表经长期使用表明设计基本合理，有效、简便、条目易于理解且无歧义，具有较好的信度和效度，适合我国人群使用。

启智润心

运用心理测验法对个体进行评估，要以事实为依据，具体问题具体分析，且在对量表结果进行解释的过程中，一定要保持客观、严谨、审慎的工作态度。

心理评估在护理工作中的应用

本节中介绍的所有心理测验量表，均可在附录中查看并使用。临床护理工作中，若为排除病人是否患有精神疾病，可选用MMPI；若想要全面评估病人的心理状态或心理痛苦程度，可选用SCL-90、DMSM或HTP等；根据病人的核心症状，可选用SAS、SDS、HAMA、HAMD等；为寻找早期病因，可选用LES等；为确定非情境性症状的性质，可选用智力测验、人格测验、SSRS等。

（杨 阳）

思考题

病人张女士，40岁，因遭遇车祸致使右脚被截肢而住院治疗。最近该病人反复出现失眠早醒、烦躁心悸、疲惫乏力、情绪低落、少言寡语，对未来的生活悲观失望，怨天尤人，常一个人独自掉眼泪。

请思考：为评估张女士的心理健康水平，该如何制订张女士的访谈提纲？可选择使用哪些心理测验量表？

练习题

第六章 | 心理健康教育和心理咨询

教学课件

思维导图

学习目标

1. 掌握心理健康教育、心理咨询的概念；心理咨询的常用技术。
2. 熟悉心理健康教育的步骤，心理咨询的对象，心理咨询的基本原则。
3. 了解心理健康教育形式，心理咨询师的基本要求，心理咨询的分类，心理咨询的程序。
4. 学会对病人进行心理健康教育和运用心理咨询的常用技术，实施初步的心理干预。
5. 具备化解心理问题的能力。

第一节 心理健康教育

情境导入

陈先生，62岁，已退休，有烟酒嗜好，吸烟史长达40年。主诉：听力降低、耳鸣1个月余。现病史：最近几年，陈先生感到精力不足，经常感到疲劳。他的吸烟量不断增加，现在每天一包。近两周来失眠，情绪低落，不愿意与人交流，伴有失眠和食欲下降，出现消瘦情况。心理测验：SDS标准分64分，SAS标准分53分。陈先生想知道为什么身体越来越消瘦，是不是有什么严重的疾病。

请思考：
1. 陈先生出现了什么心理问题？
2. 如何对陈先生进行心理健康教育？

一、心理健康教育的概念

心理健康教育（mental health education）是一种旨在为病人提供与疾病相关的信息、改善其应对策略的心理干预方式。心理健康教育也是健康教育的重要组成部分。护士学习心理健康教育可以为病人提供心理支持、促进病人心理健康、预防病人出现心理问题，心理健康教育能力是综合护理能力的重要组成部分。

二、心理健康教育的形式

1. 口头语言教育 通过口头语言讲解心理健康知识，增加教育对象对心理健康的理性认识，包括个别谈话、咨询、讨论、讲座、座谈会等形式。

2. 文字语言教育 通过文字传播媒介来达到心理健康教育目标，包括读书指导法、作业法、标语法、传单法、墙报法等形式。

3. 形象化教育 利用形象艺术创作心理健康教育宣传材料，通过视觉的直观作用传递心理健康信息,例如图片、模型、照片、表演等方式。

4. 多媒体教育 即通过广播、电视、网络等媒介开展心理健康教育活动。特点是视听效果好,打破时空限制,教育对象容易观看学习。

5. 实践教育 通过指导实践操作,使教育对象掌握心理健康教育技能。例如放松训练和积极的自我暗示等。

6. 综合性教育 即综合利用多种教育技能提供心理健康教育服务,包括宣传板、电子屏幕、闭路电视、健康处方、挂图、橱窗等,营造关心心理健康和具有健康生活习惯的氛围,促进和强化心理健康意识。

三、心理健康教育的步骤

(一) 在临床场所对来访者进行心理健康教育的步骤

1. 结合来访者的具体情况,确定可能出现的心理健康问题。
2. 根据来访者的意愿,明确心理健康教育的 1~2 个心理健康问题。
3. 收集和整理心理健康危险因素。
4. 制订并实施心理健康教育计划。
5. 做好随访和反馈,了解心理健康教育效果。

知识拓展

健康信念模型

健康信念模型(health belief model,HBM)是一种用于解释和预测人们健康行为的理论模型。其主要内容包括以下几个要素:①感知严重性,指个体对某个特定健康问题的严重性和潜在后果的主观评估。如果个体认为健康问题的严重性高,会更有可能采取预防措施或实施相应的健康行为。②感知威胁,是个体认识到自身可能患病或遭受伤害的程度。③感知效益,指个体认为采取特定的健康行为能够带来的好处和价值。如个体认为健康行为对健康问题的预防或治疗有明显的好处,那么他更有可能采取这些行为。④感知障碍,是指个体认为实施某种健康行为所面临的困难、成本、时间、精力等阻碍因素。感知障碍可能阻碍个体采取预防或治疗的健康行为。⑤诱因,指触发个体采取特定健康行为的外部或内部刺激,如医生建议、媒体宣传、他人的行为示范或个体自己的身体症状。

该模式认为仅认识到危害和严重性还不够,只有意识到自己在放弃危险行为上所付出的代价并确实能取得效果,人们才会有意愿,并有明确的行为。

(二) 案例分析

1. 确定可能出现的心理健康问题 个人陈述:他的老伴几年前去世,孩子们各立门户,现在他独自生活,倍感孤独。近来,他对一名王女士颇有好感,萌生再婚的念头,但与儿女的交谈中发现,儿女们坚决反对他再婚。更让他感到焦虑的是:王女士对他的态度并不明朗,若即若离。现在,他觉得生活无望,有失眠和食欲下降,而且他的烟酒量也在增加。一周前,他的好友因心肌梗死去世的消息,让他担心自己会不会患上心肌梗死。

结合陈先生的心理测验结果,可能的心理健康问题有 3 个。①焦虑:陈先生对儿女的反对和王女士的态度不明朗感到焦虑不安。焦虑情绪可能会导致他的睡眠问题和食欲下降。此外,他对心肌梗死的担忧也可能进一步加剧他的焦虑情绪。②抑郁:陈先生描述了情绪低落、失眠、食欲下降以及对生活感到无望的情况,这些症状与抑郁有关。③孤独与缺乏支持:陈先生的老伴去世后,他独自生活且因再婚问题与子女关系紧张,感到孤独。这种孤独感可能对其心理健康产生负面影响。

2. 根据来访者的意愿,明确心理健康教育的1~2个心理健康问题 根据陈先生的意愿,目前最希望解决焦虑与失眠。

3. 收集和整理心理健康危险因素 心理健康危险因素有5个。①情感压力:陈先生与儿女之间存在冲突,儿女们坚决反对他再婚,这给他带来了情感上的困扰和压力。②关系不明朗:陈先生对王女士的态度感到困惑和焦虑,她的若即若离可能增加了对未来的不确定性和焦虑感。③孤独感:陈先生的老伴去世后,他过上了孤独的生活,缺乏亲密的伴侣和家庭支持,这可能加剧了他的心理健康问题。④对心肌梗死的担忧:陈先生的好友因心肌梗死去世,这给他的心理健康带来了担忧和不安,可能加重了焦虑和失眠的症状。⑤吸烟和饮酒的不良习惯:陈先生长期吸烟和饮酒,这些不健康的习惯可能会增加焦虑和睡眠问题的发生。

4. 制订并实施心理健康教育计划

(1) 使用健康信念模式,制定心理健康教育框架。①感知严重性:陈先生需要认识到焦虑等心理健康问题可能会加重失眠和身体消瘦,影响身体健康。②感知威胁:陈先生需要了解长期吸烟和饮酒、心理压力和孤独感等可能增加患病风险。③感知效益:陈先生应该了解心理健康教育和咨询的效益。通过调整心态、改善行为和寻求专业帮助,可以减少焦虑和失眠问题,并提高生活质量。④感知障碍:陈先生可能面临一些障碍,如社交障碍、情感压力、家庭纠纷等,这些障碍可能会阻碍他采取积极行动去应对和改善心理健康问题。⑤诱因:陈先生好友因心肌梗死去世的消息加重了他心理健康问题。

(2) 根据心理健康教育框架,心理健康教育的具体内容有7方面。①焦虑和抑郁的解读:讲解焦虑和抑郁可能对身体健康和生活质量产生的负面影响。②放松训练:如深呼吸、渐进性肌肉松弛、正念冥想等,这些技巧可以减轻焦虑和帮助入睡。③心理调适:引导陈先生了解自己的情绪状态、心理健康问题的形成原因和可能的应对方式,如积极思考、寻求支持等,帮助陈先生面对压力和挑战。④缓解孤独感:让陈先生参与一些社交活动、运动等,扩大社交圈,增加与人沟通的机会。鼓励他寻求亲朋好友、医生或心理咨询师的支持和帮助。⑤处理子女与女友的关系问题:需要在家庭纷争和感情问题上保持沟通和理解,鼓励他直接沟通解决争议,同时保持自我尊重和自我保护意识,避免不必要的冲突。⑥营养和睡眠教育:多摄入富含蛋白质、维生素和矿物质的食物,同时保持规律的睡眠时间,适量锻炼。⑦戒烟和戒酒:介绍吸烟、饮酒的风险,推荐合适的戒烟和戒酒方法。

(3) **心理健康教育对象**:包括陈先生本人、陈先生的子女以及对陈先生有重要影响的朋友。

(4) **心理健康教育形式**:可以采用口头语言教育、文字语言教育、形象化教育和实践教育等形式。

(5) **心理健康教育方法选择**:可以选择讲座、小组讨论、角色扮演、案例分析、游戏等多种方法。

5. 随访和反馈 了解心理健康教育效果并定期随访,了解陈先生在情绪管理方面的进展,帮助他解决遇到的困难,并根据反馈进行适当的调整和支持,改善其心理健康状况。

(三) 实施中常用的技术

为了更有效地促进来访者的变化,护士在心理健康教育中可以运用心理咨询的基本技术,例如建立良好咨询关系的技术,详见本章第三节。

第二节　心理咨询概述

情境导入

　　第一章情境导入中的李女士,入院后经过主管护士对其进行的心理评估,发现李女士存在中度的焦虑和抑郁情绪。在后期沟通过程中,更多的都是护士在安慰李女士,解释病情、诊断和护理状况等，但李女士还是不相信，向医生和其他护士反复询问病情、诊断结果及预后情况，主管护士认为李女士有些小题大做，渐渐的也失去了耐心。

请思考：
1. 虽然护士安慰了李女士，但效果不佳的原因是什么？
2. 如何运用心理咨询的技术与病人建立良好的关系并进行有效沟通？

一、心理咨询的概念和对象

（一）心理咨询的概念

心理咨询（psychological counseling）指心理咨询师运用心理学理论、方法和技术协作来访者解决心理问题的过程。护士学习心理咨询可以为病人提供心理支持，缓解病人的痛苦和焦虑。同时，学习心理咨询也是护士提高专业素养和综合护理能力的重要途径，有助于提升护理质量和病人满意度。

（二）心理咨询的对象

心理健康的灰色理论认为，人的心理正常与否没有明确的分界线，而是一个连续变化的过程。以白色代表心理正常，黑色代表精神病病人，那么在白色和黑色之间存在一个很大的灰色区域。大多数人都位于这个灰色区域内。灰色区域可以进一步划分为浅灰色区域和深灰色区域。处于浅灰色区域的人有心理问题，但是人格结构相对完整，主要表现为主观感觉心理和行为不适，没有人格障碍，比如一般性心理问题和严重心理问题。而处于深灰色区域的人的心理问题相对严重，人格结构有一些缺陷，主要表现为人格特征与正常人有很大差异，对自己的心理问题的自我觉察能力较差，比如各种人格障碍。心理咨询的对象大多为处于"浅灰色"和部分"深灰色"的人群。浅灰色区与深灰色区之间也无明确界限，如图 6-1 所示。临床护士在没有取得心理咨询师或心理治疗师资格证时，只能对一般心理问题进行初步心理护理，同时积极识别严重心理问题和心理异常病人并及时转诊。

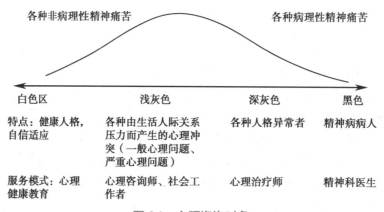

图 6-1　心理咨询对象

二、心理咨询师的基本要求

心理咨询过程是心理咨询工作者知识、技能、心理品质、职业道德、价值观、人性观等多方面的展示，这要求心理咨询师需掌握包括普通心理学、社会心理学、发展心理学、心理健康与心理障碍、心理测量学等的基础知识，接受相应培训。相关的职业道德要求包括提供专业化的心理咨询服务，不从事心理治疗或精神障碍的诊断、治疗，尊重病人的隐私并保守病人的秘密。此外，心理咨询师需具备较高的心理健康水平、敏锐的观察力、灵敏的感受性、较强的语言驾驭能力和清晰的自我意识。

三、心理咨询的分类

（一）按咨询途径划分

1. **门诊咨询**　通过面对面交流全面了解来访者的信息，提供有效的心理帮助。
2. **电话咨询**　通过电话提供方便、及时的心理帮助。
3. **网络咨询**　借助互联网提供隐蔽、快捷的心理帮助。
4. **信件咨询**　通过信件解答来访者的问题，进行疏通引导。
5. **专栏咨询**　通过杂志、广播、电视等大众传媒对公众关心的心理问题进行讨论、答疑。
6. **现场咨询**　心理咨询师深入基层，例如学校、机关、部队、社区等现场，进行必要的心理帮助。

（二）按来访者人数划分

1. **个体咨询**　是心理咨询中最常见的形式，通常是一对一的面谈，也可通过电话、信件或互联网进行。
2. **团体咨询**　相对于个体咨询，是将具有同类问题的来访者组成小组或团体进行共同讨论、指导或矫治。

（三）按咨询内容划分

1. **心理适应和发展咨询**　帮助基本健康但有烦恼和矛盾的来访者提高适应能力，开发其潜能，提高其生活质量。
2. **心理障碍咨询**　对非精神病性心理障碍者、心理生理障碍者进行咨询，以及某些早期精神病病人的诊断、治疗和康复期间的问题进行心理指导；帮助来访者去除或控制症状，预防症状复发。

四、心理咨询的基本原则

1. **保密原则**　心理咨询师要保护来访者的隐私，但也有一些例外情况，如：有明显自杀意图或严重伤害他人的计划或意图者；在法律规定的必要披露情况下，如威胁国家安全或涉及刑事案件。
2. **助人自助原则**　心理咨询师要促进来访者自我成长和自助，而不是将其看作被动服务对象。
3. **价值观中立原则**　心理咨询师要尊重来访者的多元化价值观，避免强加自己的价值观给来访者。
4. **灵活性原则**　心理咨询师要灵活运用各种咨询理论和方法，以取得最佳咨询效果。
5. **综合性原则**　心理咨询师要综合考虑心理问题的原因和表现，采取多方面措施进行心理干预。

五、心理咨询的程序

1. **初始阶段**　是整个心理咨询的基础，主要任务是与来访者建立相互信赖的咨询关系和收集来访者的信息，包括预约设置和资料的收集，资料的整理和分析，综合评估和确定心理问题类型。

在预约设置中，需要与来访者约定咨询的时间、地点和咨询师等事项，并收集和整理临床资料，包括摄入性谈话记录、观察记录、访谈记录、心理测量、问卷调查、实验室记录等。接着，需要对收集的资料进行排序、筛选、比较和分析，最终确定心理问题的由来、性质、严重程度，以及心理问题的类型和诊断条件。

2. **指导与帮助阶段**　是心理咨询的实质性解决问题阶段，重点是寻找可行的解决方案，充分发挥来访者的主观能动性，促进来访者作出最优化选择。通过有效的指导和帮助，帮助来访者解决心理问题：

（1）**制定咨询方案**：包括制定咨询目标、具体心理学方法或技术、评价手段，双方的责任、权利、义务，以及咨询的次数、时间、费用等方面。

（2）**实施咨询方案**：根据来访者具体的心理问题和咨询师的个人风格，调动来访者的积极性，启发、引导、支持、鼓励来访者，同时克服咨询中的阻碍因素。

（3）评估咨询效果：围绕咨询目标展开，可以从自我评估、社会功能恢复、周围人士评定、心理测量结果比较、咨询师评定和来访者症状改善程度等方面进行评估。

3. 巩固与结束阶段 是心理咨询的最后阶段，重点是巩固来访者在心理咨询中取得的成果，并帮助他们有效地将这些成果应用到现实生活中。同时，进行随访研究，以了解咨询的持续效果。通过综合评估和追踪来确保来访者获得长期的心理健康和适应能力。

第三节　心理咨询常用技术

一、建立良好咨访关系的技术

（一）贯注行为、倾听技术和观察技术

1. 贯注行为（absorption）　指咨询师通过目光接触（Visual contact）、身体语言（Body language）、语音特点（Vocal qualities）和言语追随（Verbal tracking）等方式与病人进行适当的沟通并给予关注，即"3V + B"。目光接触指谈话过程中要与来访者保持目光上的接触；身体语言指要正面面向来访者并稍向前倾，脸上富于表情，并且运用放松、鼓励性的手势，让来访者知道咨询师对他很有兴趣；语音特点指语音、语调、语速及其变化所传递的感觉；言语追随指语义内容方面，围绕主题，跟随来访者，关注语义前后的矛盾。无效的贯注行为可能干扰咨询过程，表 6-1 列举了有效和无效的贯注行为。

表 6-1　咨询师有效和无效的贯注行为

贯注行为	无效的表现	有效的表现
距离	远或非常近	大约一臂距离
移动	离开	向前
姿势	慵懒；僵硬；向后仰	放松但在注意；略向前倾
目光接触	回避；蔑视；不安	有规律
时间	在作出反应前仍做自己的事；急急忙忙地作出反应	有机会立即作出反应
腿和脚（坐着）	用来和别人产生距离（如跷二郎腿）	很友好
面部表情	和情绪不一致；愁眉苦脸；面无表情	和自己或别人一致；微笑
手势	和话语竞争	强调话语；谦逊；流利
音量	非常大或非常小	清晰可闻
语速	不耐烦或断断续续；非常慢或犹豫	适中或略慢
精力水平	冷漠；困倦；激动；冲动	警觉；整个会谈中保持清醒

2. 倾听技术（attending skill）　是指咨询师通过语言和非语言行为向来访者传达关心和接纳的信息，表达自己对其叙述非常感兴趣。在古汉语中，听的写法为"聽"，偏旁包括"耳"和下面的"王"，即"耳听为王"。倾听时，除了用耳朵听，更重要的是关注对方，以对方为主。在部首右边，有个"四"，这是"目"的异体写法，代表眼睛，指的是在倾听过程中，通过眼睛保持目光交流，观察对方的表情和姿势是倾听的一部分。在字的右下方，还有一个"心"，说明倾听时要用"心"去听，用心体察对方的真实意图。心理咨询中，倾听技术通常包括澄清反应、内容反应、情感反应和总结四种。

从听字的繁体结构中可以看出，倾听时不仅要用"耳朵"，还要用"心"、用"眼睛"，这充分体现了古人的智慧和中国文化的博大精深。

（1）**为准确而倾听——澄清反应**：澄清是指心理咨询师帮助来访者清楚、准确地表达他们的观点、概念、情感和经历的技巧。其目的是让来访者的表达更清晰，并确认咨询师对来访者的理解是否准确。同时，澄清反应也可以帮助咨询师核实自己从来访者的信息中获取到的内容。通常在以下情况下使用澄清反应：当来访者的表达与实际情况不符、表达过于冗长或者缺乏具体性（比如问题模糊、过于概括或概念不清）时。

（2）**为理解而倾听——内容反应**：也称释义，是咨询师对来访者信息内容进行再解释的一种技巧。通过内容反应，咨询师可以向来访者传达自己理解他们信息的意思，表达对其信息的理解和接纳。同时，内容反应也可以鼓励来访者进一步阐释关键想法或思想，帮助他们更加聚焦于重要的情境、事件、思想和行为。内容反应通常会有选择性地关注来访者信息中的认知部分，并用咨询师的话语重新表述来访者的主要观点。因此，有效的内容反应不是简单地重复来访者的话语，而是对其主要想法进行准确的解释。例如：

来访者：我知道整天坐着或躺在床上并不能消除我的抑郁情绪。

咨询师：你知道，你要避免整天躺着或坐着，以减弱你自己的抑郁情绪。

咨询师此时的反应只是重复来访者的信息，来访者对此的反应可能只是低声表示"我同意"或"是的"，而并不进一步详谈；甚至来访者可能会由于咨询师明显的模仿反应而感到自己被戏弄。更有效的释义应该是：

咨询师：你已经意识到，你需要离开床铺到周围四处走动，以便减少抑郁。

（3）**为理解而倾听——情感反应**：是指咨询师对来访者信息中的情感部分进行再解释的技巧。咨询师使用自己的语言，将来访者所感受到的情感再次反馈给来访者。情感反应的目的是鼓励来访者更多地表达感受，帮助他们更深刻地体验自己的情感，帮助他们意识到如何支配自己的情绪，并提供帮助来访者认识、识别和管理自己情绪的技巧。

（4）**为主题而倾听——总结**：经过一段时间的会谈，来访者通过表达多种信息，可能会透露出某种主题或模式。这个主题或模式在来访者的谈话中被频繁提及，代表了来访者想要讲述的重要内容，也是咨询师应该关注的焦点。咨询师对来访者谈话主题进行的反应通常是通过总结来实现的。总结的目的是将来访者信息中的多个元素连接起来，确定一个共同的主题或模式，同时也可以打断多余的陈述，引导咨询的方向，并回顾整个过程。

3. 观察技术　与心理评估中的观察法类似，在心理咨询中咨询师不仅要注意来访者的谈话内容，还要细心观察他们的谈话态度、姿势和表情、动作。心理学家麦拉宾（Mehrabian）提出，信息交流的总效果中只有7%来自所用的语言，38%来自说话的语气，55%来自身体语言。因此，在咨询中所要获取的信息不仅来源于谈话的言语内容，更重要的是来源于非言语的信息。在咨询时，咨询师需要特别注意对来访者的非言语行为进行观察，以便体察他们内在情感、动机和欲望的真实情况。

（二）人本主义理论视角下咨访关系的建立

人本主义理论代表人物罗杰斯提出，来访者在咨询过程中的成长与三个核心条件有关，即真诚（表里如一）、无条件的积极关注（尊重）和准确共情。

1. 真诚（genuineness）　是指在心理咨询过程中，咨询师以"真实的我"出现，没有防御和伪装，与来访者建立真诚可信的关系。真诚包括四个方面：支持性的非言语行为（目光接触、微笑和身体语言)、角色行为(不过分凸显自己的角色和地位)、一致性(言行和情感相一致)、自发性(自然表达自己而不做作)。

真诚包含四个层次：①咨询师隐藏自己的感受，或用沉默来惩罚来访者。②咨询师以自己的感受反应，符合其所扮演的角色，但并不是他自己真正的感受。③为了增强关系，咨询师有限度地表达自己的情感，避免表达消极情感。④咨询师以言语或非言语方式表达真实的情感，好的或不好的情感都表达，通过情感表达加强双方的关系。

启智润心

> 真诚是内心的自然流露，是建立在对人的乐观看法、对人有基本信任、对病人充满关切和爱护的基础上，同时也建立在接纳自己、自信谦和的基础上。只有用真诚的态度友善待患，真心待患，才能赢得病人的充分信赖和支持。

2. 无条件的积极关注(positive regard)　它主要表现为心理咨询师对来访者的态度。即无论来访者的品质、情感和行为怎么样，咨询师对其都不作任何评价和要求，并对来访者表示无条件的温暖和接纳，使来访者觉得他是一个有价值的人。伊根(G. Egan)将无条件的积极关注划分为四个部分。①承诺：即愿意与来访者一同工作，对此感兴趣。②理解：试图理解来访者，关注其问题，让其感受到尊重。③非评判态度：推迟评判来访者的行为或动机，不谴责或宽恕他们的想法、情感或行为，并无条件接受来访者。④表现出关怀和专业能力：即采取措施来确保自己具有专业能力，接受督导、咨询和继续教育，以保持和提高技能。

3. 准确共情(empathy)　罗杰斯将共情定义为咨询师从来访者的角度去理解其想法、感受和痛苦的敏感性和意愿。怀斯曼(Wiseman)提出了四个共情的特性：接受他人的观点、不加评论、观察到他人的情绪、尝试与他人进行交流。

具体来说，表达共情有三个步骤：首先，借助来访者的言谈举止深入体验他的情感和思维；其次，利用知识和经验，理解来访者的体验和经历，更好地理解问题本质；最后，将自己的情感和理解传达给来访者，以影响他并获取反馈。共情的表达可以用以下公式概括：内容反应(事件)＋情感反应(对来访者情感的反映)＋来访者的观点(来访者的需求)。

来访者：(因病入院，男朋友已一个星期没来看望)我们交往半年了，关系一直都很好，只是偶尔闹闹小别扭，他非常关心我，但我总觉得不踏实，他那么优秀，我既不聪明也不漂亮，就怕自己哪点没做好，就失去他了……

咨询师：你的男友已经一个星期没有来看望你，这对你来说确实是个挑战。你似乎开始怀疑自己是否足够吸引他的注意，担心自己的疾病会成为他离开的原因，这样的想法让你感到不安和不踏实。

二、提问性技术

1. 开放式提问(open-ended question)　通常不能用一两个字作答，它能引出一段解释说明或补充资料。开放式问题能够促使来访者主动、自由地敞开心扉，自然而然地讲出更多相关的情况、想法、情绪等。常见的开放式问题形式包括："什么""怎样""为什么""能不能"等。下面是不同类型的开放式问题及其作用：

(1)包含"什么"的提问：可以帮助咨询师找出与问题有关的特定事实资料。例如，"那么以后又发生了什么事情？""还有什么人在场？"

(2)带有"怎样""如何"的问题：常常引导来访者对事情经过进行描述以及对问题的想法和情

绪反应。例如，"对这件事你是怎样看的？"

（3）**带有"为什么"的问题**：通过具体的解释与回答，从中找出来访者对某事所产生的看法、做法、情绪等原因。例如，"为什么你说别人都看不起你？"

（4）**以"能不能""可不可以"开始的问题**：它们能促进来访者的自我剖析和自我探索。例如，"能不能告诉我，这事为什么使你感到那么生气？"

2. 封闭式提问（closed questions）　指的是具有唯一性、范围较小、有限制的问题，其回答内容受到一定限制。这种提问方式给来访者提供了一个框架，在可选的几个答案中进行选择。在咨询中，封闭性提问常用于澄清事实、缩小讨论范围或集中探讨特定问题的情况。通常以"是不是""要不要""有没有""对不对"等开头，如"你喜不喜欢学校？""你确实这样想过吗？"来访者多以"是""否"或其他简短语句作答。

3. 焦点提问技术　焦点解决短期咨询是指以寻找解决问题的方法为核心的短程心理咨询技术，通过提问引导来访者思考、感受和行动。主要介绍五种常见的提问形式：

（1）**评分提问**：在心理咨询中，可以让来访者用分值（通常是 0~10）的方式评估和描述自身的负性症状。这种评估通常要求来访者描述他们此时此刻的感受。例如："如果你现在所感到的紧张焦虑，要用 0 到 10 来打分，你会给自己打几分？"评分提问通过反复询问来访者，更准确地设想可能发生的改变，并对其进行衡量。这种方式可以帮助来访者聚焦心理问题需要作出的改变上，以实现可见的改善。

（2）**转换提问**：转换提问是一种将注意力从一个"点"转移到另一个相关的"点"上的提问方式。咨询师不再谈论"爸爸"，而是转而询问"那么你妈妈呢？"或者转移到来访者自身，"那么你觉得自己对爸爸的态度是怎样的？"当咨询师觉得当前问题无法进展时，可以暂时离开该问题，转而关注其他相关问题，以推动整个咨询过程，这种方式有助于开展有意义的对话。

（3）**例外提问**：当护士遇到一位病人焦虑不安时，可以运用例外提问来引导对话。"除了感到焦虑不安，您是否有过感到放松或安心的时候？""有没有任何事情或活动可以让您感到更轻松？"这种提问有助于病人从不利的情绪状态转移到积极的角度，并且帮助护士更全面地了解病人的需求和应对方式。

（4）**预想提问**：咨询师可以使用预想提问，帮助来访者转变负性思维，体验积极感受。例如："如果你面临考试，将你的思维假设调整为'我肯定能考好'或'我肯定能考出最理想的成绩'，你会有怎样的感受呢？是不是有所不同了？"预想提问有助于让来访者意识到自己的思维习惯需要改变。

同时，当需要澄清某件事情与来访者当前问题的关系时，咨询师也可以使用预想提问进行引导，帮助来访者了解到是否要将重点放在某件事情上。例如："假如你通过了那场考试，今天的情况会有何不同？"这种提问有助于帮助来访者澄清问题。

（5）**奇迹提问**：为了启动来访者的大胆想象和帮助他们克服顾虑，特别是对于青少年来访者，一些咨询师会使用奇迹提问。例如，"如果今天晚上你可以安稳地睡觉，并且在明天早上你发现有一个奇迹发生了，你的疾病治疗和康复方面取得了突破，你发现自己已经不再感到焦虑了，你觉得自己做了什么事情让这个改变发生了？"奇迹问题可以帮助来访者构建积极的未来愿景，并具体分析能够实现这种积极未来的因素。

三、表达性技术

表达性技术是心理咨询师通过言语或非言语的方式将思维结果反馈给来访者的一种技术。它旨在促进来访者的成长，鼓励、解释、面质、一般化、即时化和自我开放是表达性技术的主要组成部分。

（一）鼓励

1. 概述　鼓励（encourage）是心理咨询师通过言语或非言语的方式鼓励来访者进行自我探索和改变的技术。鼓励是心理咨询师用直接且简明的方式重述来访者的话或使用过渡性短语，如"接着说""还有呢""以后呢"，来强调对话内容的技术。通过这种方式，咨询师表达对来访者的接受和兴趣，并鼓励其进一步陈述。

2. 有效鼓励的三个步骤　①准备：咨询师需要准备好理解和接受来访者的心理状态。②观察：咨询师应该预先预测或观察来访者的行为，如沉默、避免眼神接触、避免直接对话等。③鼓励：当面对这些现象时，咨询师可以考虑使用直接或间接的鼓励方法，直接的鼓励方法包括通过言语（如"请继续""很好"等）或非言语方式（如身体前倾、微笑等）来支持和鼓励来访者。间接的鼓励方法可以是有第三方在场时，提醒第三方去支持来访者或向第三方指出来访者先前曾经做到过或将来可以做到的事例。

鼓励技术在临床护理中的应用

（二）解释

1. 概述　解释（interpretation）指心理咨询师运用一种或几种心理学理论来阐述来访者的思想、情感、行为和事件之间的联系或因果关系。通过解释，心理咨询师可以帮助来访者更深入地了解自己的行为、思想和情感，从而产生领悟，提高来访者的认识水平，并促进来访者改变。

2. 解释技术的三个步骤　①倾听：要倾听并理解来访者信息中隐含的意思，即来访者以微妙和间接方式传达的内容。这包括"倾听"来访者的行为、模式、情感以及隐含的目标、行动和愿望等。②解释：要明确咨询师对问题的看法，并进行解释。解释的内容包括是否存在心理问题及其性质，问题的主要原因和演变过程，以及咨询的过程和原则等。咨询师的参考框架不应与来访者的文化背景相冲突。③反馈：通过评估来访者对解释技术的反应，检查解释的效果。

（三）面质

1. 概述　面质（confrontation）又称对质、对峙，是咨询师运用言语描述来访者存在的差异、矛盾冲突和含糊信息。面质可以指出来访者在理想自我与现实自我、内在体验与实际行动、想象和现实等方面存在矛盾。其目的是直接指出来访者存在的混乱、自相矛盾，以及不一致的观点、态度或言行，并帮助他们发现不同认识和采取不同行为的方法。

2. 面质的应用场景　①言语和非言语矛盾：如来访者描述父母离婚让自己痛苦，却在说起时面带喜色。②言语和行为矛盾：如来访者表示长期没有联系父母，声称"我早就想给他们打电话了"，实际上从未这样做过。③言语之间的矛盾：如受情感困扰的来访者表述，"我很喜欢我女朋友，但是我不愿她离我太近"。④情绪表达矛盾：如"小时候，妈妈经常打我（悲伤地哭泣）……妈妈打完我以后，自己也很悲伤（释然的表情）"。⑤关系矛盾：如夫妻关系紧张的夫妻，丈夫喊着要离婚，妻子也说再也不想回到那个家，但仍前来咨询以寻求重归于好。⑥言行与背景矛盾：因父母离婚感受创伤的来访者害怕结婚，但却说"其实我很想早点结婚，可是我男朋友不爱我"。

3. 面质的四个步骤　①观察矛盾：通过仔细观察来访者，确定他们表现出的不一致类型，找出矛盾之处，不要过早作出面质。②评估面质目的：确定是否需要挑战来访者。同时，评估咨询关系是否安全，以确保来访者从面质中获益。③解决矛盾：总结矛盾中的不同因素，解决冲突，促进和谐。④评估面质效果：面对面质，来访者可能有各种反应，如否认、困惑、假装或真正接受。然而，面质的效果可能不是立即显现的，要注意来访者更为防御的迹象。使用面质应谨慎，以免对来访者的成长产生不利影响。

（四）一般化

1. 概述　一般化（generalization）是指心理咨询师会根据来访者的陈述提供相关的专业信息，帮助其认识到自己的问题并非独特或无解，而是具有一定的普遍性。该技术可以帮助来访者改变对问题的看法,减轻恐惧和焦虑带来的心理负担,促进其信心、勇气、决心和行动力的提升。

2. 一般化的三个步骤 ①倾听和确定隐含意义:倾听来访者信息,看是否有过度夸大问题严重性的倾向,以及来访者消极情绪反应是否过于强烈。观察来访者的行为、思维模式、情感反应,以及其隐含的目标和愿望等。②确定咨询师观点:根据来访者的参照框架,咨询师要给出客观的看法、解释或观点,引导来访者看到问题的一般性。咨询师不直接反驳来访者对问题的看法,而是建立在来访者已有的个人经验基础上。③评估反应和效果:通过评估来访者对一般化技术的反应,检查一般化的效果。

(五)即时化

1. 概述 即时化(instant)是心理咨询师在咨询过程中对当前发生的事情进行言语和非言语反应。在心理咨询中,咨询师需要帮助来访者关注当前的思维和感受,引导其关注此时此地而非过去的创伤和未来可能的困境,即从当前的情感、感觉和认知出发,有效地帮助来访者表达内心,澄清问题。

2. 即时化的应用场景 ①来访者即时化:咨询师向来访者反馈他们当前展现的行为和情感。例如,"我们刚才谈话时,我注意到你的眼神一直看着我,你的小腿似乎很放松、很舒服。"②咨询师即时化:在咨询过程中,当咨询师产生情感或有想法时,可以直接表达出来。如"对不起,刚才你说的我没有完全理解,你能再解释一遍吗?"③关系即时化:咨询师表达对当前咨访关系的看法和情感。关系即时化涉及"此时此地"的互动和咨访关系的发展情况。如"我觉得这次咨询中我们的交流很顺畅。我记得一开始我们都有些拘谨,但今天我们彼此都感到很舒适。"

3. 即时化的五个步骤 ①意识能力:即咨询师有感觉到当前咨询关系中正在发生事件的能力。需要咨询师能够阅读各种线索,不仅看到来访者表面的言行,还需要理解表面背后的潜在含义。②分享感受:即咨询师在咨询过程中与来访者分享当前的感受。③描述性叙述:即以描述性而不是评价性的形式叙述情境或行为。④识别问题:即识别问题情境的具体效益,关注问题之间的关系以及来访者的行为和行为模式。⑤了解反应:即了解来访者在即时化反应后所作出的反应。

(六)自我开放

1. 概述 自我开放(open-self)也称自我暴露,指心理咨询师向来访者公开自己与其类似的经历和体验,并与来访者分享感受。来访者常常在内心感到无助和自卑,带着不安的心情走进咨询室;此时,咨询师可以有选择地、适度地暴露与来访者所讨论内容相关的个人经验,通过自我开放来表明自己的理解并愿意分担来访者的情绪,促使来访者更多地自我开放。如"你提到的考试前紧张,我以前也有过这种经历,每次考试前我就会感到不安和烦躁,晚上睡不好"。

2. 自我开放的四个步骤 ①明确目的:确定自我开放是为了帮助来访者,而不是为了满足咨询师自己的需要;咨询师需要考虑自我开放是否会对来访者产生负面影响,比如分散注意力、模糊咨询界限或引起不安。②了解情况:确保咨询师对来访者有足够的了解,考虑其问题和诊断,以判断自我开放是否适合他们并能有效帮助来访者。③适当开放:选择合适的时机,观察来访者的反应,包括他们的言语、身体语言和情绪,判断他们是否准备好接受咨询师的自我开放。④评估效果:咨询师可以通过解释和提问来了解来访者的反馈。如果来访者感到不舒服或觉得自我开放与他们无关,最好停止使用自我开放技术。

启智润心

对第一章情境导入中的李女士进行心理咨询时,可以运用建立良好咨询关系的技术,与病人建立互信和尊重的关系,对她的感受和困扰进行有效倾听。运用提问性技术,让李女士能够表达自己的感受和担忧。这样可以帮助她更加清晰地认识自己的情绪,并在安全的环境中探索问题的根源。运用表达性技术，鼓励李女士倾诉和表达内心的情绪，引导她寻找积极的情绪和应对方式。

四、常见现象处理技术

心理咨询过程中常见有阻抗和沉默等。其产生可能来自来访者，也可能来自咨询师。了解各种现象，掌握处理方法，是保证心理咨询顺利进行的重要条件。

（一）阻抗（resistance）

1. 概述　弗洛伊德将阻抗定义为来访者在自由联想过程中对于那些使人产生焦虑的记忆与认识的压抑。他认为阻抗是不可避免的，即使是自愿来咨询的来访者也会产生不同形式的阻抗。

2. 阻抗的表现　①讲话程度的阻抗：沉默、寡言、赘言；②讲话内容的阻抗：进行理论性交流、情绪宣泄、关注琐事、胡扯离题；③讲话方式的阻抗：遗忘要提及的事情、顺从他人期望、控制话题、最终暴露自己的问题；④咨访关系的阻抗：不按照咨询安排行事、送礼物请客、在咨询过程中过度控制或无法控制自己的情绪。

3. 阻抗的处理　阻抗产生的原因很多，本章主要探讨因为咨访关系引起的阻抗的处理策略。

（1）**避免把阻抗当作个人攻击**：咨询师不要把来访者的阻抗问题视为与自己个人有关，要接纳来访者和自己的存在。

（2）**鼓励来访者参与咨询**：根据心理阻抗理论，如果来访者感觉自己的自由受限，会抵制他人试图改变他们的努力。因此，鼓励来访者积极参与咨询过程可以增加来访者的控制感和选择权，使他们更有可能选择适合他们生活的策略和任务。

（3）**恰当运用时机和节奏**：如果咨询师的咨询进展得太快，超过了来访者的接受程度，就可能引发阻抗。为了减少此种阻抗，可以调整进展速度，暂时回避敏感话题，或降低治疗中的情绪强度。

（4）**评估和尊重来访者的立场**：来访者的立场是指他们坚定的信念、价值观和优先考虑的事项，这些因素决定了他们的行为。咨询师应该认真倾听来访者，评估其立场、观点，并注意他们选择和使用的词语，尤其来访者强烈表达和重复的立场需要着重关注。

（5）**直面阻抗，坦诚沟通**：当面临阻抗时，咨询师应充分准备后，以真诚的态度和温和而坚定的语气与来访者沟通，探讨阻抗通常是咨询进展的突破口，只有积极面对阻抗，才能加强咨询关系，提高咨询效果。

（二）沉默

1. 概述　指在需要来访者自我探索并回答问题时，来访者突然停止回答和探索。这种非语言行为使整个咨询过程突然中断，导致僵持和尴尬的局面，可能给双方带来无形的压力。

2. 沉默的类型　①思考型：来访者因思考某个问题而沉默。②反抗型：来访者没有咨询动机，使用沉默抗议，并表现出不耐烦和敌意。③情绪型：来访者因受到某种情绪困扰或羞愧而沉默。④怀疑型：来访者不信任咨询师，不想透露信息，表现出怀疑和不安。⑤茫然型：来访者不知道如何回答咨询师提出的问题，因此沉默。

3. 沉默的处理　①思考型沉默：咨询师等待和表达关注，不打断来访者思考，通过询问表达协助和关心；②反抗型沉默：咨询师可以解释自愿的重要性并可以选择终止咨询；③情绪型沉默：使用情感反应和表达性技术，寻找并解决沉默背后的情绪问题；④怀疑型沉默：建立信任并提高沟通技巧。⑤茫然型沉默：咨询师可通过倾听性和表达性技术促进来访者探索和表达，帮助其明确问题和原因。

（周雪妃　杨　阳）

1. 王女士，女，54 岁，已婚，中学教师，居住地邻近高速公路，交通噪声较大。主诉：头晕伴视物模糊 1 年余。现病史：1 年前无明显诱因出现头晕伴视物模糊，无头痛、视物旋转感、恶心、呕吐、腹痛、腹泻、便秘等症状。近 1 年睡眠欠佳，需要依赖安眠药才能入睡。自觉乏力、情绪低落，偶有消极情绪。曾被诊断为抑郁症并接受药物治疗，症状未见明显缓解，后自行停药。饮食状态尚佳，无体重变化。既往史：有高血压病史 5 年，口服抗高血压药物。曾有子宫肌瘤，4 年前行子宫切除手术。有粪便隐血史 1 年。无吸烟、饮酒史，无药物、食物过敏史，无外伤史，否认肝炎、结核病史。有喝咖啡的习惯，每天 3 杯，喜食咸。家族史：父亲死于急性脑血管病，母亲死于急性心肌梗死。无家族传染病、遗传性疾病史。咨询师在与王女士的进一步交谈中，了解了最近 2 周让她烦恼的事情，她的女儿和谈了 6 年的对象分手了，看到女儿状态不好，王女士的心里非常悲伤。

请思考：

(1) 王女士是否有心理健康问题？

(2) 应如何收集王女士的心理健康危险因素，并制订心理健康教育计划。

2. 某护理专业实习生，女，21 岁，因临床护理技能考试未通过而感到焦虑。近两周来，她一想到即将到来的补考就紧张，心情烦躁，无法集中注意力，妨碍了她在实习中的表现，同时还有食欲减退，晚上难以入睡。"我如果这次补考不过，我就完了，那我肯定就找不到工作了，那可怎么办呀，我爸妈一定会对我失望透了。"她从小养成了按部就班、追求完美的习惯。该护生性格内向，不太喜欢与人交往。当谈到护理技能考试时，表现出明显的焦虑情绪，有迫切的求助需求。

ER 6-4

练习题

请思考：

(1) 该护生出现了什么心理问题？

(2) 该如何实施提问技术？请尝试实施评分提问、例外提问、预想提问和奇迹提问。

第七章 | 心理治疗和心理危机干预

教学课件

思维导图

ER 7-1　ER 7-2

学习目标

1. 掌握心理治疗的概念；放松训练、系统脱敏疗法、阳性强化法的理论及操作技术。

2. 熟悉心理危机的概念；理性情绪疗法的理论及操作技术。

3. 了解心理危机干预的概念；人本主义治疗、精神分析治疗、临床催眠治疗、焦点解决短期治疗、叙事治疗、生物反馈治疗的基本技术；心理危机的类型、表现、干预步骤和技术。

4. 学会针对不同心理问题，实施心理治疗技术，提高在临床护理工作中的心理健康服务水平。

5. 具备化解心理问题和沟通协调的能力。

第一节　临床护理常用心理治疗技术（一）

情境导入

王阿姨，64 岁，因糖尿病入院。王阿姨爱抱怨，只要一看见护士，就开始抱怨起周围的事物，护士们总是耐心倾听并试图安慰她。但是王阿姨的抱怨不仅没有减少，反而越来越多。怎样才能使王阿姨不要整天这样抱怨？

心理医生给出建议：①不论何时看见王阿姨，都要马上对她说些积极的事情。②不管什么时候王阿姨自己说了什么好事儿，护士就应该坚持听下去。③只要王阿姨一开始说起消极的事情，护士就可以借故离去或装作很忙而无法倾听。数周后，王阿姨谈论积极事情的次数越来越多，而抱怨越来越少，她看上去快乐多了。

请思考：

1. 对王阿姨使用了何种心理干预方法？
2. 该方法的理论基础、基本技术是什么？

知识链接

心理治疗

心理治疗（psychotherapy）指在良好治疗关系的基础上，治疗师运用心理治疗的理论和技术，以一定的理论体系为指导，协助病人消除或缓解心理问题或障碍，促进其人格向健康、协调的方向发展的过程。同学习心理咨询一样，护士学习心理治疗技术可以为病人提供综合护理，改善病人的心理状况，促进康复和治疗效果，为病人提供更好的护理体验。

一、行为治疗

(一) 概述

行为治疗 (behavior therapy) 主要根据行为主义的学习原理 (经典的条件反射、操作条件反射以及模仿学习) 来认识和治疗心理问题。行为治疗学家认为人的行为是通过学习获得的,异常行为也是学习 (条件反射、错误强化、模仿学习等) 得到的,要改变异常行为必须根据学习理论,通过观察、模仿、强化等学习方式来获得新的适应性良好的行为。

(二) 理论基础

行为治疗的理论基础主要包括经典条件反射理论、操作条件反射理论和社会学习理论,详见第一章第四节。

(三) 基本技术

1. 放松训练 (relaxation training)

(1) **概述**:放松训练是一种通过控制、放松身体和思维来达到放松和缓解压力的技术,也称为松弛训练。通过遵循特定的练习程序,放松训练可以帮助人们减少肌肉紧张、降低心理压力,帮助调整因为紧张刺激而紊乱的功能。放松训练技术主要包括腹式呼吸放松法、肌肉放松法和想象放松法等。例如,在临床中,放松训练可应用于缓解手术或化疗病人因焦虑产生的心理和生理反应。放松训练被广泛应用于应对压力、焦虑、抑郁,以及各种焦虑性神经症、恐怖症等,而且对各系统的心身疾病都有较好的辅助疗效。

(2) **理论基础**:放松训练的理论基础是通过改变生理反应来改变主观体验。其假设人的意识可以控制"随意肌肉",从而间接地使主观体验变得松弛,建立起放松的心理状态。因此,放松训练的目的是训练个体能够随意地放松全身肌肉,以便随时保持轻松的心态,从而缓解紧张、焦虑等情绪。

(3) **操作过程**

1) 治疗师介绍原理:治疗师向病人简明扼要地解释放松训练的原理和过程,明确病人在训练中的主动作用,激发病人的积极性。

2) 治疗师进行示范、指导:治疗师按照指导语亲自演示放松训练的步骤和动作,同时解释每个步骤的目的和正确的执行方式。病人可以观察并模仿治疗师的动作,以帮助理解和掌握放松训练的要领。

3) 强化病人的练习:在治疗室中学习放松训练后,病人需要进行自我练习以真正达到放松状态。治疗师可以提供书面指引或录音磁带,供病人练习。治疗师需强调,多次重复训练后效果才会逐渐显现。

4) 指导病人应用放松方法替代紧张、焦虑:治疗师指导病人在掌握放松方法和要领的基础上,当感到紧张、焦虑时,随时运用放松训练来解决情绪困扰。

5) 布置家庭作业:肌肉放松训练需要通过家庭作业来加强练习。因为肌肉放松对健康的影响是逐渐显现的,只有通过系统的训练才能在实际情境中应用此方法。病人应每天练习 1~2 次,每次 5~10 分钟。

例如,在第 1~5 章情境导入中的李女士,因乳腺癌入院,等待手术治疗。等待期间她感到非常害怕,担心手术失败。针对李女士的术前紧张、焦虑情绪可以应用放松训练实施心理干预。

ER 7-3

乳腺癌病人术前放松训练

2. 阳性强化法 (positive reinforcement therapy)

(1) **概述**:阳性强化法又称正性强化法、奖励强化法,是一种通过增加积极的奖励或刺激来加强和增加特定的行为的治疗方法。按照正性强化原则,当期望的心理或目标行为出现,或者在符合要求的良好行为之后，立即给予奖励可以增强该行为的频率。阳性强化法可用于矫正儿童多动、遗尿、孤独和学习困难等；也可用于成人的不良行为习惯的矫正。

（2）**理论基础**：阳性强化疗法的理论基础是斯金纳的操作条件反射。强化理论认为，人们会重复受到正强化的行为，同时修正受到负强化或惩罚的行为。正强化的效果通常优于负强化，如果积极行为没有得到正强化，那么这些行为可能会自然消退。不强化或既不批评也不表扬的淡化做法也是不利的，因为它会导致病人的积极行为逐渐减弱甚至消失。

启智润心

　　本章情境导入中护士开始对王阿姨持续的抱怨总是耐心倾听并试图安慰，彰显对病人的关怀和爱心；当发现问题没有改善时，借助医疗团队力量寻找解决办法，后期通过阳性强化法和积极心态的引导，帮助王阿姨逐渐调整心理状态，减少消极情绪，体现了钻研和沟通的重要性。

　　例如，本章情境导入中"护士对王阿姨说出积极事件，就坚持听下去"，这是当期望的行为出现时，立即给予奖励可以增强该行为的频率；而"只要王阿姨说起消极事件，护士就借故离开或装作很忙"，这是对不期望的行为不给予强化（既不批评也不表扬），则行为的频率会逐渐减弱甚至消失。

（3）**操作过程**

1）选择和确定目标行为：①确定哪些行为是有益于疾病治疗的，哪些行为需要改变。②确定目标行为出现的条件和频次。③量化目标行为，用作评估强化治疗效果的指标。

2）选择强化物：强化物一般会分为消费性强化物、活动性强化物、拥有性强化物和社会性强化物等类型。选择强化物时要考虑个体差异，以达到最佳效果。

3）强化治疗：一旦出现适应性行为或需要塑造和巩固的行为，立即给予强化物，直到行为巩固。实施过程中应遵循的原则：及时、一致给予强化物；对目标行为进行描述；注意强化物的组合和数量；注意强化物可能的负面影响；关注个体行为的成效；及时停止强化程序。

3. 系统脱敏疗法（systematic desensitization）

（1）**概述**：系统脱敏疗法又称交互抑制法，是用于降低个体对特定的恐惧、焦虑或恐慌反应的心理治疗方法。该疗法由沃尔普发展而来，将雅各布森（Edmund Jacobson）的肌肉松弛技术和想象暴露结合起来，是最早应用于临床并具有逻辑程序的行为疗法，也成为后来许多行为治疗方法的基础。该疗法主要应用于对特定事件、人、物体或泛化对象的恐惧和焦虑，也可用于强迫症、癔症、性功能障碍、痛经等。

（2）**理论基础**：系统脱敏疗法是由交互抑制发展而来的一种心理治疗法。当个体逐渐暴露于导致他们恐惧或焦虑的刺激物，并通过深呼吸、肌肉放松等放松技巧来控制自己的生理和情绪反应，他们可以逐步减轻或消除原始的恐惧反应。通过逐渐增加暴露程度和应对技巧的练习，个体可以逐渐建立对引起恐惧的刺激物更积极和适当的反应，从而逐步消除"过敏"反应，使心身维持正常或接近正常状态。

（3）**操作过程**

1）放松训练：治疗师使用放松训练帮助病人学会放松的方法。同时，病人会被要求在日常生活中反复练习，直到可以在任何情况下自如地放松。

2）焦虑等级评定：收集引起病人不适的各种刺激因素，并让病人根据自己的感受评定不适的程度，即主观不适单位（subjective unit of disturbance，SUD）。焦虑使用百分制评分，100分代表心情极度不适，0分代表平静没有不适。根据评分高低排列刺激因素，并教会病人使用评分标准，给不同情境下的心情一个适当的分数。以幽闭空间恐惧症病人不愿做磁共振检查为例，其SUD评分见表7-1。

表7-1　幽闭空间恐惧症病人的焦虑等级

唤起焦虑场景	SUD/%
到达磁共振检查室	10
躺到检查床	20
检查床开始缓慢进入检查舱	40
完全进入检查舱	60
检查舱内一片漆黑、憋闷，坚持了10min	80
检查舱内一片漆黑、憋闷，坚持了20min	100

评定焦虑等级要考虑病人的病史、心理测验和访谈结果，并列出病人认为最重要、最常见的场景。焦虑等级评定的关键是最低层次的刺激场景所引起的不适，应被全身放松所抑制，且各层次之间的差距应该是均匀、适当的。如果开始的焦虑分数超过50，仅通过重复放松很难降低，可以更细致地评定焦虑等级。

3) 系统脱敏：从最低层次开始逐步脱敏，每个层次的紧张情绪都要在消失后才能进入下一个层次。

治疗师指令：请闭上眼睛，想象自己已经躺在磁共振检查床上，检查床开始缓慢进入检查舱。

（病人闭目想象，当想象中的场景逐渐清晰并开始感受其中时，通过手势向治疗师示意已进入角色。治疗师计时30秒到1分钟，以下同）

治疗师：请告诉我你的感受如何？

（病人用手指示意SUD为40，表示有些紧张。）

治疗师指令：抹掉脑海中的想象，放松全身肌肉。

（病人停止想象，放慢呼吸，逐渐放松全身肌肉。几分钟后，病人用手指示意SUD为10，表示心情基本恢复平静。）

治疗师指令：再次想象自己已经躺在磁共振检查床上，检查床开始缓慢进入检查舱。

（病人闭目想象……）

每次放松后，治疗师询问病人焦虑分数，如果超过30分，继续放松，直到病人能够承受的程度。通过多次重复想象、放松，逐渐减轻病人对焦虑和恐惧的感觉。直至病人想象缓慢进入检查舱时不再紧张，表示此场景已经脱敏。然后逐步升级直至最高等级场景。脱敏过程需要8~10次，每次持续30~40分钟，每天或隔一天进行一次。在脱敏过程中或之后，将新建立的反应迁移到现实生活中，进行现场脱敏，并通过不断练习来巩固疗效。

> **知识链接**
>
> ### 满灌疗法
>
> 满灌疗法（flooding therapy）又称暴露疗法、冲击疗法或快速脱敏疗法，是一种让病人持续暴露在现实或想象中能够唤起强烈焦虑刺激情境中的治疗方法。其理论基础是不逐步面对恐惧情境，而是直接暴露在最害怕的情境中，甚至过度接触害怕的事物。通过面对过度的恐惧刺激，即使没有放松过程，长时间让病人暴露在惊恐因素面前，惊恐反应也会消失，这称为"消退性抑制"。

工作程序包括筛选治疗对象,选择身体健康的病人,并进行必要的体检以排除躯体疾病。签订治疗协议,向病人详细介绍治疗原理和过程,并告知可能的痛苦,经病人和家属同意后执行。治疗前需准备病人最害怕和忌讳的事物,并备有急救药品。最后是实施满灌疗法,治疗师会迅速、强烈地呈现刺激物,病人可能表现出各种反应,如惊叫、气促、心悸、出汗、头晕目眩、四肢发抖等。除非情况严重或监测指标异常,治疗才能停止。当病人对刺激物不再紧张、疲惫不堪时,可继续暴露于特定情境5~10分钟,以达到最佳效果。

4. 模仿法(modelling)

(1)**概述**:模仿法又称示范法,是通过向病人展示特定行为榜样来引起其模仿行为的治疗方法。例如,选择情绪积极乐观的同类病人作为榜样,及时表扬他们的行为表现;或者让榜样分享自己的经历,逐渐引导其他病人的情绪转向积极。示范者的表现是治疗成败的关键。通常情况下,示范者的感染力越强,模仿者的动机也越强,表现也越好。此外,示范者与模仿者的共同之处越多,模仿者的信心越足,表现越好。如果示范者高高在上,共情力差,即使示范表现出色,也只能让模仿者望而却步。模仿法可用于治疗多种行为障碍,如恐惧症、强迫症、儿童社会退缩行为、智力障碍儿童的行为学习等。

(2)**理论基础**:本疗法基于班杜拉的社会学习理论。人类学习行为的过程中,并不仅仅通过直接的试错和反馈来获得新行为,人们还可以通过观察他人的行为和后果来学习,并在合适的时机加以模仿。模仿包括榜样示范和模仿练习。榜样示范是治疗师或他人清楚地展示新的适应性行为。示范可以通过实际行为示范、象征性示范和想象示范进行。模仿练习是病人按照示范的样板行为进行实际的练习。

(3)**操作过程**

1)选择合适的治疗对象:除了符合适应证外,还需评估病人的模仿能力,才能确定是否适合进行治疗。每个人的模仿能力不同,有些人能够快速模仿,而其他人可能模仿能力较差,无法掌握要领。模仿能力可通过经历和心理测量结果反映出来。

2)设计示范行为:根据病人的具体情况,选取尽可能真实的示范情境,有针对性地设计一个或一组示范行为。例如,与狗接触的示范最好是真正的狗,而不是狗的录像或模型。同时,示范事件的顺序应由易到难,循序渐进。

3)强化正确的模仿行为:在经验丰富的示范者的影响下,模仿并不太困难。但要将模仿行为吸收、巩固并融入个体的自然行为中,需要及时进行强化。例如,一个性格孤僻的病人在护士的示范下参与治疗小组中的活动,完全是对护士行为的模仿。如果治疗小组的成员对病人的行为给予阳性强化,例如鼓励、积极交流、赞赏或认可他在活动中的角色表现,那么,这位病人的参与行为就会得到巩固和加强。对正确模仿行为的强化应适时和恰当。

二、人本主义治疗

情境导入

病人小张,14岁,男性,因多饮、多尿、多食、体重减轻就医,确诊为1型糖尿病。小张自尊心强,成绩优异。症状减轻后,他表现出不喜欢说话,独自卧床休息,面容愁苦。护士与父母沟通后,得知小张非常害怕在学校中自己注射胰岛素,担心被同学嘲笑和排挤,因此拒绝学习胰岛素注射技术。

请思考:护士该如何走近病人小张,让他敞开心扉,吐露自己的担忧?

（一）概述

人本主义治疗（humanistic therapy）是一系列基于"人本主义"哲学思想的心理治疗方法的统称，包括以人为中心疗法、经验性心理疗法和存在主义疗法等。本章重点介绍罗杰斯创建的以人为中心疗法，其治疗目标是协助病人进行自我探索和自我成长。

（二）理论基础

人本主义治疗理论以"人性观"哲学思想为基础，重视人的尊严、价值、创造力和自我实现，强调人是具有潜能的个体，把自我实现归结为潜能的发挥；同时，注重自我和自我意识，详见第一章第四节。

（三）基本技术

1. 非指导性的治疗方式　治疗师使用特定的会谈技巧，包括确认病人当前所表达的情感和态度、回应病人行为所反映的情感和态度、引导会话主题，让病人自行发挥、提出具体问题、提供相关信息，治疗师根据病人情况确定治疗主题。在非指导性的会谈中，病人起主导作用，治疗师的主要任务是帮助病人认识、理解自己的情感、态度和行为模式。

2. 建立具有疗效的治疗关系　以人为中心疗法强调治疗师的态度、个人特质和治疗关系的性质，认为其是治疗最重要的决定因素，而治疗师的理论知识和技术则次之。在治疗关系中，治疗师需要展现真诚、无条件积极关注、共情和尊重的态度，以建立有疗效的治疗关系，详见第六章第三节。

3. 会谈技巧　具体的会谈技巧可以参考提问性技术、表达性技术和其他技术，详见第六章第三节。

例如本章案例中护士可使用共情的语言"我理解你对于在学校里注射胰岛素的恐惧和担忧，那是一个非常正常的反应。"分享一些糖尿病相关知识和临床治愈案例，增加小张对疾病和治疗的理解和信心，鼓励小张表达自己的感受和担忧，引导小张思考和探索自己的优点和价值，让他认识到自己与疾病是可以共存的，可以在学校和生活中取得积极的表现。

> **启智润心**
>
> 本章案例中护士使用人本主义治疗，通过温暖的微笑、友善的语言和体态来建立良好的关系。护士展现出对小张的真诚、关心和尊重，使用共情的语言，理解并接纳小张的恐惧和担忧，表达对他的支持和理解，让小张敞开心扉，体现了共情之仁。护士讲解相关知识和分享临床案例，引导小张思考和探索自己的优点和价值，这是运用专业技术解决病人的心理问题。

三、精神分析治疗

（一）概述

精神分析治疗（psychoanalytic therapy）也称心理分析疗法，是以精神分析理论为基础，通过"自由联想"等内省方法，帮助病人将压抑在潜意识中的各种心理冲突挖掘出来，使其进入意识中，转变为个体可以认知的内容进行再认识，从而改变原有的行为模式的心理治疗方法。精神分析治疗由弗洛伊德于19世纪末创立的，在此基础上，衍生出近代多种精神动力治疗理论。精神分析治疗的目的不是单纯地消除病人的症状，而是注重人格的重建，思维和态度的转变，以及解决早年的心理冲突，消除潜意识心理冲突的影响，启发和扩展病人的自我意识，最终实现认知上的领悟和人格的成熟。

（二）理论基础

弗洛伊德的精神分析理论学说主要包括潜意识理论、人格结构理论和性心理发展理论等，详见第一章第四节。

(三) 基本技术

1. 自由联想（free association） 是精神分析治疗的基本手段,其最重要的功能是能减轻病人的心理防御机制,逐渐接近潜意识。通过让病人无保留地讲出任何想法和回忆,挖掘潜意识中的情绪体验和心理冲突。治疗者观察、分析和解释这些内容,帮助病人逐渐进入潜意识的世界,并找出心理障碍的起因。自由联想贯穿整个精神分析治疗的全过程,帮助病人建立现实和健康的心理。

2. 移情分析（transference analysis） 移情是指病人把对过去有重要影响的人物的情感转移到治疗师身上,表现为对治疗师产生强烈的情绪反应。移情分析是精神分析治疗中重要的技术之一,通过关注病人对治疗师的情感转移,了解其潜在心理活动和人格特征。

(1) **移情的分类**:移情分为正移情、负移情和反移情三种类型。正移情指病人将积极、良好的情感投射到治疗师身上,病人可能会感到依恋、爱慕和尊重治疗师。负移情指病人对治疗师产生消极、敌对的情感投射。病人对治疗师可能会表现出抵触、厌恶、愤怒。反移情指治疗师对病人的情感投射。移情在治疗中必然发生,在适当的分析下,可以深入了解病人的内心世界。

(2) **移情的识别**:治疗师要识别移情,需要注意病人与治疗师之间的个性化的相互作用。例如,病人可能对治疗师作出情绪反应,这种反应与当时的情境或内容不相称;病人可能开始想象治疗师的某些特质或经历,这些想象缺乏现实基础;或者病人可能表达出对治疗师或治疗的不现实期望。治疗师需要格外留意这些行为,以识别和分析移情。

(3) **移情的处理**:有五种常用的方式。①关注于当前的关系;②解释移情的含义;③使用提问促进病人的认识;④自我暴露;⑤给予关于移情的讲授、建议和教育。治疗师应该以适当的同理心、克制和真诚的态度对待病人分享的内容,对病人的移情作出适当的反应。通过分析移情,治疗师可以理解病人心理上的一些根本问题,帮助病人探索痛苦的经历,并揭示移情的意义,从而帮助病人更好地认识自己的态度和行为,并进行适当引导,使移情成为治疗的动力。与此同时,治疗师也要注意到自己的反移情,并利用反移情来理解和认识病人的移情。治疗师应该通过个人体验和督导,加深对自己的潜意识活动的了解。

3. 阻抗分析（resistance analysis） 阻抗分析是精神分析治疗中重要的技术之一,通过识别、处理阻抗来理解病人潜在心理活动和人格特征;解决或消除阻抗是精神分析成功的关键,同时也是最具挑战性的工作之一,详见第六章第三节。

4. 释梦（dream interpretation） 在自由联想过程中,建议病人讲述自己的梦,并将梦理解为一种形象语言。弗洛伊德认为研究梦的内容不仅能了解一般情况下的潜意识心理过程,还能了解那些被压抑、被排斥在意识之外、在自我防御时才表现出来的心理过程和内容。梦的解释通常包括象征、移置、凝缩、投射、变形和"二次加工"。

> **知识链接**
>
> ## 积极心理治疗
>
> 积极心理治疗（positive psychotherapy）是一种强调关注个体的积极心理状态和资源,以促进个体成长和获得幸福感的心理治疗方法。其核心理念是认为个体具有内在的力量和潜能,可以通过积极的心理过程和行为来改善自己的心理健康和生活质量。
>
> 积极心理治疗分为三个阶段:第一个阶段是创建个人叙述,回忆和书写能展现个人最佳方面的故事,尤其是克服挑战的故事;第二个阶段,帮助病人重新评估个人和人际体验,将负面体验转化为正面体验;第三个阶段,帮助病人通过自己的优势来寻求生活的目的和意义。

四、认知行为疗法

认知行为疗法（cognitive behavioral therapy，CBT）指通过认知和行为理论及技术来改变个体歪曲认知和非适应性行为的一类心理治疗方法的总称。CBT 使用了多种技术和策略来帮助病人改变不健康的认知和行为模式，这些技术包括认知重构、行为实验、暴露治疗和问题解决技术等。

（一）理性情绪行为疗法

1. 概述　理性情绪行为疗法（rational emotive behavior therapy，REBT），也称"合理情绪疗法"，是帮助病人识别、评估和调整不合理信念和思维模式，以改变消极的情绪体验和不健康行为，从而提升心理健康水平的一种心理治疗方法。

2. 理论基础　即埃利斯的 ABC 理论，该理论认为人们的情绪和行为是由他们对事件的解释和信念所造成的，详见第一章第四节。

3. 操作过程

（1）**心理诊断阶段**：①建立良好的护患关系，帮助病人建立自信心。②找出病人情绪困扰和行为不适的具体表现（C），以及与这些反应相对应的激发事件（A），并对两者之间不合理信念（B）进行初步分析，找出病人最迫切希望解决的问题。教会病人区分健康的和不健康的负性情绪。治疗师着重指出非理性信念的三个典型特征：绝对化要求、过分概括化和糟糕至极，详见第一章第四节。③治疗师与病人一起协商，共同制订治疗目标，一般包括情绪和行为两方面的内容。④向病人介绍 ABC 理论，使其接受这种理论和认识到 A、B、C 之间的关系，并能结合自己当前的问题予以初步分析。

（2）**领悟阶段**：一般来说，治疗师帮助病人实现三种领悟。①使病人认识到是他们的不合理信念引起了不良情绪和行为后果，而不是激发事件本身。②病人对自己的情绪和行为问题负有责任，应进行细致的自我觉察和反思。③使病人认识到只有纠正不合理的信念，才能减轻或消除他们目前存在的症状。

（3）**修通阶段**：是 REBT 中最重要的阶段。主要任务是使用各种方法和技术，使病人改变和放弃原来的不合理信念，并用合理的信念替代它们，从而减轻或消除症状。REBT 强调个体的认知、情绪和行为三个方面的统一。常用方法有：

1）与不合理信念辩论：埃利斯认为病人往往没有将自己的症状与自己的思维、信念联系起来。因此，治疗师需要积极主动地对病人进行提问，挑战和质疑其不合理信念。这种方法源于古希腊哲学家苏格拉底的辩论术。基本思路是从病人的信念出发进行推论，发现其中的谬论，然后病人需要进行修改，经过多次修改后，病人将持有合理的信念。合理的信念不会引发负性情绪，从而帮助病人摆脱情绪困扰。治疗师在辩论过程中，如果涉及病人对周围人或环境的不合理信念，可以运用"黄金规则"来反驳。"黄金规则"指的是"像你希望别人如何对待你那样去如何对待别人"。即如果你希望他人对你真诚，你就首先对他人真诚；你希望在困难时得到帮助，你也应该在他人有困难时给予帮助。一旦病人接受了"黄金规则"，就会逐渐意识到自己对他人或环境的绝对化要求是不合理的。

2）合理情绪想象技术：该技术有助于帮助病人减弱非理性信念的体验感。具体步骤包括：①让病人在想象中进入令他感到困扰的情境中，并体验强烈的情绪反应。②帮助病人改变不适当的情绪反应，体验到适度的情绪反应。③停止想象，让病人描述他是如何改变自己的情绪反应的。在这个过程中，治疗师要强化病人新的信念和经历，以巩固他获得的新的情绪反应。

3）认知家庭作业：让病人自己与自己的非理性信念进行辩论，是正式会谈后的延续。认知家庭作业主要有两种形式：合理情绪自助表和合理自我分析报告。病人填写合理情绪自助表时，首先找出 A 和 C，然后继续找 B。自助表列出了几种常见的不合理信念，病人需要从中找到与自己情况相符的 B 或者提供自己的 B。对病人的不合理信念进行辩论（D），最后评价自己的辩论后效果（E）。实际上，这个过程就是病人进行 ABCDE 分析的过程。除了认知家庭作业，还可以有情绪或行为方面的家庭作业。病人记录每天的情绪和行为表现，并对积极和适应性的行为、情绪给予自我奖励。

理性情绪行为疗法

（4）**再教育阶段**：主要任务是巩固治疗的效果，帮助病人进一步摆脱不合理信念和思维方式，以建立新的观念和逻辑思维方式，并形成新的反应模式。这样可以减少未来生活中的情绪困扰和不良行为。

（二）正念认知疗法

1. 概述　正念认知疗法（mindfulness-based cognitive therapy, MBCT）是一种通过正念训练（静坐、冥想、身体扫描等方法）让人达到正念状态，从而缓解压力、降低过激情绪，最终治愈疾病的心理治疗方法。它结合了认知疗法和正念减压疗法的特点，关键在于以审慎和明察的态度，持续专注于当下，摆脱日常生活中的惯性反应行为模式。常用训练包括正念呼吸、正念吃葡萄干、身体扫描和正念运动等。

2. 理论基础

（1）**有意识的觉察**：是指保持注意力集中于当前的思维、感受和行为，从而观察自己的情绪、思维、身体反应和行为。觉察帮助我们认识自己的反应，并思考是否存在其他的反应方式，为改变旧有的心理模式创造可能性。

（2）**专注当下**：是指将注意力集中在当前的时刻，不去纠结于过去或担忧未来。通过关注呼吸和觉察身体、意识的体验，可以使思绪回归到当下，提高注意的专注程度。

（3）**非评判**：是一种态度，即不对思绪和念头进行过度评判，只是有意识地觉察即可；当发现自己在评判时，不需要过度阻止它，只需尽可能地觉察正在发生的一切。

3. 常用技术

（1）**正念呼吸**：是一种以呼吸为重点培育当下觉察能力的练习。选择舒适的坐姿，闭上双眼，放松身体；做 3~4 次深呼吸，感受空气进入和离开身体，调整呼吸到正常节奏，专注感受呼吸；留意呼吸最明显的部位，例如鼻孔、胸腔或腹部，并将注意力放在那里；注意感受该部位的细微感觉，例如空气流过鼻腔的凉意或腹部升降的感觉，完全专注在呼吸过程中。当思绪跳脱时，温和地回到观察呼吸上，不要评判或自责；可以在心中默念"呼"或"吸"，但要保持观察呼吸的主要注意力，也可借助数息连接呼吸或只关注气流进出等技巧来增强专注力。一般而言，熟练掌握正念呼吸需要持续练习 1 周以上的时间。

正念呼吸

（2）**正念吃葡萄干**：是一种正念练习，通过吃葡萄干来帮助我们学会觉察和专注。练习时需要准备葡萄干，并把手机关闭，预留 5~10 分钟的安静时间。步骤包括拿起葡萄干、观察外形、感受质地、闻气味、慢慢咀嚼、体会吞咽和感受完成后的状态。每个步骤需要 20~30 秒的时间。此外，类似的正念练习也可以应用到日常进餐中。

（3）**三分钟呼吸空间**：是一种简短正念练习，通过三分钟的时间来觉察、集中和扩展注意力。首先，进入觉察，承认当前的体验，询问自己的感受、想法、情绪和身体感觉。集中注意力在呼吸上，感受腹部随着呼吸起伏。扩展觉察范围至全身，注意姿势和面部表情，并以深呼吸消融任何不舒服、紧张或阻抗的感觉。在练习中不要设定目标，只需要注意内心的变化。

（4）**身体扫描**：通过集中注意力在身体的每个部位，来感受身体的变化。躺着闭上眼睛，将注意力集中在呼吸和腹部，然后逐步在身体各部位停留 20~30 秒。如果发现分心、胡思乱想，不要批评自己，温柔地将注意力带回呼吸，感受自己的身体感觉。这个练习可以让个体体验到深度放松，如果睡着了，可以使用枕头抬高头部。

（5）**正念运动**：是通过伸展身体来安定意念的一种练习。它包括四个伸展练习：抬举双臂、摘水果、侧弯、转肩。在每个动作中，要觉察身体的感受和局限性，并以开放的心态接纳不愉快感和挑战。这些练习可以协调身体的肌肉和关节，并释放压力。在练习过程中要注意呼吸和身体感觉，并以温和的方式对待自己的身体。

知识拓展

家庭治疗

家庭治疗（family therapy）是以核心家庭为干预单位，通过会谈、行为作业和其他非言语技术改变家庭成员间不良的互动方式，解决个人问题，促进个体和家庭系统功能的一种心理治疗方法。家庭治疗的流派有很多，比如系统家庭式治疗、策略派家庭治疗、结构派家庭治疗、精神分析家庭治疗和认知行为家庭治疗等。以系统式家庭治疗为例，它认为个体的问题和困扰往往是与家庭中的关系和动态有关联的，因此，通过家庭治疗可以更全面地理解和解决问题。

第二节　临床护理常用心理治疗技术（二）

一、临床催眠治疗

（一）概述

催眠是一种注意力高度关注的聚焦体验，它邀请个体在体验的多水平作出反应，从而有目的地去放大并利用个人的资源。该概念强调的是聚焦体验和资源的利用。临床催眠指催眠技术在临床上的应用，目标是把催眠的相关理论与技术用于改善心理和身体问题，提升个人和团体表现。临床催眠的目标是促进来访者的福祉，涵盖心理咨询、心理治疗和医疗健康领域。

（二）理论基础

关于催眠的当代理论较多，分为个体内视角和人际间视角。其中新解离理论和转换意识状态理论属于个体内视角，强调催眠现象的产生是由于个体具有某种特定的主观特质和状态；社会认知理论和社会互动理论属于人际间视角，强调催眠的社会性和互动性，关注点是催眠实施者和被催眠者之间的互动。

1. 新解离理论　认为催眠是一种解离状态，人类具有多重认知系统，催眠时这些系统可以自动运作，相互分离。在催眠中，被催眠者将一部分执行功能交给催眠师。

2. 转换意识状态理论　认为催眠是一种意识状态的转换，主要特征是注意力集中和主观知觉改变。催眠师通过引发被催眠者的高度注意力和暗示来诱发主观层面的改变，如积极体验和知觉歪曲等。支持该理论的证据是催眠前后个体的体验存在巨大差异。

3. 社会认知理论　认为催眠是一种社会认知现象，核心是角色扮演。被催眠者具备动机或者信以为真的想象力，可以进入催眠的角色。

4. 社会互动理论　认为催眠是特定的社会互动结果。催眠师和被催眠者之间有一种自然的关系，不能强加自己的信念系统。催眠师鼓励被催眠者以自己的方式和节奏去实施建设性的行动，催眠是双向互动中相互合作的过程，三个关键词是关系、合作和利用。

（三）操作过程

1. 催眠前访谈　包括心理教育和催眠反应性评估。心理教育可以通过介绍催眠的定义和理论、解读催眠误解、讲述案例或隐喻故事等方式，增强来访者对催眠的认知，并激发其改变动机。催眠反应性评估可以分为正式和非正式两种，正式的催眠反应性评估使用标准化工具，非正式的催眠反应性评估则运用游戏和挑战测验等方法，如雪佛氏钟摆测验、手臂轻重测试、睁眼测试和手臂抬起测试等。

2. 催眠实施四步骤

（1）**导入**：常用的方法有眼光凝视法和计数法。眼光凝视法让来访者凝视某个点或物体，如手指、钟表、水晶球等，并可与放松暗示结合，要求保持注意力聚焦较长时间；计数法通常倒数计数，隐含向深度催眠进入的意思，并在数字之间给出放松和舒适的暗示。通过训练和条件化反射，来访者通过身体感受和催眠后的暗示，可以获得简单倒数计数所带来的深度催眠体验。

（2）**加深**：常用的技术包括下行楼梯技术、链接暗示技术和反应性技术。下行楼梯技术通过鼓励来访者想象站在特殊阶梯的顶端，然后缓慢下楼梯，一次下一级，以进入更深的催眠状态。链接暗示技术将一个暗示与另一个暗示相连接，通常使用句式形式，如"当你 X 时，你可以 Y"。例如，当你闭上眼睛时，你可以做一次放松的腹式呼吸。反应性技术也称嵌入嵌出技术，包括催眠后暗示和重新导入。

（3）**工作**：包括识别症状模式中的催眠现象，如焦虑、时间扭曲和感觉改变等，以及倾向于高估风险、低估资源和应对能力的倾向。然后利用催眠体验中的放松、自我控制感、体验改变、认知灵活度和问题解决技能等互补催眠现象来缓解焦虑等症状。最后通过布置作业和行为处方等体验式方法将资源和反应应用到实际生活中。

（4）**唤回**：最常用的是计数法，与导入技术中的倒数相反，数字通常从 1 数到 3 或 5；也可以使用定时法，在固定时间（1~3 分钟）后唤醒；还可以使用自主唤醒法，让来访者按自己的速度回到当前状态，直到清醒。

3. 催眠效果反馈 包括主观反馈和客观反馈。主观反馈是指来访者对自身的反馈，例如自我效能感、主观困扰程度的改变，以及对催眠过程的满意程度等；催眠师的主观反馈是通过观察、洞察、分析和反思催眠过程后得出的观察结果。客观反馈则是通过心理量表测量值前后对比和生物反馈设备实时反馈等客观的量化评估来实现的。

ER 7-6

临床催眠减压

二、焦点解决短期治疗

（一）概述

焦点解决短期治疗（solution-focused brief therapy，SFBT），是指以寻找解决问题的方法为核心的短程心理治疗技术，强调病人的积极力量和对未来问题的解决，注重效率和效果的一种后现代心理治疗的理论和方法体系。治疗的中心任务是帮助病人考虑此时此地应该如何做来解决问题，而不是聚焦于问题的根源。

（二）理论基础

1. 社会建构理论 社会建构理论认为，治疗过程本身是被构建出来的，问题的解决是通过病人和治疗师合作的互动来实现的。因此，心理问题的解决不是一个固定的事实，而是可变的和可以商讨的，并且受到社会和情境的影响。社会建构理论并不重视探究事件本身，更注重病人对事件的解释和在实践中采取的反应和行动（经验）。

2. 系统理论 我们的文化和环境构成了一个系统，影响着我们的行为和思维。周围的事物可以强化或消除某些行为或想法。当遭遇心理问题时，心理平衡被打破，消极情绪会愈加突出。焦点解决短期治疗旨在扩大积极的部分，通过积极的行动来解决问题。治疗的关键是让病人看到自己身上存在的积极因素，并利用他们已有的积极力量来解决问题。

（三）操作过程

1. **对话阶段**　通过建构解决途径的对话来收集资料并引发病人积极思考的目标。

（1）**问题描述**：治疗师需要了解病人的问题、主观感受和问题对病人的影响，并采用共情、一般化、重新建构和复述关键字等技术作出回应。在描述问题的过程中，治疗师要确保理解病人所说的内容，并建立彼此平等合作的治疗关系。

（2）**目标架构**：治疗师与病人合作设定积极可行的咨询目标，一般选择病人能够"看得见""愿意做"的可行性事件开始，使用评分提问制定目标。通过评分提问，可以激发病人持续改变的动力，并让治疗双方清晰地看到病人改变的进程。

（3）**例外架构**：针对病人的问题询问是否存在例外情况，即问题没有发生或者问题发生了但不严重，以找到解决问题的资源和成功经验。具体方法包括：①询问问题何时不发生以及在那时成功的方法。如"这个问题什么时候不发生？""那时候你是怎么做到的？"；②询问问题结束或即将结束时的处理方式，如"你是如何知道你的失眠问题已经过去了？""结束之后你又做了什么？"；③探询病人过去曾经有过的偶发成功经验；④探讨病人在其他方面的成功经验，即使与当前问题不直接相关；⑤询问病人做了何事让问题没有变得更糟。该技术通常适用于病人对自己的咨询目标不确定或对问题感到绝望时使用。

（4）**假设解决架构**：如果病人没有任何成功经验或者例外情况，治疗师需要采用未来导向的提问，进入假设架构。治疗师会邀请病人想象"未来问题不再发生"的情形，描述"问题解决"时的全貌。可以使用奇迹提问技术，例如"如果今天晚上你可以安稳地睡觉，并且在明天早上你发现有一个奇迹发生了，你的疾病治疗和康复方面取得了突破，你发现自己已经不再感到焦虑了，你觉得自己做了什么事情让这个改变发生了？"在假设问题已经解决之后，治疗师会与病人联系，帮助来访者整理问题解决的基本路径，确定需要哪些小步骤才能使奇迹发生，并让病人理解这些步骤。

2. **休息阶段**　在这个阶段，治疗师会离开咨询场所，回顾并整理病人在第一阶段中提到的有效解决方法，并思考如何给予有效的反馈。这个过程需要治疗师和幕后观察的小组成员一起讨论。休息阶段是SFBT咨询过程的一个重要部分，它让正向反馈更加聚焦、有组织性和有方向性。

3. **正向回馈阶段**　治疗师回到咨询现场，提供休息阶段制定的干预策略，包括3方面。①赞美：治疗师在会谈中要注意病人的优点、表现和进步，并在此时给予赞美；②信息提供：用来联结赞美和家庭作业之间的重要信息，例如"在目前情况下，如果你能做些什么，效果可能会更好。你愿意尝试做些什么吗？"；③家庭作业：只有根据病人在会谈中制定的改变目标，在现实生活情境中采取实际的改变行动，才能真正实现咨询的效果。

三、叙事治疗

（一）概述

叙事治疗（narrative psychotherapy）是指通过治疗师对病人问题故事的好奇和关注，运用外化、解构、改写等技巧，帮助病人用有力量的故事替代那些被压抑的问题故事，从而唤起病人内在力量的改变过程。叙事治疗的有效性在于对个体经验进行积极的解释，通过将经历编成一个故事的方式，帮助病人用更积极的故事替代那些被压抑的问题故事，增强病人改变的内在动力。叙事治疗为理解个人成长提供了一个积极、正向的框架，引导病人走出困境。

（二）理论基础

1. **社会建构主义**　社会建构主义认为个人的认知和理解是通过与社会环境的互动和交流而形成的。对于叙事治疗而言，社会建构主义强调个体通过语言和社会互动来构建和分享自己的故事。故事不仅仅是个体内部的表达，更是社会群体和文化背景中的共同构建。在治疗中，治疗师与个体共同构建故事，通过对话、提问和反思帮助个体重新构建他们的叙事，并创造积极的变化。

2. 结构主义叙事论　结构主义叙事论关注语言和故事中的结构、模式和主题。它认为个体的故事是由一系列的符号和意义组成的，并受到文化和社会中的规范及模式的影响。在叙事治疗中，结构主义叙事理论提供了一种框架来理解个体故事中的模式和主题，并帮助个体发现故事中的新的可能性和变化路径。治疗师通过提问和探索来改变固定的故事模式，促进个体的个人成长和变化。

（三）操作过程

1. 从问题之外了解病人　①叙事治疗师应该进入病人的故事世界，更加关注人而不仅仅是问题。因此，治疗师通常以询问病人身份特征、爱好、生活经历、社交等方面的问题为起点。②在治疗中，治疗师与病人的关系应该是平等的，如"你有什么问题想问我""你对我问的问题不能理解，你都可以提出来"。

2. 进行双重聆听　治疗师需要聆听来访者的问题及其故事，了解他们对问题的体验和理解，以及问题对家庭的意义，从而深入理解他们的困惑与冲突。同时，治疗师还应聆听未被问题掌控的故事，了解来访者的困扰和价值观。将故事视为个人叙述而"事实"或诊断线索，帮助识别生活中的支线故事，理解他们的语言和偏好，创造更多可能性。

3. 将人和问题分开，外化问题　叙事治疗通过将问题视为外部实体，而非个体本身的内在特征，帮助个体与问题分离，减少问题对个体的压力和限制。治疗师与个体一起合作，探索问题的性质、起源和影响，以便找到更有利的故事和解决方案。外化的技巧：①使问题客观化，如"你认为内向性格是如何影响你与他人建立朋友关系的？"。②命名问题，使用符合病人经验的词语来命名问题，如"如果要给你在社交场合中难以主动与他人交流的问题取个名字，你会叫它什么？"。③拟人化描述，如"如果你的内向性格是一位守门人，那么他会如何选择你的朋友呢？"。

4. 重塑生命故事　也称解构和改写。治疗师通过提问的方式，在问题和病人偏好的故事之间建立联系。他们邀请病人详细叙述和重新叙述生活经历，重塑故事，探讨转折点和人生方向。解构是指探索主线故事的构建，摆脱其支配，按顺序连接事件发展，探索特殊事件的细节，形成行动蓝图。改写是指挖掘支线故事，重新建构积极的自我认同，形成意义蓝图。如"想象一下，如果你的生命故事是一本书，那么内向性格对于你和他人之间的友谊是否成为了其中一个重要的情节？这个情节在书中如何展开？你是否愿意在未来的章节中重新定义这个情节，让你和他人彼此理解和信任，建立起真正的友谊关系？"

5. 见证和记录　治疗师和病人一起用"局外见证者"的方式和文件制作（如记录信件和摘要等），来加强治疗并巩固治疗效果。

6. 结束治疗前的询问　每次访谈结束时，叙事治疗师会习惯地询问："你觉得这次谈话对你有帮助吗？如果有，是怎样的帮助？""你还愿意再来谈吗？""什么时候愿意再来谈？"

四、生物反馈治疗

（一）概述

生物反馈疗法（biofeedback therapy）是个体通过应用生物反馈技术来控制和调节异常的生理反应，以调整身体功能和预防、治疗疾病的一种心理治疗方法。生物反馈技术是借助仪器将人体内一般情况下不能被人感知的生理活动变化信息，如肌电、皮肤电、皮肤温度、心率、血压等加以记录、放大并转换成为能被人们所理解的听觉或视觉信号，并通过对这些信号的认识和体验，学会在一定程度上有意识地控制自身生理活动的过程。生物反馈仪本身并没有治疗作用，除了提供信息外，不进行任何物理或化学干预。治疗师应该让病人明白，他们掌控着反馈信号，而不是仪器控制他们。常见的生物反馈技术包括肌电反馈、皮肤电反馈、心率与血压反馈、皮肤温度反馈、括约肌肌张力反馈和脑电反馈等。

（二）理论基础

生物反馈疗法的理论基础是内脏操作条件反射，详见第一章第四节。

（三）操作过程

1. 评估与目标设定　治疗师会与病人进行初步评估，了解病人的症状、问题和目标。根据评估结果，确定适合的生物反馈方法和目标。

2. 反馈训练　治疗师将传感器或监测设备放置在病人身体上，以监测生理指标，如心率、皮肤温度、肌肉紧张度或脑电波等。传感器会收集病人的生理数据，并将其转化为可视化反馈或听觉反馈，如图表、电子游戏或音频提示。病人通过观察或听取反馈信号来了解其生理状态。

3. 意识和调节　病人在反馈信号的引导下，尝试控制和调节自己的生理反应。例如，通过深呼吸、放松练习或思维调节来降低心率或紧张度。

4. 练习和反馈　病人在治疗师的指导下进行锻炼和实践，通过反馈信号的指导不断调节和改善生理反应。这可能需要反复练习和调整，以逐渐达到预设的治疗目标。

5. 家庭练习　鼓励病人在治疗过程中进行家庭练习，以巩固所学技能，促进效果的持续改善。

第三节　心理危机干预

一、心理危机概述

（一）心理危机的概念

心理危机（psychological crisis）是指个体在遭遇突发事件或重大挫折和困难时，无法回避并且无法用自己的资源和应对方式解决，所产生的心理反应。危机事件是引发心理危机的事件，通常指生活中突然发生的意外事件，对个人或群体造成巨大压力并超过他们的应对能力。这些事件包括自然灾害、人为灾害、突发公共卫生事件、复杂的紧急情况（如战争）以及个体的创伤事件，如丧亲、遭受暴力伤害等。

（二）心理危机的类型

1. 境遇性危机　指由外部事件引起的危机，个人无法预测和控制。这种危机突然发生，具有随机性、强烈性和灾难性，包括亲人或同学的死亡、遭受暴力伤害，以及自然灾害如地震、洪水等。

2. 发展性危机　指个体在生命发展阶段可能出现的危机。当个体从一个发展阶段过渡到下一个发展阶段时，其原有的行为和能力无法应对新问题，同时新的行为和能力尚未发展起来，此时个体易处于行为和情绪的混乱状态，产生发展性危机。如童年时父母离异、家庭冲突或患重病等。

3. 存在性危机　指伴随着人生重要问题出现的内部冲突和焦虑，如关于人生目的、责任、独立性等的困惑。

（三）心理危机的表现

1. 基本反应　包括生理、认知、情绪和行为四个方面。①生理方面：表现为身体颤抖、疲劳、头痛、背痛、恶心、胸闷、心悸、失眠、噩梦、肌肉紧张和尿频等；②认知方面：表现为健忘、注意力不集中、意识模糊、记忆力下降、思维混乱、自尊心下降、负面的自我对话、否认和对事情原因的反复思考等；③情绪方面：表现为恐慌、担忧、愤怒、悲伤、自责、内疚、绝望、易怒和无助等；④行为方面：表现为社交退缩、逃避与疏离、容易自责、哭泣、不易信任他人、指责和攻击等。

2. 严重反应　心理危机严重时，可能出现精神病性症状，如感知觉障碍、情绪情感障碍、行为障碍、思维障碍和注意力障碍等；其他严重反应包括急性应激障碍、创伤后应激障碍和适应障碍等应激相关障碍。

虽然心理危机是一种危险,它使个体处于异常状态,但同时也是机遇,因为由之产生的痛苦会迫使人们寻求帮助。如果抓住这个机遇,就能够帮助个体埋下自我成长和自我实现的种子。危险与机遇并存,克服了危即是机。我们要善于从眼前的危机和困难中捕捉和创造机遇,逐步具备辩证看问题的能力。

二、心理危机干预概述

(一)概念

心理危机干预(mental crisis intervention)又称危机干预、危机管理、危机调停或危机介入,是指通过提供有效的帮助和心理支持,调动个体潜能,恢复适应能力,帮助其获得新技能,以预防或减轻心理创伤潜在的负面影响的过程。

(二)心理危机干预模式

1. 基本干预模式

(1)**平衡模式**(equilibrium model):该模式认为危机是一种心理失衡状态,危机干预旨在使个体恢复到原来的心理平衡状态。危机干预应该帮助危机个体宣泄负性情绪,使其恢复到危机前的状态。平衡模式适用于危机的早期干预。

(2)**认知模式**(cognitive model):认知模式认为,心理危机不是由事件本身引起的,而是个体对应激事件的主观判断所导致的。人们对危机事件持有错误的、歪曲的思维是干预的重点。工作任务是通过练习新的自我对话,使思想变得更积极和肯定。该模式适用于已相对稳定的来访者稳定下来,可使其逐渐恢复危机前的平衡状态。

(3)**心理社会转变模式**(psychosocial transition model):该模式认为人是先天遗传和后天学习以及与环境相互作用的结果。危机的产生是由心理、社会和环境因素引起的。危机干预的目的是与来访者合作,评估与危机相关的内部和外部困难,帮助来访者选择替代现有行为、态度和利用环境资源的方法,使其重新获得对自己生活的自主控制。该模式同样适用于已经趋于稳定的个体。

2. 融入实践背景的干预模式

(1)**心理急救干预**:心理急救干预的目标是建立来访者的安全感,减少应激相关症状,提供休息,促进身体恢复,将来访者与关键资源和社会支持系统联系在一起,并提供即时的安抚。该干预主要基于马斯洛的需要层次理论,优先考虑来访者的生理需求。具体干预措施包括接触与参与、提供安全和抚慰、保持稳定、收集信息以了解当前需求和担忧、提供实际帮助、联系社会支持、提供应对信息、与其他机构协作服务。心理急救干预是一种权宜之计,它本身并不用于治愈或解决问题,而是提供非侵入性的身体和心理支持。

(2)**ACT 模式**:ACT 指评估(assessment)现有问题、连接(connecting)来访者与支持体系、干预创伤反应(traumatic reactions)和创伤后应激障碍。该模式通常包括七个线性阶段:危机评估、建立和谐的关系、确定主要问题、处理情绪、提出并探索解决问题的各种方法、制订计划和提供后续服务。

三、心理危机干预步骤和技术

(一)心理危机干预步骤

心理危机干预中,干预工作者的首要任务是确认安全。他们需要持续评估来访者、周围人员和自己所处的环境是否安全,通常包括以下7个步骤:

1. **初次接触**　是与来访者积极沟通的阶段。此阶段的主要目的是建立心理联系和沟通,并澄清目的。具体方法包括自我介绍,获取来访者的名字,以明确和简短的语言与来访者建立有效的交流,用开放提问、情感反应和强化鼓励来访者讲述他们的故事。

2. **确定危机**　即找到影响来访者情感、行为和认知并导致危机的诱发事件。此阶段的主要目的是确定问题,考虑危机对来访者情感、行为和认知方面的影响,并探索危机对来访者自身、人际关系和整个系统的影响。

3. **提供支持**　该阶段的主要任务是发现过去起作用的支持系统,探索当前可利用的支持系统以及需要哪种支持系统。支持系统一般通过心理支持、物质支持、社会支持和信息支持四种方式进行。

4. **寻找替代方案**　寻找即时短期方案,以减轻危机并削弱矛盾,包括寻找环境支持、提供应对策略、采取积极态度思考问题,并寻找实现短期目标的解决方案。

5. **制订计划,建立自我控制**　在危机中,来访者通常会感觉失去了控制,需帮助其制订行动计划以建立自我控制。计划的重点是系统地解决问题,通常要告知受害者和幸存者在危机发生后,他们的心理状态正在发生什么变化,并将会发生什么变化。同时,告知他们如何使用应对技巧来减轻这些症状。

6. **获得承诺**　获得来访者口头或书面承诺对计划非常重要。承诺必须是来访者能够理解、认可和实施的,确保来访者知道下一步该怎么做。承诺的目的是让来访者通过明确、积极、有目的的行动步骤,恢复自己的平衡状态。

7. **随访**　危机干预工作者应进行即时和短期的随访,以确保计划正在进行,并保护来访者和其他相关人员的安全。随访通常在危机后的几分钟、几小时或几天进行。

(二)心理危机干预技术

1. **危机事件应激晤谈技术**(critical incident stress debriefing, CISD)　这种疗法采用结构化的小组讨论形式,引导灾难幸存者谈论应激性的危机事件。干预最好在危机发生后的24~28小时内进行,不建议在24小时内进行,若在6周后再进行干预,效果微弱。整个疗法分为6个阶段,每次2~3小时,包括介绍期、事实期、感受期、症状期、辅导期和恢复期。

2. **稳定化技术**　目的是帮助当事人在内心世界中建立一个相对安全的处所,远离令人痛苦的情境,并找到内心的积极资源,激发内在的生命力。常用的稳定化技术包括放松技术、着陆技术、蝴蝶拍技术、保险箱技术、安全处所技术和遥控器技术。放松技术是基础,详见本章第一节内容。

(1)**着陆技术**:指当我们感到紧张、恐慌和情绪失控时,通过引导来访者触发真实情境中的视听嗅味触五个感觉,帮助情绪尽快平静下来的一种心理稳定技术。原理是将注意力从内在的思考转移到外部世界,帮助我们回到"此时此地"。可以用"5-4-3-2-1"的方法,让个体以坐姿舒适地坐好,不交叉腿或胳膊,深呼吸,逐一描述能看到的5个物体(颜色、形状、质地),感受到的4件事(如身体靠在椅子上、阳光照在身体上等),听到的3个声音,闻到的2种气味,尝到的1种味道。

(2)**蝴蝶拍技术**:原理是通过双侧身体刺激来激活副交感神经,平衡左右脑的感知,以促进大脑对信息的再加工。具体操作是将双臂交叉于胸前,右手放在左上臂,左手放在右上臂,轮流有节奏地拍打对侧的手臂或肩膀,就像蝴蝶扇动翅膀一样,左边一下,右边一下,左右各一次算作一轮,4~12轮为一组。拍打的节奏应稍慢,轻重可根据个人感觉舒适来调整。

(3)**保险箱技术**:保险箱技术可以帮助来访者在短时间内管理自己的创伤经历,将这些经历"打包封存",从而减轻压力并处理情绪困扰。在练习保险箱技术时,来访者需要想象自己大脑中有一个保险箱,可以将给自己带来负性情绪的东西锁进保险箱。来访者自己保管着保险箱钥匙,可以自己决定何时打开保险箱门,重新触及那些带来负性情绪的压力,并探讨相关事件。

(4)**安全处所技术**:在内心深处找到一个绝对惬意舒适的场所,这个地方没有任何压力,只有好的、保护性的、充满爱意的东西存在。安全处所可以是地球上的某个地方,也可以是任何其他可能的地方。

(5)遥控器技术:即在内心建立一个遥控器,对可能会引发危机事件后经常闪回的"图像"拥有最佳的掌控能力,通常和保险箱技术一起使用。遥控器技术可以帮助人们提取积极记忆和情绪,并尝试直面压力和负性情绪,从而将负性情绪切换为积极情绪。

除此之外,常用的危机干预技术还包括认知行为疗法(CBT)、眼动脱敏再处理技术(EMDR)、正念减压法、临床催眠疗法、系统脱敏疗法、移空技术和药物干预等。危机干预工作者可以根据具体情况选择不同的干预技术。

(周雪妃　杨　阳　汪启荣)

思考题

1. 对于常人而言,手术室总令人生畏。这是一位手术室护士真实的描述:"第一眼看到刘女士(52岁)时,她静静地躺在手术台上,等我们完成术前准备工作。也许出乎她自己的意料,短短几分钟的等待,竟将她在家人面前维持了很久的勇气与镇定击得粉碎。在等待中,刘女士的身体和感情上的压力使她的危机感、焦虑、痛苦和恐惧在此时此境达到顶点,她无法自控……"

请思考:作为护理人员,我们如何帮助病人克服术前的焦虑和恐惧?

2. 病人,男性,48岁,已婚,本科毕业,担任某公司总经理。前年有位年轻同事突发心脏病去世,对病人造成了很大的触动,他开始感到焦虑不安。他曾经吸烟20多年,但在同事去世后他戒烟了,并且开始很少喝酒。在春节聚会上,他虽然仅象征性地喝了一点酒,但晚上突然感到心慌、憋气、胸闷,以为是心脏出了问题,赶紧去急诊。经过检查,医生说没有明显问题,但是这并没有缓和他的焦虑情绪。为了确认自己的身体状况,他春节后特意住院检查,但并没有发现明显的器质性病变,但他仍然经常觉得胸口不舒服,总是着了魔般地去医院检查。病人对自己要求非常严格,追求完美,谨小慎微。

ER 7-7
练习题

请思考:针对该病人的焦虑情绪,治疗师使用了系统脱敏法,请说出系统脱敏法的原理及操作步骤。

第八章 │ 病人心理

教学课件　　　思维导图

学习目标

1. 掌握病人心理的需要与心理特征；不同年龄阶段、临床各类病人的心理特征。
2. 熟悉病人的角色适应与偏差；不同疾病阶段病人的心理特征。
3. 了解病人的求医与遵医行为。
4. 学会识别不同病人的心理特征，为实施心理评估、心理护理提供依据。
5. 具备理解和接纳病人的情绪与行为问题的能力。

第一节　病人心理概述

情境导入

　　第六章第二节情境导入中的李女士，入院经过一系列检查拟于两周后行手术治疗，护士发现近几日该病人经常使用电脑处理工作事务到深夜，并经常接打电话讨论工作相关事宜，导致休息时间严重不足。病人时常因为小事向医务人员及家人发脾气，自诉紧张、失眠、头痛、食欲差。

　　请思考：

　　1. 李女士的病人角色出现了哪些偏差？

　　2. 该病人的心理特征有哪些？

一、病人角色

（一）病人角色的概念

乳腺癌手术病人心理分析

　　病人角色（patient role）指处于患病状态中，有求医的需求和行为的社会角色。个体一旦进入了病人角色，其心理和行为上也会产生相应的变化。个体需要从其他社会角色转换到病人角色。从社会学的角度观察，病人角色包含以下几个要素：①病人可从常规的社会角色中解脱出来，减轻或免除原有的责任或义务。②病人对恢复自己健康负责任。③负有寻求医疗帮助的责任。

（二）病人角色的适应与偏差

　　1. 病人角色适应　是指病人与其病人角色的期望基本符合，如承认自己患病，积极接受治疗，主动采取各种措施促进健康的恢复，疾病痊愈后能及时地从病人角色再转换到原来正常的社会角色。

　　2. 病人角色偏差　是在病人角色适应的过程中，部分病人因为各种因素的影响，在病人角色和其他社会角色转换过程中没有按实际的角色模式行事，出现角色的偏差（图 8-1）。常见的病人角色偏差有以下几种情况：

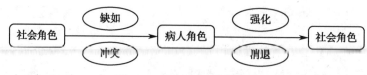

图 8-1　病人角色适应偏差

（1）**角色行为缺如**：病人未能进入病人角色，没有配合医疗活动恢复健康的想法与行为。虽然医生已作出疾病诊断，但病人尚未意识到自己已患病或不愿承认自己是病人。由于患病意味着社会功能下降，与求学、就业及婚姻等涉及个人利益的问题有关，致使病人不愿接受病人角色；另外，部分病人可能使用"否认"的心理防御机制，以减轻对患病的过度焦虑，这类病人不易与医护人员合作。

（2）**角色行为强化**：随着躯体的康复，病人角色行为也应转化为正常的社会角色行为。如果这种转化发生阻碍，个体安于病人角色的现状，角色的行为与其疾病症状程度不吻合，对自我表示过度怀疑和忧虑，行为上表现出强的退缩和依赖性，这就是病人角色行为强化。导致角色行为强化是由于某些病人惧怕很快回到充满矛盾和挫折的现实社会角色中，以退化机制来应对现实环境；另外，病人角色满足了病人的某些心理需要，如需要他人关注等，这些都可以使病人角色强化。

（3）**角色行为冲突**：指当个体集多种角色于一身时，在其自身内部产生的冲突。个体在适应角色过程中，与其病前的各种角色发生心理冲突而引起行为的不协调。如病前的社会角色是一个工作节奏快、人际交往广泛的部门主管，生病后需要休息和静养，但病人还是按照自己以往的习惯行事，将工作带到病室，不能适应病人角色的要求，如不遵医嘱服药、不按时休息和接受治疗等，此时会引起角色行为冲突。

（4）**角色行为消退**：已经进入病人角色的病人，由于某些环境、家庭、工作以及社会角色、责任、义务等因素而走出病人角色，过早地转入社会常态角色，去承担其他角色的责任和义务的行为表现。如住院治疗中的母亲因孩子的意外受伤而毅然出院去照顾孩子。

（5）**角色行为异常**：病人对疾病缺乏正确的认识，表现为过多考虑疾病的后果，对自身健康过度悲观，产生焦虑和恐惧等不良心境。此时，病人易出现行为异常，如攻击性行为、滥用药物、病态固执和拒绝有效的治疗方案，甚至出现抑郁、厌世等。这种适应偏差常出现在久病、重病或患有某些被社会歧视疾病的病人身上。

二、病人心理需要

人们在健康时往往能够主动满足自己的各种需要，患病后往往无法按照通常的方式去满足需要，而且因社会角色的变化，还会产生新的需要。所以医护人员应了解并帮助病人满足其心理需要，促进疾病的康复。

（一）生理的需要

病痛的折磨使病人急切地希望得到医生和护士的专业帮助，病痛缓解、尽快康复成为病人的第一需要。病人的饮食、排泄、呼吸等基本的生理需要在患病后会受到威胁，医护人员应协助并满足病人基本的生理需要，让病人保持身体舒适。

（二）安全的需要

疾病使病人感到生命安全受到威胁，生命的安全是病人最迫切的需要。病情越严重，个体的自我保护能力越低，安全的需要越强烈。

信息的获得也是满足病人安全需要的重要途径。一方面，病人会非常关注自己的病情变化，急切需要了解自身疾病的相关信息，如疾病的性质和严重程度、可行的治疗和护理方案、药物治疗的毒副作用、疾病预后等。所以护士应该为病人建立通畅的信息渠道，有针对性地开展健康教育，帮助病人获取必要的正确的相关信息。另一方面,病人希望了解医院的医疗技术水平,尤其是自己的主治医生的专业特长,希望得到安全可靠的治疗。护士在实施护理措施前都应先跟病人沟通,进行耐心的解释,以消除或减少病人的疑虑与恐惧。

(三) 爱与归属的需要

病人需要被关心和接纳,在患病住院后与亲友分离,病人特别需要医护人员和亲人的关怀、同情和理解;同时,病人进入到一个陌生环境,需要尽快地熟悉环境,被新的群体接纳,需要与病友沟通,在情感上被接纳。另外,病人需要社会联系和交往。除了与医护人员和病友交往,病人还需要与家庭成员沟通,与同事和朋友保持联系和交往。

(四) 尊重的需要

疾病可能干扰病人尊重需要的满足。病人常感到成为别人的负担和累赘,自信心降低,因而对尊重的需要会比患病前更强。在进行治疗和护理操作时,护士需做好沟通解释,制订和执行医疗护理方案时要尊重病人的知情同意权;同时,保护病人的隐私也体现了护士对病人的尊重;此外,护士对待病人应态度亲切,称呼礼貌。

(五) 自我实现的需要

自我实现的需要是患病期间最难以满足的,主要表现在表达个性和发展个人能力方面感到力不从心,成就感下降;此外,特别是有些意外事故致残者,其自我实现需要受挫更严重。因此鼓励病人战胜病痛,对生活充满信心就显得尤为重要,对有一定自理能力和活动能力的病人,护士应鼓励并协助病人生活自理,让病人根据自身病情适当活动。

启智润心

早在春秋之初,我国著名的思想家管仲就对人的心理需要与情绪的关系有所论及:"凡人之情,得所欲则乐,逢所恶则忧,此贵贱之所同有也。近之不能勿欲,远之不能勿忘。"意思是人的情绪是以需要的满足与否为转移的,需要满足则生乐,需要未满足就忧虑;情绪反过来也会增加需要的强度,当需要得不到满足时,它非但不会消失,反而会在情绪刺激下更加旺盛,以致产生破坏行为。所以护理人员要主动积极地满足病人的心理需要,从而减少病人的不良情绪的产生。

三、病人的一般心理特征

(一) 认知的变化

1. 感知觉的变化 在感知方面,病人的注意力由外部世界转向自身的体验和感受,感知觉的指向性、选择性及范围都发生了相应的变化。主要包括:①注意力增强,敏感性增强:如有的病人对被子轻重都有明显的感觉,甚至可觉察自己的心跳、呼吸、皮肤温度。②感受性降低:有的病人对痛、温觉刺激感受性下降;也有的病人出现味觉异常,如对食物的色、香、味感觉迟钝,吃饭如同嚼蜡。③时空感觉异常:表现为时间感知错乱,如分不清昼夜或上下午;有时会出现感知空间方位错乱,如感觉房间或床铺摇晃,甚至有天旋地转等感觉。④错觉或幻觉:如截肢的病人可能出现幻肢痛。

2. 记忆和思维能力受损 病人存在不同程度的记忆力异常,一些躯体疾病伴有明显的记忆减退。另外,病人的思维活动也受到一定的影响,如判断能力下降,猜疑心理明显等,也会影响病人对客观事物进行正确的判断。

此外,多数脑血管疾病的病人均伴有不同程度的认知功能损害;血糖的波动可直接影响糖尿病病人的注意力、定向力、记忆和思维等；慢性阻塞性肺疾病并发呼吸衰竭的病人认知功能有损害。

（二）情绪反应

病人患病后最常见的情绪反应是焦虑、恐惧、抑郁和愤怒，详见第九章第二节。

（三）意志活动变化

治疗疾病的过程对病人来说是一个以恢复健康为目的的意志活动。患病后病人主要表现为意志的自觉性降低，对他人的依赖性增加。如自己能料理的日常生活会依赖他人去做，希望得到家人、朋友、护理人员无微不至的照顾与关怀；有的病人表现为意志的自制性下降，如躯体不适时发出呻吟、哭泣，以引起周围人的注意，期望获得关心与同情；有的病人意志力减退，不能按医护人员的要求完成治疗，使疗效受到影响。

（四）人格变化

人格通常是比较稳定的，一般不会随时间和环境的变化而发生改变，但在患病情况下，部分病人会出现人格的改变。一般表现为依赖性增强、被动、顺从和自卑等，尤其患一些慢性迁延疾病或导致体象改变疾病的病人。当疾病对病人的生活和工作影响很大，病人常常很难适应新的社会角色，原有的一些思维模式和行为方式改变，例如一些病人患病后变得自卑、自责等；部分截肢病人可能会变得自卑、冷漠、回避社交；脑卒中后的病人可能变得孤僻和退缩。

四、病人的求医与遵医行为

（一）求医行为

1. 求医行为的概念　求医行为（health-seeking behavior）是指个体感觉到某种不适、有病感或出现某种症状时，寻求医疗机构或医务人员帮助的行为，也称就医行为。

2. 求医行为的类型

（1）**主动求医行为**：当个体有"病感"后产生就医动机，主动寻求医疗机构或医务人员帮助的行为。这种求医行为最为常见，疑病性神经症或者有药物依赖性的个体也常采用这种行为。

（2）**被动求医行为**：指个体产生"病感"但无求医动机，在其他人催促或帮助下才就医的行为。一些自知力或自制力缺乏、自理能力下降和行动不便的个体常采用这种行为。

（3）**强制就医行为**：在某些特殊情况下，个体患病后无"病感"和就医动机，由他人或管理机构强制送医的行为，如精神病病人和某些传染病病人等被强制送医。

3. 求医行为的影响因素

（1）**年龄**：一般而言，婴幼儿和儿童在人群中处于被保护的社会角色地位，此年龄段人群的求医行为相对较多。老年人由于机体抗病能力下降以及孤独、寂寞及害怕死亡等心理因素，导致患病机会增加，其求医行为也相应增加。

（2）**对疾病的认识水平**：主要是指病人对疾病性质和严重程度等方面的认识。例如上呼吸道感染是常见的疾病，人们觉得这种疾病危险性小，往往不求医。但被蛇、狗等动物咬伤以后，人们认识到这种情况对生命威胁较大，往往采取求医行为。

（3）**人格因素**：敏感多疑、依赖性较强的个体求医行为相对较多；孤僻、独立性较强的个体求医行为相对较少。

（4）**社会支持**：包括亲友、同事及单位等对病人就医行为的态度，个体的收入及职业发展目标等，也会影响求医行为。

（二）遵医行为

遵医行为（compliance behavior）是指病人遵从医务人员开列的医嘱进行检查、治疗和预防疾病复发的行为。病人只有和医护人员密切合作，严格遵守医嘱，才能使身体尽早康复，否则即使医生的技术高超、医院的设施先进，也达不到预期的治疗效果。所以，是否有良好的遵医行为是影响疾病疗效和疾病转归的重要因素。影响病人遵医行为的因素主要有以下四方面：

1. 与病人对医生的信任和满意程度有关　医生的知名度、服务态度和服务质量直接影响病人对医生的信任和尊重程度，也影响着病人对医嘱的遵守程度。

2. 与疾病性质、严重程度及病人的就医方式有关　慢性病病人和轻症病人不遵医嘱的情况较多；急性病病人、重症病人和住院病人遵医率较高。

3. 与病人的主观愿望和医生治疗措施的吻合程度有关　例如，病人希望用中药治疗，而医生开列的是西药；病人希望做理疗，而医生却给他打针吃药等。上述类似情况，不遵医行为发生概率就高。

4. 与病人对医嘱内容的理解和治疗方式的操作复杂程度有关　医嘱中的一些医学术语可能会让病人产生理解偏差；服用的药物多、服用方法复杂以及治疗方式复杂，往往使遵医行为减少，老年人、文化水平低者、智力低下者更易发生不遵医嘱的情况。

第二节　不同疾病阶段病人的心理特征

一、疾病初期的心理特征

（一）否认与侥幸

病人被诊断为难治性疾病一般都会表现为震惊，接着出现的反应是否认，不相信医生的诊断，不相信自己患病；有的仍然带病坚持上班，想以此向自己或他人证明自己的健康状况良好。有时病人会存在侥幸心理，希望医生诊断错误，或者在某个环节搞错，往往会要求重新检查或换医院进行检查，迟迟不愿进入病人角色；或者表现为对疾病的严重程度半信半疑。

（二）陌生与孤独感

病人住院脱离了其熟悉的环境和人群，对病区环境、医院制度不熟悉，对医护人员和病友不了解，易产生陌生和孤独感。

（三）轻视或满足

有的病人由于没有认识到疾病对自身健康的影响，或者因为工作繁忙、经济压力等而轻视疾病，不积极配合治疗；也有部分病人因为疾病病程不长、预后较好，患病可以暂时逃避繁重的学习、工作压力，获得家人的关注和照顾，而感到心理满足。

（四）抱怨

当确认自己患病后，有的病人会抱怨上天不公，有的病人会抱怨工作太忙太累，也有的病人会抱怨家人对自己关心不够，没有照顾好自己的身体。抱怨的病人常以消极或愤怒的方式对待疾病，以向医护人员、家属寻事争吵来发泄内心的痛苦。

二、疾病稳定期的心理特征

病人经过一段时间的治疗，病情稳定，心理反应一般较平稳。但有些慢性病病人可能因病情反复或加重，而出现情绪不稳。

（一）接受与适应

病人承认自己患病，逐渐适应医院的生活，与医护人员的关系融洽，积极配合治疗。

（二）担心和焦虑

病人常担心疾病会留有后遗症、病情反复、疾病迁延不愈，或急性病变成慢性病，当疾病治疗效果不好时，常表现出焦虑情绪。

（三）沮丧与厌倦

病情没有明显好转的病人，常会陷入沮丧的心境中，对于很多治疗方案不再积极配合，反而觉得厌倦；有些病人认为自己给家人造成沉重的经济和照顾负担，失去生活的信念，悲观失望，会产生厌世的念头。

三、疾病恢复期的心理特征

（一）欣慰与兴奋

有些病人因疾病痊愈或好转，即将离开医院，回到正常的生活中而感到欣慰；少数病人则因为病痛缓解而产生兴奋情绪，忘记医护人员的嘱咐，过多活动或过度饮食，出现不良反应。

（二）焦虑与忧伤

疾病治疗不彻底而形成慢性迁延性疾病者、疾病或外伤导致残疾者，会对未来的生活、工作、社会适应等问题担忧，易产生焦虑和忧伤的情绪。

（三）悲观与绝望

疾病或外伤造成永久性严重伤残者，可能会因无法承受残疾造成的巨大心理压力，易对未来的生活和人生感到悲观绝望，自暴自弃，甚至出现轻生的念头。

（四）依赖与退缩

久病后有些病人依赖性增强，不能脱离病人角色，小病大养，依赖于他人的照顾。有些病人出现退缩表现，如手术后怕痛而放弃功能锻炼，或者不能面对自己残障的身体。

四、临终病人的心理特征

临终病人的心理状态极其复杂，美国精神病学家、临终关怀心理学创始人罗斯（Kubler Ross）将临终病人的心理活动变化分为五个时期。

（一）否认期

当病人得知自己的疾病进入晚期时，往往不愿意承认，对可能发生的严重后果缺乏思想准备，总希望有奇迹出现。一般来说，此时病人并非不知道自己病情的严重性，只是采取否认的心理防御机制，以得到心理上的满足。

（二）愤怒期

病人度过否认期后，面对自己临终的事实，常怨天尤人，抱怨命运对自己不公。表现为悲愤、烦躁、自制力下降，甚至拒绝治疗；对家属横加指责；或者因疾病的痛苦得不到缓解、各种治疗无效而抱怨，甚至可能伤害他人。

（三）妥协期

病人由愤怒期转入妥协期后，承认死亡的来临，为了延长生命，病人会提出种种"协议性"的要求，希望能缓解症状。此期病人心态平静，配合治疗，期望得到及时有效的救助，以延缓死亡的到来。

（四）抑郁期

尽管经过多方努力，但病情仍然恶化，死亡终究要到来，此时病人极度悲伤，对于身后事考虑较多，如关心死后家人的生活、财产的分配等。许多人很急切地要见到自己的亲人或朋友，希望得到更多人的同情和关心。

（五）接受期

这是临终病人的最后阶段，病人对于面临的死亡已有了准备，心态平和。表现为极度疲劳衰弱，表情淡漠，常处于嗜睡状态。

临终病人心理活动的五个发展阶段因人而异，时间长短不等，五个阶段并非前后相随，一一经历。所以，护士应能够准确识别病人的心理变化，有针对性地进行心理护理。

第三节　不同年龄阶段病人的心理特征

一、儿童病人的心理特征

（一）分离性焦虑

儿童尤其是婴幼儿阶段的患儿住院期间离开了主要抚养人和熟悉的环境，首先会出现"分离性焦虑"，表现为焦虑不安、经常哭闹、拒食、不服药、睡眠不安等，加之医院陌生的环境、其他儿童的哭闹，均会加重患儿的焦虑。

（二）恐惧、抗拒

恐惧也是患儿的主要表现之一。患儿住院离开父母和熟悉的环境、对诊疗措施的不了解以及被强迫接受一些诊疗措施，均会导致儿童出现恐惧情绪。在强烈的恐惧情绪影响之下，有的患儿会出现拒绝住院、拒绝接受治疗，或者大喊大叫、摔东西等表现；有的患儿对前来探视的父母沉默、抗拒、不理睬，以此来表达自己不愉快的心情。

（三）皮肤饥饿

人类与所有的热血动物一样，都有一种特殊的需要，即相互接触与抚摸，这种现象称为"皮肤饥饿"。亲子抚触是婴儿非常重要的心理需求，年龄较小的住院患儿离开了母亲，这种特殊需要得不到满足，常表现为哭闹、食欲缺乏、睡眠不安等。

（四）行为退化

疾病带来的痛苦和折磨，加之住院引起的焦虑、恐惧情绪，都可能导致患儿出现行为退化，如尿床、撒娇、拒食、睡前哭闹、被动依赖等。

（五）依从性差

依从性通常指病人的健康行为与医疗推荐相一致的程度，包括按时服药、按时复诊、健康饮食、经常锻炼等。依从性对治疗效果有重要的影响，需要长时间治疗疾病或缺乏恰当家庭支持的儿童病人会普遍存在不依从问题。

二、青年病人的心理特征

（一）震惊与否认

青年人对人生和未来充满了无限的憧憬和向往，此时得知自己得病，尤其是重大疾病，首先会感到震惊，难以接受，进而不相信医生的诊断，出现"否认"的表现，否认自己得病，很难进入病人角色，拒绝接受治疗，直到真正感到病痛的折磨和体力虚弱时才逐渐接受患病的事实。

（二）焦虑与急躁

青年人还常常担心疾病会给学习、工作、恋爱、结婚等带来不利影响，表现出焦虑不安；治疗中往往急于求成，缺乏耐心，希望能一蹴而就，一旦治疗达不到预期效果，或者出现病情反复，就表现出急躁情绪；病情有所好转时又往往盲目乐观，可能不按医嘱用药、不配合治疗。

（三）悲观与失望

当疾病进入慢性期或留下后遗症甚至恶化时，会对青年人造成很大的打击，他们容易出现沮丧、悲观、失望甚至抑郁的情绪。青年人容易表现出极端心理和行为，如自暴自弃、放弃治疗等。

（四）孤独与寂寞

青年人住院后，离开了熟悉的家庭、学校、同学和伙伴，住进陌生的医院，只能自己默默承受疾病的痛苦，过着单调、无趣的生活，住院时间稍长就会出现孤单、寂寞、无聊等情绪。

三、中年病人的心理特征

中年期病人在家庭和社会中都承担重要的角色，人格和情绪较稳定，一旦生病，往往表现出复杂的心理活动。

（一）焦虑与急躁

中年人由于承担重要的家庭、社会角色，患病后更容易出现焦虑情绪。这样的焦虑情绪又会导致其在疾病治疗时表现出急躁的情绪，进而不能安心养病，希望能尽快治愈，尽早出院。有的病人会因为种种原因而放弃自身的健康，中断治疗，提前出院。

（二）悲观与抑郁

中年人患病后不能正常工作，经济来源减少，加之昂贵的医疗费，以及赡养父母、子女教育等问题，使其产生悲观失望的情绪，感到强烈的无助感和无望感，甚至产生轻生的念头，以此来减轻家庭的经济负担或者逃避其内心的煎熬。

（三）更年期综合征

中年人在体力和精力上开始向老年人过渡，常出现体力和精力不济的表现，此时患病，会加速这种转变，可出现更年期综合征，伴有明显的自主神经功能紊乱症状，如头痛、头晕、失眠、食欲缺乏、心慌气短、畏寒怕热等。

四、老年病人的心理特征

（一）认知障碍

老年人由于大脑有不同程度的退行性改变，加之患病等急性应激因素的影响，常发生不同程度的认知障碍。谵妄是老年住院病人最易发生的并发症之一，手术、麻醉、缺氧性疾病、脑血管疾病等是谵妄的常见诱发因素。

（二）自卑和抑郁

老年人可能会因为身体的日渐衰弱，产生自卑心理，一旦生病，常感到自己在世的日子不长，许多想做的事情无法去完成，进一步加重自卑和无价值感。老年人多患慢性或老化性疾病，对疾病痊愈往往信心不足，进而产生抑郁情绪。

（三）恐惧、孤独

当病情较重时，老年人常意识到死亡的来临，故表现出恐惧的情绪反应。这些情绪有的溢于言表，更多的则隐藏在心底。老年人害怕孤独，在患病时表现得尤为突出，他们渴望得到别人的慰藉、照料、陪伴。

（四）退化

有的老年人生病后情感和行为变得幼稚，常提出不切实际的要求，情绪波动大，自控能力差，常与家人、病友、医护人员发生冲突。有的老年人小病大养，不愿出院，对医护人员和家人依赖，自己能做的事情也需要别人帮助，甚至和小孩一样，出现"老小孩"现象。

（五）以自我为中心、自尊心强

有些老年人性情刻板、固执，常常以自我为中心，生病住院后也常要求医护人员的诊疗工作要符合自己的生活秩序和习惯。有些老年人有可能自尊心比较强，希望得到医生、护士的尊重。部分老年人不愿听从别人的安排，不重视年轻医护人员的意见或者拒绝进行治疗和护理，有时又争强好胜，坚持做一些力不能及的事情，如独自上厕所大小便、走路不用搀扶、坚持原有的饮食习惯，这样很容易导致一些意外发生。

孟子说过"老吾老,以及人之老;幼吾幼,以及人之幼。"所以,护理人员应具备关怀病人的理念,对老年病人也要像敬爱自己家老人一般,对儿童病人也要像呵护自己家孩子一样。

第四节　临床各类病人的心理特征

一、急性期病人的心理特征

急性期病人大多发病急、病情重,心理反应较为强烈,主要表现为:

(一)焦虑

由于起病急骤,病情迅速发展,病人对突如其来的变故缺乏心理准备,没有时间安排工作和家庭生活,加之疾病本身带来的痛苦,从而产生严重的焦虑。

(二)恐惧

绝大多数急症病人进入抢救室接受治疗时,面对监护仪、呼吸机、除颤器等陌生的医疗设备,目睹紧张的抢救过程甚至死亡情境,没有家人陪伴,会产生极大的恐惧心理。加之疾病本身导致的心理压力,如心肌梗死病人因持续剧痛而产生的严重濒死感,会进一步加重病人的恐惧心理,从而出现情绪性休克,表现为无主诉、冷漠、呆滞甚至晕厥。

(三)行为反应

面对突如其来的创伤或疾病,病人会产生严重的应激反应,有的病人可能会使用一些不成熟的心理防御机制以减轻心理压力;有的病人否认自己病情急迫严重,拒绝被推入抢救室;有的病人则表现为行为退化、情绪失控、哭闹不安,不配合医务人员诊治。

二、慢性期病人的心理特征

慢性病是指病程长达3个月以上,症状相对固定,常常缺乏特效药治疗的疾病。慢性病病因复杂,病程较长,疗效不佳,病人的心理变化较为复杂。

(一)怀疑心理与不遵医行为

慢性疾病病因复杂、病程长、疗效不理想,病人常因对慢性疾病缺乏认识,或因疗效不明显而怀疑治疗方案无效或医生的医疗技术水平不高,因此,可能会反复要求其他医生会诊或改变治疗方案,有的病人擅自到院外治疗,甚至自行更换药物,从而影响医患关系和治疗效果。

(二)病人角色强化

部分慢性病病人因长期患病,早已习惯了别人的关心和照顾,继发性的获益强化了病人在心理上对疾病的适应,表现出较强的依赖性,强烈需要他人的关注,心理变得脆弱,刻意回避复杂的现实问题,长期依赖他人照料,心安理得地休养。

(三)药物依赖或拒服药心理

很多慢性病病人由于长期服用某种药物,而对此药产生了依赖心理,若因病情稳定需要停用该药,或因病情需要换用其他药时,病人则会表现出明显的紧张和担心,甚至出现躯体反应;也有部分病人因为担心长期服用某种药物副反应大,从而对药物产生恐惧心理,不遵从医嘱甚至偷偷将药扔掉,影响疾病的治疗。

三、手术病人的心理特征

手术是一种有创性医疗手段，因为手术效果、并发症的发生及康复时间等均有很大的不确定性，所以会引发手术病人产生一系列的心理反应。

（一）术前心理特征

1. 情绪反应　最常见的是焦虑与恐惧，表现为睡眠差，食欲减退，频繁向其他术后病人、医务人员询问手术相关事宜，并对个人和家庭的未来充满担忧；有些病人担心自己的疾病给家庭、子女造成经济和其他方面的负担，因而出现内疚、自责的心理；此外，面临重大手术的病人也常常会出现悲哀、失望、无助和绝望等情绪；有些病人则变得易激动，产生愤怒、敌对情绪。产生情绪反应的原因：①对手术的安全性缺乏了解。②害怕手术和麻醉会对自己造成伤害，甚至失去生命。③害怕手术引起剧烈疼痛、术后痛苦和不适。④害怕手术会留下后遗症，担心丧失工作、学习和生活能力，成为家庭和社会的负担。

2. 心理冲突　有些病人对是否进行手术存在心理冲突，一方面想通过手术去除病痛，另一方面又担心手术的风险，以及手术引起的疼痛与痛苦会影响工作、生活和学习。通常情况下，病人入院时希望通过手术解除自己的痛苦，但随着手术日期的临近，病人则开始更多地考虑手术的危险与代价，回避手术的倾向急剧增加，有时甚至超过对手术的期待。

（二）术后心理特征

1. 烦躁、抑郁　手术后病人由于伤口疼痛、身体虚弱、疲惫不堪易出现烦躁情绪；当疼痛减轻，烦躁情绪平息后，又往往出现抑郁情绪。

2. 病人角色行为强化　病人因为术后的疼痛及生活不便等原因，常常出现角色强化和心理退化的现象。

3. 担忧　术后病人担忧手术效果的情况也较多。如果病人进行了器官切除，则担心手术对自己健康、工作、学习和家庭的不利影响；进行泌尿生殖器官手术的病人可能出现性心理障碍和性功能障碍，担心影响夫妻关系和家庭生活。

4. 无助、绝望　颜面部手术和截肢术等病人由于躯体的正常形象受到破坏，易出现无助、悲观、绝望等较严重的心理反应，病人的自尊心、自信心下降。

四、危重症病人的心理特征

（一）恐惧

初入监护病房 1~2 天的病人，恐惧是最突出的表现，严重者可出现惊恐发作或精神性症状。这主要与病人对疾病严重程度的自我暗示和重症监护室（ICU）的环境相关，如昼夜不分地被监护、身体的各种导管所造成的压迫感、同室病人的抢救或死亡、医护人员的紧张工作气氛和与外界隔离等。

（二）否认

病人通常在进入 ICU 后的第 2 天常开始出现否认心理，主要表现为从心理上否认自己有病或认为虽然有病但并不需要住进 ICU，第 3~4 天达到高峰。

（三）孤独、抑郁

由于长期与外界隔离及身体状况差、社会功能受损，约 30% 的病人在进入 ICU 第 5 天后出现孤独、抑郁情绪，主要表现为孤僻寡言、悲观失望、自我评价过低，严重时可出现自杀倾向。

（四）依赖

病人在重症监护室里，一切活动均由医护人员辅助，独立性下降。有的病人经过精心治疗与护理后转危为安，病情稳定，被允许离开重症监护室时，却因担心病情反复而不能得到及时救护，病人对已经熟悉的 ICU 的环境及医护人员产生依赖,有些病人在撤离 ICU 时由于缺乏足够的心理准备而不愿轻易离开,出现撤离焦虑。

五、癌症病人的心理特征

(一)癌症病人的心理反应分期

一般来说,病人在得知自己被确诊癌症后,整个心理状态会出现四个时期的变化,即"休克 - 恐惧期、否认 - 怀疑期、愤怒 - 沮丧期、接受 - 适应期"。但并不是所有病人都会经历完全相同的心理分期,各期的持续时间及出现顺序也因人而异,不同的心理分期也可能同时发生或反复出现。

1. 休克 - 恐惧期　当病人突然得知自己患癌症时,心理受到极大的冲击,会出现一个震惊时期,称为"诊断休克"。表现为震惊或恐惧,出现眩晕、心慌、惊恐等不适反应,甚至出现木僵状态。当进一步证实得到确切信息后,主要表现为恐惧。

2. 否认 - 怀疑期　当癌症病人从最初的剧烈情绪波动中冷静下来之后,病人会怀疑医生诊断的正确性,并在潜意识里使用否认的心理防御性机制来缓解内心的紧张、痛苦和恐惧,怀着希望辗转多家医院咨询、就诊,期望否定癌症诊断。

3. 愤怒 - 沮丧期　在疾病得到确诊之后,病人的情绪会变得异常脆弱,易于激动、烦躁、愤怒、爱发脾气,甚至出现攻击行为,还可能伴随沮丧、悲伤和抑郁等情绪,甚至感到绝望。

4. 接受 - 适应期　在经历一系列检查和治疗后,病人慢慢开始"认命",不得不接受和适应患癌的事实,情绪趋于平静,但很难恢复到患病之前的心理状态,常常陷入慢性抑郁和痛苦之中。到疾病晚期,病人常处于消极被动、无望无助状态,这种状态可一直持续到生命结束。

(二)癌症病人常见的心理问题

1. 焦虑和抑郁　焦虑和抑郁是癌症病人常见的心理问题。除某些癌症本身可引起焦虑症状外,癌症的诊断、治疗也会引起病人的焦虑情绪,而癌症治疗的不良反应,如恶心呕吐、疲乏等症状,常常加重病人的焦虑情绪。与癌症相关的焦虑会放大疼痛感,干扰睡眠,对生活产生负面影响。若焦虑症状持续存在,会发展成为焦虑障碍。虽然焦虑可发生在肿瘤病人的各个阶段,但通常在疾病诊断和疾病进展时达到顶峰。

抑郁症状是癌症病人常见的情绪反应。癌症相关性抑郁(cancer-related depression,CRD)是指因癌症诊断、治疗及相关并发症等导致病人失去个人精神常态的情绪病理反应,常表现为情绪低落、对生活失去兴趣、悲观厌世,可有自杀倾向或行为,甚至出现木僵状态,有时还伴有失眠、便秘、体重下降等躯体症状。

2. 恐惧　恐惧是癌症病人在疾病初期主要的心理反应。恐惧的产生源自对疾病未知的恐惧、对死亡的恐惧、对癌痛的恐惧、对癌症治疗不良反应及各种并发症的恐惧等。病人多采用攻击或逃避的方式来降低恐惧感。癌症复发恐惧是最常见的恐惧反应,是指因害怕或担心癌症复发或进展的一种心理状态。癌症复发恐惧往往会引起焦虑等负性情绪,影响治疗效果,最终降低病人的生活质量。

3. 孤独和无助　患癌后,疾病本身和长期、反复的住院治疗,会导致病人的生活偏离正常轨道,社会活动和行为受到限制,常常让病人感到被社会孤立而产生孤独感。此外,病人因手术、化疗等带来的副作用和个人形象受损,常存在较强的病耻感,进一步加重其孤单感及社会隔离。无助感是癌症病人晚期的常见反应,当治疗效果不理想、出现严重的并发症或癌症转移、癌症晚期疼痛难以忍受时,病人常会丧失希望,对治疗失去信心,产生强烈的无助感。

4. 退化和依赖　在治疗期间,癌症病人很容易产生病人角色强化的心理效应,表现为自信心不足、依赖性增加和社会退缩现象。

5. 创伤后应激障碍　癌症作为重要应激源,不仅给病人带来躯体痛苦,而且对于其心理也是沉重的打击,在临床上表现为高度警觉、闯入性思维、再体验和回避或麻木症状。

传染病病人的心理特点

传染病病人作为传染源可通过直接或间接的途径将病原体传播给他人。病人除了要忍受疾病的痛苦,还要承受自己成了威胁他人的传染源的心理负担,其主要的心理反应有:

1. **自卑、孤独** 传染病病人因其传染性,在家庭、社会生活中需要采取各种隔离措施,大都会产生自卑心理。住院治疗的传染病病人被隔离在医院中,限制家人、亲朋来探望,孤独的情绪较其他病人更严重。

2. **回避心理** 由于人们对传染病病人存在一些顾虑,导致许多传染病病人不敢说出自己所患的疾病。例如把肺结核说成"肺炎",把"性病"说成"尿路感染"等。

3. **愤懑情绪** 少数病人埋怨别人把疾病传染给自己而产生愤懑情绪,甚至还会迁怒于他人和社会,故意作出一些把疾病传染给他人的行为。

六、孕产妇的心理特征

妊娠及分娩是一个自然生物学过程,也是一个情绪及情感复杂多变时期,伴随着一系列的生理及心理变化。

(一)惊讶与矛盾

孕妇在得知妊娠后可能会产生惊讶感,随后可能会因为没有做好妊娠准备或其他原因而产生矛盾心理。妊娠晚期,孕妇又对分娩方式的选择难以抉择而产生矛盾心理。

(二)接纳与期待

随着妊娠期的进展,孕妇会逐渐表现出对新生儿的期待,此时对家人的依赖性也随之增强,孕妇常常与家人分享妊娠的喜悦,尤其是胎动的出现增加了母婴情感连接,孕妇通过积极学习孕产期相关知识等行为来表达对孩子的重视与期待,为孩子购置物品、起名甚至开始对孩子的未来有美好的憧憬和向往。

(三)敏感与脆弱

女性在妊娠后往往容易感情脆弱,并产生对他人依赖性增强的心理变化,情绪也变化无常且极度敏感,稍有刺激如不能及时调理,就会引起心理失常。

(四)焦虑

孕期体内激素水平的变化、先前的流产或妊娠不顺利等均可能导致孕妇出现焦虑情绪,临床主要表现为不安和过度担心、无法平静、疲劳、烦躁不安、无所适从等,这种情绪会导致心率增加、胃痛、胸部及喉咙的压迫紧张感、气促、食欲减退等生理反应。

(五)分娩恐惧

分娩恐惧是孕产妇对分娩应激及分娩过程中可能发生的不良事件恐惧,以及未知的恐惧,严重时可发展为分娩恐惧症,是孕晚期最常见的心理问题。恐惧对象为疼痛、出血、产后角色转变、夫妻生活改变等。分娩恐惧多表现为睡眠质量下降、噩梦、难以集中精力工作或进行家庭活动。

(六)抑郁

产后雌激素水平突然下降,加上产后身体疲劳与虚弱、产后角色转变等因素,产妇容易发生产后抑郁。主要表现为情绪不稳定,常为一些小事出现烦躁、哭泣、情绪低落、疲劳、失眠,可持续数小时、数天至2~3周。严重者可发展为产后抑郁症。产后抑郁症的核心症状包括情绪低落、兴趣缺乏和快感丧失；不愿意参加正常的活动，甚至疏远亲友，包括刚出生的孩子，对生活缺乏信心，觉得生活无意义，甚至出现自伤及伤婴事件。有些女性在患上产后抑郁症时，家人不理解，认为她是过于多愁善感、过于"矫情"等，不及时到医院就诊，从而延误病情，甚至造成悲剧。

（黄雅琼　杨　丽）

思考题

王女士，38岁，因右上腹疼痛，经检查被诊断为胆囊结石而收治入院。医生根据她的病情建议手术治疗，但病人考虑手术会影响工作，遂坚持保守治疗，每天只输液和口服药物。由于保守治疗疗效缓慢，致使疼痛持续，导致王女士心情恶劣，烦躁不安。

ER 8-4

练习题

请思考：

1. 此时王女士的角色行为出现了哪些偏差？
2. 此时该病人的心理特征有哪些？

第九章 | 心理护理

教学课件

思维导图

学习目标

1. 掌握心理护理的概念和原则；常见临床情绪问题的心理护理；疼痛的心理护理。
2. 熟悉心理护理的程序；记忆障碍、猜疑、失眠的心理护理。
3. 了解自杀行为的预防与干预。
4. 学会运用护理程序的工作方法为临床病人实施心理护理。
5. 具备因人施护的辩证思维能力。

情境导入

第一章情境导入中的李女士，因乳腺癌实施了保留乳房的乳腺癌切除术，术后第 3 天上午医生查房后交代其下级医生可以拔除乳房内侧引流管。病人及家属听后很高兴，一直等待医生来拔管，但是由于医生上午在做手术，病人及家属等到中午医生也没来处理，又找不到医生，非常气愤地找到护士。

请思考：护士应如何安抚病人及其家属的情绪？

第一节　概　述

一、心理护理的概念

心理护理的概念有广义和狭义之分。广义的心理护理（psychological nursing）是指护士不拘泥于具体形式、可积极影响病人心理活动和行为的一切言谈举止。狭义的心理护理是指护士针对病人现存的和潜在的心理需要、心理状态以及心理和行为问题，以心理学理论和技术为指导，以良好的人际关系为基础，积极地影响和改变护理对象不良的心理状态和行为，使病人达成最适宜心身状态的过程。

心理护理是整体护理的重要组成部分，是实现优质护理、保证护理质量、形成和谐护患关系的手段和方法之一，也是体现人文关怀的关键所在。

二、心理护理的基本要素

心理护理的基本要素包括护士、病人、心理学理论和技术、病人的心理问题四个要素。这四个要素是影响心理护理科学性、有效性的关键因素，同时这四个要素之间也是相互依存、彼此联系的，任何一个环节的缺失，都会严重影响心理护理的效果。

另外，护患关系的其他要素，如病人亲属、医生及其他工作人员、其他病人也可影响临床心理护理实施的效果,这些因素对心理护理运转具有推动或干扰作用。

三、心理护理的原则

1. 平等原则 维护护士与病人之间的平等关系是心理护理有效实施的基础。护士除了要秉承真诚、友善的态度为病人提供照护外,还要对病人一视同仁、公平对待。

2. 尊重原则 护士在进行心理护理时,应尊重病人的人格,真诚热情、措辞得当、语气温和、诚恳而有礼貌,使病人感到受尊重。

3. 保密原则 护士对病人进行心理护理时,经常涉及病人的隐私,护士对此应承诺并执行保密。保密既体现了对病人的尊重,也是建立良好护患关系的基础。但是,护士对病人应执行有限度的保密,如发现病人有自杀、自伤、伤人等想法或患有严重危害他人健康的传染性疾病时,应及时报告,不能帮助病人隐瞒。

4. 启迪性原则 在心理护理过程中,应用医学、心理学及其他相关学科的知识对病人进行指导,以期能给予病人启迪,消除其对疾病的错误认知,改变其对疾病和治疗的认知和态度,同时教给病人改变消极情绪和不良行为的技术,促进病人的心理健康。

5. 针对性原则 临床疾病复杂多样,不同病人在面临不同疾病时会出现不同的心理问题,不同病人在面临同样的疾病时也会出现不同的心理问题,这不仅是由疾病的复杂性所决定的,也和个体的多元性有密切关系。因此,在实施心理护理时,要认真评估、分析每一个病人的病情、心理状态、心理需要和社会需要,根据病人的具体情况采取有针对性的心理护理措施。

6. 自我护理原则 根据奥瑞姆(Orem)的自我护理理论,护士应根据病人的自理需要和自理能力的不同而分别采取不同的护理体系,突出病人在疾病预防、诊治及康复过程中的主体作用,强调健康的恢复首先是病人自我努力的结果,从而满足病人自我实现的需要,良好的自我护理是心理健康的表现。因此,护士应帮助病人以平等的地位参与自身的医护活动,有助于满足病人的需要,并维持病人的自尊、自信。

> **启智润心**
>
> 古希腊医学家希波克拉底就曾说过:了解一个什么样的人得了病,比了解一个人得了什么病更重要。个体的多元性,要求我们在实施心理护理时体现针对性原则。

四、心理护理的程序

心理护理是系统化整体护理的重要组成部分,心理护理程序是指按照护理程序的工作方法组织心理护理的过程,通过心理护理评估、心理护理诊断、心理护理计划、心理护理实施和心理护理评价五个步骤完成对病人的心理护理(图9-1)。

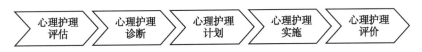

图 9-1 心理护理的程序

(一)心理护理评估

心理护理评估(psychological nursing assessment)是根据心理学的理论和方法对病人的心理状态进行全面、系统和深入的客观描述。

1. 心理护理评估的目的　建立基础资料,可以与以后评估所得资料相比较,以了解病人心理状况的变化及心理护理效果。此外,心理护理评估还为心理护理诊断的提出提供依据。

2. 心理护理评估的资料来源　病人本人是资料的主要来源,此外与病人相关的人、其他医护人员及病人的健康档案资料等都是收集心理护理评估资料的来源。

3. 心理护理评估的方法　通常采用临床观察法、访谈法,如通过观察病人的表情、动作,倾听病人或其亲属的叙述等,收集反映病人心理状态的信息。条件许可时,还可使用个案分析法、心理测量法、现场试验法、问卷调查法等收集病人的心理资料。

4. 心理护理评估范围　护士在评估病人现存的或潜在的心理社会问题时,首先要收集信息,当发现问题存在于某范围时,可将评估聚焦于该范围,称为聚焦性评估。对刚入院的病人,初次心理护理评估应包括基本资料、病人对健康状况的感知、营养与代谢、排泄功能、意志活动水平、睡眠与休息、感知和认知、自我认知、角色关系、承受应激能力等。

5. 心理护理评估分级　根据病人心理问题的严重程度不同,可以把心理问题分为轻、中、重等不同等级。心理问题的性质不同,所采用的评价指标和标准也有所不同。

知识拓展

心理护理的分级评估

杨敏(2009年)等对心胸外科成年择期大手术病人术前心理状况进行评估,将心理护理分为三个等级,其评估指标和标准如下:

三级心理护理标准为:SCL-90总分<160分,各因子得分均<2分,阳性项目<43个,匹兹堡睡眠指数量表得分<7分,无睡眠质量问题,无焦虑、恐惧等异常情绪,生命体征平稳。

二级心理护理标准为:SCL-90总分为160~250分,有1~7个因子得分>2分,但无得分>3分的因子,阳性项目≥43个,匹兹堡睡眠指数量表得分为7~15分,或病人自觉有睡眠质量问题,有焦虑、恐惧等异常情绪。

一级心理护理标准:SCL-90总分>250分,有因子得分>3分或7个以上因子得分>2分,病人几乎无睡眠,有明显的异常情绪或出现惊恐发作、行为异常,有自杀或伤人的意图或行为。

(二)心理护理诊断

心理护理诊断(psychological nursing diagnosis)是在心理评估的基础上对所收集的资料进行分析,从而确定护理对象的心理健康问题及引起心理健康问题的原因,是护士为达到预期结果选择心理护理措施的基础。

(三)心理护理计划

心理护理计划(psychological nursing planning)是针对心理护理诊断提出的护理问题而制订的适用于个体的具体心理干预措施。心理护理计划的内容及步骤应包括心理护理诊断排序、确定预期目标、制订心理护理措施、护理计划成文。

1. 心理护理诊断排序　将所列出的心理护理诊断按照重要性和紧迫性排列顺序。一般情况下,对病人生命威胁最大的问题排在前面,其他的依次排列。护士根据问题的轻重缓急,与病人协商确定问题的首优、中优和次优顺序。

2. 确定预期目标　预期目标是指病人接受心理护理措施后能够达到的状态或行为的改变,是评价心理护理效果的标准。护士应与病人共同制订心理护理的目标,包括短期目标和长期目标。心理护理的短期目标是指在几小时或几天内能达到的目标(一般1周以内);长期目标是指相对较长时间内才能实现的目标(一般超过1周)。目标陈述必须包括具体日期甚至时间,为确定评价时间提供依据；目标所描述的行为标准应具体，可观察、可测量、可评价，避免使用含糊、不明确的词句，如了解、降低、增强、尚可等。例如，"焦虑程度降低"，应根据具体情况描述为"1周内病人 SAS 测验标准分低于 50 分"。

3. 制订心理护理措施　制订心理护理措施时，应遵循如下原则：

（1）**心理护理措施要具有科学的理论依据**：护士应以心理护理的理论为基础，结合个人的知识和技能，根据病人的实际情况，选择和制订恰当的心理护理措施。

（2）**与医疗和其他护理工作协调一致**：不发生冲突。

（3）**心理护理措施要有针对性**：针对心理护理诊断与预期目标制订心理护理措施，体现个体化的心理护理服务。

（4）**心理护理措施要明确、具体、切实可行**：制订心理护理措施时，不仅要考虑病人的病情、愿望和耐受能力，还要考虑护士的数量、水平及医院设施等实际情况。

（5）**鼓励病人及家属参与心理护理措施的制订过程**：有助于病人及家属理解心理护理措施的意义和功能，更好地接受、配合心理护理活动，从而获得最佳的心理护理效果。

4. 护理计划成文　心理护理计划成文为护士实施心理护理提供指导，并作为评价心理护理工作的依据。

（四）心理护理实施

心理护理实施（implementation of psychological nursing）是指为实现心理护理目标，执行心理护理计划，解决护理对象心理问题的过程。所有提出的心理护理诊断都要通过实施各种心理护理措施来得到解决。

心理护理虽然可以借鉴心理咨询和心理治疗的理论和技术，但在工作方式、时间安排等方面又与其有明显不同。因此，心理护理的实施在临床中应尽量模式化，以适应护士工作时间紧、心理学知识不完备的特点，从而使心理护理的措施在有限的条件内达到最优的治疗效果。

根据病人心理问题的分级不同，实施不同的心理护理措施。心理问题较轻的病人，护士以支持性心理干预为主，注重倾听、共情等方式，促进病人的情绪表达，以解释、宣教等方式缓解病人的不良情绪。针对中等程度心理问题的病人，护士可采用阳性强化法、认知治疗、放松训练、正念减压治疗等心理干预技术，指导病人改变认知和行为，关注当下，减轻其消极情绪，实施这些心理干预技术的护士往往需要经过专业的心理培训。病人出现比较严重的心理问题，护士需要针对最重要、最严重的问题给予有针对性的心理护理干预，如果仍不能解决其问题，需要请专业的心理医生进行心理疏导，或者转诊至精神心理中心。

（五）心理护理评价

心理护理评价（psychological nursing evaluation）是对病人接受心理护理后产生的认知、情绪和行为变化的鉴定和判断。护理评价虽然是护理程序的最后一步，但实际上病人的变化是随时发生的，因此护理评价应贯穿整个心理护理的全过程，并应根据评价结果进行相应的调整，如果没有达到预期的效果，就需要重新评估病人的需要并制订新的心理护理措施，以最大限度地满足病人的各项需要。

1. 心理护理评价方式　包括护士评价、病人自评及病人亲属评价，可以采用观察法、访谈法、测验法等各种主观方法和客观方法进行评价。

2. 心理护理评价的内容　包括评价心理护理的目标是否实现，未实现目标的原因，分析心理护理计划及心理护理的实施过程是否存在问题，根据评价结果重新调整计划并实施。

第二节 常见临床情绪问题的心理护理

一、焦虑

焦虑是临床病人最常见的情绪反应，常见于儿童或老年病人、新入院及新入监护室的病人、手术病人以及其他进行特殊或有创的诊疗护理手段前的病人。

（一）焦虑的定义

焦虑（anxiety）是指病人在面临不够明确的、模糊的或即将出现的威胁或危险时，所感受到的一种不愉快的情绪体验。根据焦虑的原因不同，把病人的焦虑分为3种类型。①期待性焦虑：面临即将发生但又未能确定的重大事件的不安反应，常见于尚未明确诊断、初次住院、等待手术、疗效不显著的病人等。②分离性焦虑：与自己所熟悉的环境和亲人分离而产生的分离感所伴随的情绪反应，依赖性较强的儿童和老年人容易发生。③阉割性焦虑：自我完整性受到破坏或威胁时所产生的心理反应，常见于手术切除某脏器、肢体或组织的病人。

（二）焦虑的表现

焦虑主要有以下表现：

1. 情绪反应 病人常常出现与所处处境不相符的情绪体验，如担忧、紧张、着急、烦躁、害怕、不安、恐惧、不祥预感等，感到危险马上发生，内心处于警觉状态，却无力应对。

2. 行为反应 主要是外显情绪和躯体运动症状为主的表现。如表情紧张、双眉紧锁；姿势僵硬、坐立不安、小动作多（抓耳挠腮、搓手等）、颤抖、哭泣等；语速加快、缺乏条理性；注意力不集中、思路不清晰；情绪易激动等。极度焦虑病人还可出现回避、退缩行为。

3. 生理反应 主要表现为自主神经兴奋的症状。如胸闷、气短、过度换气；心前区不适、胸痛、心慌、心悸、血压升高等；头晕、记忆力减退、入睡困难、少眠多梦等；尿频、尿急、排尿困难等；食欲缺乏、腹痛、腹泻等；面色潮红、皮肤出汗、寒战、手足心发冷等。

（三）焦虑的评估

评估病人有无躯体功能、心理功能和社会功能的障碍。焦虑状态的评估不仅可通过上述情绪、行为、生理反应进行定性分析，还可通过焦虑评定量表进行定量分析。国内常用的比较成熟的评定量表有焦虑自评量表（SAS）、汉密尔顿焦虑量表（HAMA）、贝克焦虑量表（BAI）。

（四）焦虑的心理护理

1. 建立良好的护患关系 建立良好的护患关系对心理护理的效果有重要的影响，要求护士在实施心理护理过程中，始终把良好的护患关系放在头等重要位置，并贯穿心理护理过程的始终，具体内容参考建立良好咨访关系的技术。

2. 支持治疗 护士能提供给病人的支持包括信息支持、情感支持和社会支持。信息支持是指病人所需要的各种知识，如医院的规章制度，疾病的诊断、治疗、预后等相关知识。情感支持是指护士给予病人的心理支持，如积极倾听、安慰、同情、鼓励和关心等。社会支持是指鼓励病人利用各种内在或者外在的社会支持资源解决自身问题，如亲人、朋友、同事、邻居及慈善机构等的支持。

3. 心理咨询和治疗的技术

（1）**放松训练**：可以有效缓解因焦虑而引起的身体紧张。

（2）**系统脱敏治疗**：让病人在想象的医疗环境中逐步脱敏，放松自己的心身，以缓解其焦虑状态。

（3）**理性情绪行为治疗**：为病人提供相关知识，纠正其认知错误，建立对疾病的正确态度，进而消除焦虑。

（4）**生物反馈治疗**：有条件者可以使用生物反馈技术帮助病人学会自己调节心身状态，缓解焦虑。

4.精神药物治疗 焦虑状况比较严重的病人,可以请精神科医生会诊,进行心理治疗或药物治疗。

良好的护患关系和提供适当的支持是实施心理护理的重要前提和基本技术,应贯穿于心理护理的全过程,对任何病人实施心理护理均是必不可少的,在后续内容中不再赘述。

二、抑郁

(一)抑郁的定义

抑郁(depression)表现为情绪低落,思维迟钝,兴趣减退或丧失,感到生活无意义、前途无望而郁郁寡欢,严重者甚至有自杀观念或自杀行为。抑郁程度与个人心理素质有关。如果抑郁程度较重,持续的时间较长,且伴有一定的躯体症状、社会功能障碍,则属于病理性抑郁状态。身患重病者、疾病久治不愈者和老年病人常出现抑郁情绪。

(二)抑郁的表现

病理性抑郁状态以心境低落、思维迟缓、意志活动减退和躯体症状为主要表现。

1.心境低落 是抑郁状态的特征症状,表现为显著而持久的情感低落。

2.思维迟缓 联想抑制和困难,联想的速度减慢及数量减少。表现为语速慢、语量少、语音低,对询问反应迟钝,回答简单,但思维内容不荒谬,能正确反映现实。

3.意志活动减退 行为缓慢,生活被动,不想做事,常闭门独居、回避社交。严重者生活基本不能自理,可出现抑郁性木僵,无任何自主行动和要求,反应极端迟钝,不言不语,呆坐不动,不食或卧床不起。

4.躯体症状 普遍有躯体不适或原有躯体不适加重主诉。主要表现有睡眠障碍、乏力、食欲减退、体重下降、便秘、身体疼痛等。

(三)抑郁的评估

评估病人有无躯体功能、心理功能和社会功能的障碍。抑郁状态的评估需要通过上述临床表现和抑郁评定量表进行综合评估。国内常用的比较成熟的评定抑郁的量表和问卷有抑郁自评量表(SDS)、汉密尔顿抑郁量表(HAMD)、贝克抑郁问卷(BDI)、流行病学调查用抑郁自评量表(CES-D)、抑郁体验问卷等。往往还采用功能失调性状态评定量表(DAS)、认知偏差问卷、自动思维问卷(ATQ)等心理测验评估与病人抑郁状态有关的不良认知。

(四)抑郁的心理护理

根据评估的结果和心理问题的层次,结合临床具体情况选择合适的心理护理技术对病人实施心理护理。

1.良好的护患关系

2.社会支持 鼓励病人多向亲人、朋友、医务人员倾诉,寻求更多社会支持。

3.心理咨询和治疗的技术

(1)**放松训练**:放松训练可以使处于抑郁状态的人从特定事件和环境中摆脱出来,给自己一个轻松的空间,有利于抑郁的缓解。

(2)**理性情绪行为治疗**:此方法对于解决抑郁情绪有明显的效果,通过交谈、量表、问卷等方式,找到与抑郁情绪产生有关的不合理认知,通过相关知识介绍、与不合理认知辩论、合理情绪想象、REBT自助表等方式,促进病人认识到自己的不合理信念,建立新的认知模式。

(3)**临床催眠治疗**:运用催眠充分调动病人的身体和心理的潜能,也能帮助病人缓解抑郁情绪。

(4)**家庭治疗**:取得家庭成员的积极配合和支持,对病人家属或亲密朋友进行恰当的教育,为病人提供一个理解、温暖的环境,协助并帮助病人进行各种训练,鼓励病人乐观对待生活,缓解抑郁情绪。

4. 积极参加社会活动　当病人处于抑郁状态时，可以鼓励其在身体条件允许的情况下多参加各种社会活动，以转移其对疾病和躯体症状的注意。

5. 心理治疗或精神药物治疗　抑郁状况比较严重的病人，可以建议请精神科医生会诊，进行心理治疗或药物治疗。

三、恐惧

（一）恐惧的定义

恐惧（fear）是病人面临某种具体而明确的威胁或危险时所产生的一种心理体验。临床上儿童和手术病人最常出现恐惧情绪。引起恐惧的因素有医院特殊的氛围和环境，具有一定危险性或有创性的检查、手术、预后不良或威胁生命的疾病等。

（二）恐惧的表现

1. 情绪反应　恐慌、惊惧、心神不宁，表现出束手无策、烦躁不安、失眠、多梦、记忆力减退、将注意集中在威胁上。

2. 行为反应　活动能力减退、哭泣、逃避、警惕、挑衅性或冲动性行为。

3. 生理反应　如呼吸急促、脉搏增快、血压升高、皮肤潮红或发白、多汗、四肢酸软、疲惫无力、肌张力增高、颤抖、厌食等症状，严重恐惧时可出现瞳孔散大甚至昏厥。

（三）恐惧的评估

评估病人有无躯体功能、心理功能和社会功能的障碍。根据病人的情绪反应、行为表现、生理反应等资料进行综合分析；同时分析病人产生恐惧的具体原因和相关因素，以期能进行有针对性的心理护理。

（四）恐惧的心理护理

1. 消除恐惧的对象和原因　护士要分析确认病人出现恐惧的原因和情境，护士应在病人恐惧之前，主动将可能给病人带来的痛苦和威胁作适当说明，以减弱或消除危险情境，并适当给予病人暗示和保证。

2. 心理咨询和治疗的技术　有能力的护士可采用一些心理咨询和治疗的技术帮助病人解决中等严重的心理问题。

（1）**放松训练**：通过腹式呼吸，听轻柔舒缓的音乐，可促进病人心身放松，舒缓恐惧情绪。

（2）**阳性强化法**：将病人恐惧的刺激和情境与他喜欢的事物相联系，如在进行胃镜检查时让病人想象自己所经历的愉快或喜欢的事物。此方法可以在病人进行恐惧诊疗之前进行练习，可与示范法结合进行，即在观看视频出现恐惧情绪时，想象自己所经历的愉快事件，来减轻恐惧情绪。

（3）**系统脱敏治疗**：帮助病人从恐惧等级较低的情境开始放松，直至其能面对最恐惧的情境。

（4）**示范法**：可以采用榜样示范，由护士或者其他人向病人演示新的适应行为。如病人甲对某种手术或者检查恐惧，可让其通过视频或者现场观摩情绪积极乐观的病人乙做该项手术或者检查的过程，以降低病人甲的恐惧水平。

（5）**理性情绪行为治疗**：采用合理情绪想象技术，让病人在想象的情境中应对自己的恐惧情绪，再将这种应对的方法应用到现实中，以克服自己的恐惧情绪。

（6）**情绪宣泄**：让病人把自己的恐惧情绪发泄出来也能有效缓解恐惧。

四、愤怒

（一）愤怒的定义

愤怒（anger）是个人需要不能得到满足，愿望不能实现，追求某一目标的道路上遇到障碍、受到挫折时产生的情绪体验。

引起病人愤怒的原因很多，主要有：①医患、护患之间的沟通障碍，如对医务人员服务态度不满意，觉得医务人员未能及时满足他们提出的要求，没有受到重视等。②与所患疾病有关的障碍，如无法治愈的疾病、病人期望过高而无法实现的目标。③自然环境和就医条件，如遥远的路途、不便的交通、不良的就医环境等。④社会与家庭障碍，如家庭关系紧张、经济负担沉重、社会对某些疾病的偏见等。

（二）愤怒的表现

愤怒往往伴有攻击、冲动等不可控制的行为反应，表现为对使其受挫的人或事物的攻击性行为，如打人、摔东西等，攻击行为可使心理活动强度增加，表现为烦躁不安、行为失控、吵闹哭泣、敌意仇恨，还可有血压、血糖升高，脉搏、呼吸加快。有时由于各种原因不能对致挫源直接攻击，而将攻击对象转移到无关的人或事，称为转移性攻击。

（三）愤怒的评估

护士应能根据病人的情绪反应、行为表现、生理反应等资料迅速、准确地判断出病人是否出现愤怒情绪，且能在较短的时间内发现引起愤怒的原因，以便能及时、有效地安抚、处理病人的愤怒情绪，避免出现伤人、伤己的行为。

（四）愤怒的心理护理

由于医疗行业的特殊性，医务人员工作中时常会遇到各种病人愤怒的情境。病人出现愤怒情绪不仅会降低其对治疗护理的配合及对医务人员的信任，影响疾病的治疗，而且容易加深医患矛盾，引起医疗纠纷。与愤怒病人实现有效沟通，实施良好的心理护理，尤为重要。

1. 理解、接纳病人的愤怒情绪　问至少3句可能与诊疗核心情况无关的其他问题，让病人能回答出"是的"，使病人对护士的问话形成认同，如可以问"您很着急？""您感觉到伤口痛？""您希望尽快缓解疼痛？"这样的问话能使病人感觉被理解、被接纳，为实现进一步的沟通打下基础。

2. 人本主义治疗　护士应认真倾听，让病人或家属发泄不满情绪，以真诚、理解的态度与病人或家属沟通，让他们感受到护士解决问题的诚心；应寻找、关注病人愤怒情绪的原因，给出解决问题的方案，以实现"通情达理"，同时也能提高护理工作质量和病人满意度。

3. 改变环境　病人情绪稳定之后，找一个有利于沟通的环境，如安静、舒适的办公室或会议室，脱离引起病人愤怒的情境和人物。同时护士也要做好自我保护措施，沟通环境中不要有能造成伤害性的物件，如刀具、玻璃器械等；用固定不能移动的凳子，坐靠门边的位置。

4. 放松训练　病人情绪稳定后，指导病人应用放松训练舒缓病人的愤怒情绪，使其达到心身放松。

启智润心

在临床实践中，病人或家属愤怒的原因可能与医生、护士或医院相关，也可能是病人或家属自身的问题。无论愤怒的原因出在何处，护士都应以平和、稳定的情绪状态，理解、接纳病人的情绪。要做到这一点并非易事，需要护理人员转换视角，多角度共情病人的愤怒情绪。

ER 9-3

愤怒情绪的
应对

第三节 常见临床认知问题的心理护理

一、记忆障碍

（一）记忆障碍的定义

记忆障碍（memory disorder）指个体处于一种不能记住或回忆信息、技能的状态，有可能是由于病理生理性的或情境性的原因引起的永久性或暂时性的记忆障碍。这里所说的记忆障碍主要是指由于病理生理原因引起的永久性记忆障碍。记忆障碍主要见于老年病人，记忆力障碍是老年人认知功能减退的主要表现，是老年阿尔茨海默病早期症状；另外某些疾病也是引起记忆障碍的重要因素，如冠心病、脑卒中、糖尿病、高血压、慢性阻塞性肺疾病、高血脂等。

知识拓展

记忆障碍的类型

1. 记忆减弱   记忆过程的全面功能减退，最常见于脑器质性精神障碍病人，如阿尔茨海默病病人，也可见于正常老年人。

2. 遗忘

（1）顺行性遗忘：近事遗忘甚于远事遗忘，常见于老年病人。

（2）逆行性遗忘：病人不能回忆起本病发生前一段时间的经历，如非特异性脑疾患（脑震荡、脑部被电击等）和麻醉等。

（3）心因性遗忘：所遗忘的事情选择性地限于痛苦经历或可能引起心理痛苦的事情，多在重大心理应激后发生，可见于急性应激障碍。

3. 错构   指病人在回忆自己亲身经历的事件时，对地点、时间的记忆出现错误或混淆，如将此时间段内发生的事情回忆成在另外时间里发生的。

4. 虚构   指病人对自己亲身经历但发生遗忘的经历，用完全虚构的故事来填补和代替之，多见于脑器质性精神障碍病人，如阿尔茨海默病病人和慢性酒精中毒性精神病病人。

5. 歪曲记忆   病人将别人的经历或者自己曾经的所见所闻回忆成自己的亲身经历，或者将本人的真实经历回忆成自己所见所闻的别人的经历。

（二）记忆障碍的心理护理

1. 培养兴趣爱好，积极调整情绪   兴趣爱好可以使人心情愉快、提高对于生活的热情，促使记忆力提高。如书法绘画、养花养鸟、读书看报、跑步爬山、练气功、打太极拳等。

2. 合理安排活动日程   在病人身体状况允许的条件下，进行适当锻炼以增强病人的免疫力和抵抗力；减少被动静坐及卧床时间，做到手勤、脚勤、眼勤，刺激病人的记忆力及反应能力，促进疾病的康复及记忆力的提高。

3. 培养良好的饮食习惯，制订合理的膳食结构   为病人制订科学的饮食方案，保证维生素、热量以及高蛋白等各种营养成分的均衡摄入。每日饮食清淡，荤素搭配合理，禁食高脂肪、高胆固醇、高盐饮食，多食新鲜蔬菜和水果，适量摄入豆制品、木耳、菌菇、海带、紫菜及粗粮、杂粮等，每日摄入足量的水分，饮水 1 000~2 000ml，尽量不用或者少用铝制锅。

4. 加强脑功能锻炼，促进记忆力康复   对病人进行临床医护人员名字、相关科室位置等周围人员和环境的记忆，反复训练，提高病人的记忆能力。提倡主动用脑，每天有计划地按时看书、看报、看新闻，而后有意识地检验自己记住了多少，如有时间可简明扼要地书写一段日记，从而起到增强记忆力的目的。如果条件允许还可进行记忆训练,如拼图训练、图形记忆、往事回忆、数字运算、讲述小故事、做手指保健操等。

5. 与疾病有关的促进记忆的训练 ①失眠及神经衰弱的病人,要保证充足的睡眠。②慢性阻塞性肺疾病的病人,鼓励其进行肺功能训练,每天坚持吸氧 5 小时以上。③脑卒中病人,尽早进行康复训练,对失写者,要求其练习抄写;对失语者,要求其练习朗诵,练习的量不断增加,以增强脑细胞的活力。

二、猜疑

(一) 猜疑的定义

猜疑(suspicion)是指对人对事不放心,没有根据地怀疑别人,或者怀疑别人做事针对自己,常见于某些慢性病病人、急危重症病人和多疑个性的病人。

(二) 猜疑的表现

猜疑主要表现为在人际交往中,自我牵连倾向太重,即总觉得事情与自己有关,对他人的言行过分敏感、多疑。这是一种缺乏依据的消极自我暗示,会影响人对客观事物的正确判断。由于人们主观上都不愿得病,便对诊断产生疑问,甚至泛化涉及整个医疗过程。

病人的猜疑主要表现在两个方面:一是怀疑疾病诊断和治疗的正确性,总是担心误诊,怕吃错药、打错针等;二是过度自我牵连,听到别人低声细语,就以为是在议论自己的病情,觉得自己的病情加重,甚至没救了。

(三) 猜疑的心理护理

对猜疑的病人实施心理护理时,要提供给病人疾病相关信息,以消除其疑虑,同时还要与病人家属做好沟通,确保医护人员的言行与家属的言行的一致性。

1. 护士举止大方、得体 不在病人面前议论病情,不和其他人员低声说话,以避免引起病人的猜疑。

2. 转移注意 通过与病人交谈、提供各类书籍报纸或让病人观看其感兴趣的电视节目等措施,分散病人的注意,减少他们对自身的过度关注。

3. 行为消退 对于极度敏感的病人,先与家属做好沟通,取得家属的配合,适当采取"冷处理",减少探视次数或护士巡视次数,避免因重视过度,引起病人的行为消退或对疾病的猜疑。

4. 示范法 合理安排床位,将敏感多疑病人与生活态度积极、治疗效果显著、疾病恢复良好的病人安排到一起,潜移默化地改变敏感多疑病人对待疾病的态度。病友的榜样示范作用能够逐渐减轻此类病人的猜疑。

5. 暗示 多疑的病人比较容易接受暗示,对此类病人实施心理护理时可以采用暗示的方法,以语言暗示为主,辅以药物暗示和理疗暗示以起到更大疗效。

另外,避免病人独处、医务人员的权威性保证、仪器的先进性、适宜的环境等,均能减轻病人的猜疑心理。

三、疼痛

疼痛是临床上最常见的症状之一,对病人的诊治和康复有重要的影响。

(一) 疼痛的定义

国际疼痛研究协会(the International Association for the Study of Pain)将疼痛(pain)定义为伴随着组织损伤或潜在的组织损伤并由这种损伤引起的一种不愉快的感觉和情绪体验。

疼痛不仅包含感觉和情绪情感成分,还伴有自主神经活动改变和运动反应,如个体在感受疼痛的同时常伴有紧张、焦虑、抑郁甚至恐惧等情绪,同时还有自主神经功能改变,出现畏缩、逃避等运动反应。

(二)影响疼痛的心理社会因素

1. 早期经验 以往经受过的疼痛体验,特别是幼年时期的经验,对疼痛可产生明显的影响,如一般而言儿童期受到的疼痛警告过多,成年后容易对疼痛过度敏感。

2. 认知评价 同等程度的疼痛,对其意义的认识不同,主观感受的疼痛也会不同。研究发现,相对于在和平环境中受伤的市民,战场上的士兵对疼痛有更大的耐受力。

3. 情绪状态 积极的情绪,如愉快、兴奋,使人们对有害刺激的敏感性降低,痛阈升高,因而不易感觉到痛。相反,消极情绪,如恐惧、焦虑、悲伤、抑郁等,则使痛阈降低。对疼痛的焦虑和恐惧,会进一步加重疼痛感,越是恐惧,疼痛越明显。

4. 注意 对疼痛的感知与个体注意集中的方向和程度密切相关。如果将注意集中在自己疼痛的器官或组织上,疼痛就会更加剧烈,而被加强了的疼痛又会使人进一步把注意力集中在疼痛上,由此形成恶性循环。如果把注意转向疼痛以外的事情,疼痛就会减轻,甚至意识不到。例如护士打针时与病人聊天,趁其不注意完成了操作,病人的疼痛感会明显减轻。

5. 暗示 暗示是通过语言或安慰剂的作用影响个体的心理状态。暗示既可提高也可降低个体对疼痛的耐受性。应用安慰剂止痛便是通过暗示提高疼痛耐受性的最好例证。研究发现,外科手术后的疼痛,30%可被安慰剂缓解,而大剂量的吗啡也只能使70%的病人减轻疼痛。相反,负性暗示作用也可以引发或加重疼痛。

6. 人格 疼痛的敏感性和对疼痛的表达方式与人格类型有很大的关系。一般来说,性格刚毅、勇敢者对疼痛的忍耐力较强,反应也较平淡;而性格脆弱、敏感者对疼痛的忍受力较差,反应也比较强烈。外向性格的人对疼痛的耐受性要比内向性格的人强。自尊心强的人常表现出较高的疼痛耐受性。

(三)疼痛的心理护理

疼痛是多种疾病共有的症状,与心理因素有着密切的关系,对于疼痛采用心理干预,可收到明显的效果。

1. 心理健康教育 对病人加强疼痛的心理健康教育,对疼痛的发生及影响因素进行合理的解释,并及时给予安慰、关心、支持和鼓励。

2. 认知治疗 对于因为非理性观念导致疼痛的病人,应该从早期经历中找出引起疼痛的心理原因,并让病人对此加以领悟,通过病人疼痛观念的改变来消除或减轻疼痛。

3. 转移注意 当病人疼痛时,可通过多种形式分散其对疼痛的注意,从而起到减轻疼痛的作用,如看电视、听故事、读书、逛公园等。疼痛时还可通过刺激疼痛部位对侧的健康皮肤来分散注意力,使其注意不到患处的疼痛感觉,刺激的方法有按摩、捏挤、冷敷及涂抹清凉油等。

4. 暗示和催眠治疗 对于容易接受暗示的病人进行言语、药物暗示,能有效缓解疼痛。也可让病人进行自我暗示,以减轻疼痛。如让病人告诉自己疼痛是机体的一种保护性反应,表明机体正处于调整状态。催眠对多种疼痛具有显著的镇痛效果,如分娩痛、痛经和头痛等。对于急性疼痛,催眠的主要目的在于减少病人的焦虑程度及缩小疼痛在病人意识上的重视程度;对慢性疼痛而言,催眠主要是使病人从生理和心理上能正确认识疼痛发生的本质和后果。根据不同的疼痛类型(急、慢性疼痛)选择合理的催眠方式,才能达到更好的镇痛效果,提高病人的舒适度。

5. 放松训练 放松训练能解除病人的心理紧张,使肌肉松弛,这样就会减轻或阻断疼痛反应,从而起到止痛作用。

6. 音乐治疗 疼痛病人可通过欣赏自己喜欢的乐曲以缓解疼痛;可以边听边唱,也可以闭目静听,或随节拍轻微活动手脚,这样既可分散注意力,又可缓解紧张的情绪。

第四节　常见临床行为问题的心理护理

一、失眠

（一）失眠的定义

失眠（insomnia）是指病人对睡眠时间和/或质量不满足并影响日间社会功能的一种主观体验。失眠表现为入睡困难（入睡时间超过 30 分钟）、睡眠维持障碍（整夜觉醒次数≥2 次）、早醒、睡眠质量下降和总睡眠时间减少（通常少于 6 小时），同时伴有日间功能障碍。

（二）失眠的类型

1. 根据病程分类　根据病程将失眠分为急性失眠（病程<1 个月）、亚急性失眠（1 个月≤病程<6 个月）和慢性失眠（病程≥6 个月）。

2. 根据病因分类　根据病因的不同将失眠分为原发性和继发性两类。原发性失眠通常缺少明确的病因，或在排除可能引起失眠的病因后仍遗留失眠症状，主要包括心理生理性失眠、特发性失眠和主观性失眠 3 种类型。继发性失眠包括由于躯体疾病、精神障碍、药物滥用等引起的失眠，以及与睡眠呼吸障碍、睡眠运动障碍等相关的失眠。

（三）失眠的评估

评估病人失眠的表现形式、作息规律、与睡眠相关的症状以及失眠对日间功能的影响等。失眠的客观评估工具有多导睡眠仪检查和活动记录检查仪。常用的工具包括艾普沃斯嗜睡量表（ESS）、失眠严重程度指数（ISI）、匹兹堡睡眠质量指数量表（PSQI）、贝克抑郁问卷（BDI）、状态特质焦虑问卷（STAI）、疲劳严重程度量表（FSS）和生活质量问卷（SF-36）等。

（四）失眠的心理干预

住院病人由于疼痛、体位不适、身体不适、紧张恐惧及病房环境等影响其睡眠质量，护士应给予及时有效的护理干预以控制或减少因基础疾病给病人带来的生理及心理的不适症状，缓解躯体症状和心理压力，降低疾病给病人睡眠造成的不利影响。

1. 睡眠卫生教育　部分病人存在不良的睡眠习惯，帮助病人分析寻找形成不良睡眠习惯的原因，建立良好的睡眠习惯，可通过睡眠卫生教育实现，主要内容包括：①睡前数小时（一般下午 4 点以后）避免使用兴奋性物质（咖啡、浓茶或吸烟等）；②睡前不要饮酒，乙醇可干扰睡眠；③规律地进行体育锻炼，但睡前应避免剧烈运动；④睡前不要大吃大喝或进食不易消化的食物；⑤睡前至少 1 小时内不做容易引起兴奋的脑力劳动或观看容易引起兴奋的书籍和影视节目；⑥卧室环境应安静、舒适，光线及温度适宜；⑦保持规律的作息时间。

2. 失眠认知行为疗法　目前非药物治疗慢性失眠的方法常采用失眠认知行为疗法（cognitive behavioral therapy for insomnia，CBT-I），它是一种通过改变病人的认知来改善睡眠状况的心理治疗方法，包括睡眠卫生教育、刺激控制治疗、睡眠限制治疗、放松训练和认知治疗等方法，其中，睡眠卫生教育、刺激控制治疗、睡眠限制治疗常作为治疗慢性失眠的一线干预措施；放松训练、认知治疗等方法由于其单一治疗未被发现有效或没有得到充分的经验性数据证实，而被作为失眠认知行为疗法的二线干预措施。多项研究表明，CBT-I 短期效果能够达到与药物同等的疗效，长期疗效则优于药物，是失眠相关指南规定的首选治疗方式。护士需指导失眠病人更多地关注睡眠质量而非睡眠时间，缓解其因睡眠时间缩短而形成的焦虑、紧张等心理，形成规范的睡眠习惯和睡眠行为，进而提高睡眠质量。

由于 CBT-I 干预周期长（6~8 周），同时受干预者的专业性和病人认知水平等方面的限制，导致其在国内不能广泛开展。因此，有研究者推荐使用更加精简的失眠短程行为治疗（brief behavioral treatment for insomnia，BBT-I），此疗法也能有效地解决病人的失眠问题，BBT-I 的行为治疗包括睡眠限制治疗和刺激控制治疗。刺激控制治疗（stimulus control therapy，SCT）是通过限制清醒时的躺床时间，来加强床与快速而稳定的睡眠之间的联系。睡眠限制治疗（sleep restriction therapy，SRT）是通过缩短清醒卧床的时间，增加入睡驱动能力以提高睡眠效率。

失眠的认知行为疗法

3. 放松训练 渐进性放松训练、腹式呼吸训练等放松训练都能够起到心理放松的作用，促进睡眠质量。这种技术简单易行，无不良反应，医疗费用投入少，为失眠病人提供了一个安全、有效的治疗方案，值得临床选择使用。其他可以起到放松作用的练习如瑜伽、气功、太极拳、八段锦等均可起到同样的作用。

4. 音乐治疗 适当的音乐不仅能够舒缓情绪、改善紧张状态，而且与人体震动相互协调的音频可以刺激人体多个系统，从而提高病人入睡效率、延长睡眠时间及改善睡眠质量。音乐治疗可满足病人对时间、空间上的灵活选择，并且无创，更易被病人接受。

5. 正念减压治疗 正念减压治疗可以降低病人的焦虑、抑郁情绪，使病人心身保持在放松的状态，主动配合治疗，提高睡眠质量。正念减压治疗是采用循序渐进的形式，即进行正念理论的学习、步行冥想、静坐冥想、全身扫描，通过调心、调息，让病人心身放松，稳定自主神经，减少压力，避免精神紧张。

6. 临床催眠治疗 催眠可调整机体功能，促进肌肉放松，还可通过暗示提高病人的睡眠质量。

二、退缩行为

（一）退缩行为的表现

退缩行为（withdrawal behavior）主要表现为尽量回避与人交往，在不得不与他人交往时，常有紧张、焦虑、恐惧、不安等情绪体验，病人常感到孤独，希望别人主动关心自己。无特殊原因的退缩行为多发生在5~7岁的儿童身上，成年人在受到外界某种刺激或遭遇变故后也可发生退缩行为，临床常见于传染病病人、烧伤病人、因病致残病人及体象改变的病人等。

（二）退缩行为的心理护理

1. 心理健康教育 介绍疾病的相关知识，尤其是传染性疾病的防护等知识，合理解释病情的进展和预后，并及时给予安慰、关心、支持和鼓励。

2. 社交技能训练 说明积极、主动的语言和情感表达对疾病恢复的好处，指导病人学习表达情绪情感的方法，鼓励其主动与他人交流、沟通；分析病人需要纠正的交往行为方式，指导病人学习社交问题解决的方法，重建正确的交往行为，增强其自信心；指导、培训病人家属和亲朋，使其能配合病人进行社交训练。

3. 认知治疗 了解、分析病人在人际交往中存在的问题，帮助其调整对于交往的不合理认知，建立正确的交往观念。

4. 系统脱敏治疗 鼓励病人先与熟悉的人在熟悉的环境中交往，逐渐过渡到与陌生的人在陌生的环境中交往。

5. 正念减压治疗 正念练习作为一种自我调节的心理训练方法，可帮助病人调节心理状态，改善负性情绪，提高社会适应性。

三、自杀行为

有些病人不能承受疾病所带来的生理、心理和经济上的重负，希望通过死亡来寻求解脱。这种行为虽不常见，但会引起严重的后果，病人生命安全受到威胁，给家属带来精神痛苦，扰乱正常的医疗秩序，对医务人员的心理产生强烈影响，可能导致医患冲突和矛盾升级。因此，自杀行为应引起护士的重视，要能够识别自杀先兆，准确进行评估，采取恰当的预防和干预措施。

（一）自杀的定义

世界卫生组织将自杀（suicide）定义为个体蓄意或自愿采取各种手段结束自己生命的行为。

（二）自杀行为发生的征兆评估

约80%有自杀倾向的病人在实施自杀前都曾经流露过自杀先兆。护士要高度重视病人透露的自杀语言和行为，可从以下几方面进行评估：

1. 表达过想死的念头 对自己关系亲近的人，直接或间接地表达过想死的念头，或在日记、绘画、信函中流露出来。

2. 经历了重大创伤性事件 病人近期经历了重大创伤性事件，如亲人的离去、家庭变故等，且社会支持缺乏。

3. 有过自伤或自杀行为 既往行为是将来行为的最佳预测因子，当病人采取自杀并没有真正解决其问题后，再次自杀的危险性会增加。此外，在自杀行为多次重复后，周围人常会认为病人其实并不想死而放松警惕。

4. 人格改变 病人有人格改变，如易怒、悲观、抑郁和冷漠，出现退缩行为，不与家人和朋友交往，出现自我憎恨、负疚感、无价值感和羞愧感，感到孤独、无助和无望；无缘无故收拾东西，向人道谢、告别、归还所借物品或送出自己很珍贵的物品。

5. "反常性"情绪好转 慢性难治性躯体疾病病人突然不愿接受医疗干预或突然出现"反常性"情绪好转，与亲友交代家庭今后的安排和打算。

6. 精神疾病 精神疾病特别是抑郁症、精神分裂症、酒精或药物依赖病人是公认的自杀高危人群。

（三）自杀风险评估量表

在临床实际工作中，护士还可借助于一些量表来评估病人的自杀意念，预测病人自杀的危险性，为科学制订护理干预措施提供依据。目前有大量的自杀风险评估量表，其中较为常用的有贝克绝望量表（BHS）、自杀意念量表（SSI）、自杀意向量表（SIS）、护士用自杀风险评估量表（NGASR），以及我国学者肖水源等从自杀态度的角度编制的"自杀态度问卷（QSA）"，夏朝云等编制的"自杀意念自评量表（SIOSS）"。

（四）自杀的预防与干预

1. 保障高危病人的安全 加强对自杀高危人群的护理，与家属沟通病人的自杀危险性，24小时陪伴病人，甚至采取保护性措施；撤除任何可能用于自杀的工具和条件；请精神科或自杀预防专家会诊，或实施心理危机干预。

2. 重视可能发生的自杀行为 随时关注、评判病人是否会发生自杀行为，及时将病人的自杀危险性告知病人家属，取得病人家属的配合；医务人员之间应就病人的自杀危险性及时沟通，在病历等医疗文书中应有关于自杀危险性的评估和干预记录，必要时请专科医生会诊。

3. 与病人建立治疗性信任关系 多与病人交流沟通，倾听其诉说，了解病人的内心感受，及时给予支持性心理护理，解除其疑虑，与病人一起分析自杀产生的原因，共同探讨解决问题和困难的方法及途径，提高病人的自信心和自尊感，使其放弃自杀打算，勇敢面对生活。

4. 自杀行为发生后的处理 紧急抢救病人，不要指责病人家属或其他相关人员。诚恳地向病人家属介绍医院为预防自杀所做的努力，帮助相关人员缓解因病人自杀带来的后悔和痛苦，总结自杀案例的教训，避免以后再次发生。

5. 提高病人的自尊和自我效能 自杀病人的自尊和自我效能水平较低，护士应充分发掘和赞扬病人的优点和长处，提升病人对自我存在价值的认可和肯定；鼓励病人参加有益的活动，如看书、绘画、听音乐等；用积极的应对方式面对生活困难，重建生活的信心。

总之，要正确认识护理的目的，明确预防自杀只是护理的目的之一，积极处理病人的精神和躯体问题,帮助其解决生理和心理的痛苦,才能帮助病人提高应对能力。

启智润心

护士的工作对象不是冷冰冰的石块、木头和纸片,而是有热血和生命的人,人具有生理、心理、社会多重属性,心理护理尤为重要。掌握心理护理技术是实施心理护理的基础,但是在临床实践中还需要辩证地看待和处理病人的心理问题,针对不同个体、不同情境,根据护士自身的知识和能力水平,作出适当调整,做到"因人施护"。

(许 燕 顾红霞)

思考题

1. 小刚,男性,7岁,因急性肾小球肾炎入院治疗。住院期间,小刚不配合医生、护士的检查治疗,稍有不如意就大喊大叫,甚至摔东西。小刚食欲不佳,经常拒绝进食,有时夜间会尿床;也不愿与其他小病友玩耍,经常自己一个人在床上摆弄玩具汽车。父母来探望时,小刚最初经常对父母不理不睬,临别时却又央求着父母不要离开。

请思考:小刚住院后出现了哪些心理反应?应如何对小刚实施心理护理?

2. 陈女士,38岁,2个月前因乳腺癌进行手术,术后一般情况良好。近1个月以来,病人情绪低落,兴趣下降,睡眠浅、易早醒,担心自己时日不多、常常独自落泪、悲观失望,感到生活无意义,有轻生的想法。

ER 9-5

练习题

请思考:陈女士目前主要的心身问题是什么?作为陈女士的责任护士,针对她目前的表现应采取哪些心理护理措施?

第十章 | 护士心理健康与维护

ER10-1　　ER 10-2

教学课件　　思维导图

学习目标

1. 掌握影响护士心理健康的因素；护士常见的心理健康问题；维护和促进护士心理健康的组织策略与个人策略。

2. 熟悉护士心理健康现状；护士心理健康的标准。

3. 了解护士心理健康的概念。

4. 学会分析护士心理健康的影响因素；提出维护和促进护士心理健康的具体策略。

5. 具备良好的心理素质，为病人提供高质量的护理服务；积极实现自身价值，提升职业认同感。

情境导入

李护士，女，21岁，某大型三级甲等综合性医院新入职护士。李护士被分配到了急诊重症监护室。工作之初，李护士每天上班都急匆匆，几乎停不下来，输液、接收新病人、抢救病人，常常是这边还没忙完，那边病人病情又出现了变化，即使到了下班时间，她依然还有很多工作没完成。面对病情危急、生命垂危的病人和种类繁多、结构复杂的仪器设备，她常感到不知所措。工作两个多月后，李护士表现出回避工作、同事和病人，继而否定自己的工作能力，自觉无法在工作中体验到自身价值，甚至产生离职倾向。

请思考：

1. 案例中的李护士存在哪些心理健康问题？

2. 本案例中哪些因素导致李护士出现上述问题？

3. 请问可以采取哪些策略维护和促进李护士的心理健康？

第一节 护士心理健康概述

ER 10-3

护士心理健康
与维护

一、护士心理健康的概念

目前普遍认为，心理健康（mental health）是指以积极、有效的心理活动，平稳正常的心理状态，对当前和发展着的社会、自然环境以及自我内环境的变化具有良好的适应能力，并不断发展健全的人格，提高生活质量，保持旺盛的精力和愉快的情绪。结合心理健康概念和护理职业特点，护士心理健康是指护士的心理状态在本身及环境条件许可范围内能达到的最佳功能状态，表现为护士认知、情绪、意志、行为协调统一，具有良好的社会适应，能够有效地发挥个人心身潜力及自身的积极社会功能。

二、护士心理健康的标准

心理健康的标准具有相对性，不同学者从不同的角度提出了相应的观点。总结不同学者有关心理健康的标准，其组成要素包括以下六个方面：

1. 智力正常　智力是以思维为核心的各种认识能力和操作能力的总和，包括人的观察力、记忆力、注意力、思维力、想象力和实践活动能力。智力正常是衡量一个人心理健康的基本条件。

2. 情绪稳定　心理健康者能经常保持愉快、乐观、自信、满足的心情，善于从生活中寻求乐趣，热爱生活；同时善于调节和控制自己的情绪，使自己的情绪保持相对稳定。情绪健康是人的心理健康的重要指标。

3. 意志健全　意志健全的标准是行动具有自觉性、果断性、坚韧性和自制性。心理健康的人总是有目的地进行各项活动，在遇到问题时能够充分考虑进而果断采取措施，在实现目标的过程中能够坚持不懈地付出努力并善于控制自己的情绪。

4. 人格完善　人格完善的主要标志是人格结构的各个要素不存在明显的缺陷和偏差，有正确的自我意识和积极进取的信念，并以此为中心统一自己的需要、愿望、目标和行为。不同年龄阶段的人，有不同的心理行为特征，心理年龄与多数同龄人保持一致，其心理行为也与其所扮演的社会角色相符。

5. 人际和谐　心理健康的人，能以尊重、信任、友爱、宽容的积极态度与他人相处，拥有广泛而稳定的人际关系。

6. 环境适应　心理健康的人，应能和社会保持良好的接触，对社会现状有较清晰正确的认识，能够顺应社会文化发展趋势，根据客观环境的需要不断调整自己的行为，达到与客观环境和谐相处的状态。

第二节　护士心理健康的影响因素

一、护士的心理健康现状

国内外于 20 世纪 80 年代开始对护士心理健康状况、工作压力、适应机制和管理办法等进行深入研究，结果表明护士的心理健康问题突出表现为抑郁、紧张、焦虑、失眠、易怒、情绪枯竭等情绪问题。在不同科室中，护士面对职业压力源的数量和强度不同，其心理健康状况存在差异。重症监护室、急诊室、儿科、妇产科、精神科、肿瘤科及传染病科等科室，护士心理状况水平低于其他临床科室。

但也有少数调查表明部分护理人员由于较一般群体更能体验到自身的价值，在自信、自尊、行动能力、工作能力、生活能力、积极感受等方面对自身有较高的评价，从而使其心理健康水平高于一般人群。

> **启智润心**
>
> "如果我们自己正在经受痛苦，我们就无法减轻他人的痛苦"。当护士在照护他人的同时，护士自身的心理亦需要滋养。因此，护士需要不断提升自己的心理健康水平，才能为病人提供高质量的护理服务！

二、护士常见的心理健康问题

（一）职业倦怠

1. 职业倦怠的概念 职业倦怠（occupational burnout）指个体在以人为服务对象的职业领域中面对过度的工作需求时，所产生的心理以及情绪方面极度的疲劳反应。2020年开展的一项涵盖全球49个国家45 539名护士的研究结果显示，全球有11.23%的护士遭受职业倦怠的困扰。高水平的职业倦怠将增加护士在临床工作上的不良表现，进而降低其护理服务质量，甚至影响病人的康复。

2. 职业倦怠的维度 职业倦怠一般包括情绪衰竭、人格解体和个人成就感下降三个维度。①情绪衰竭是最为突出的症状表现，指工作的需要以压倒性的状态耗尽了个体自身的能量，在护理工作中主要表现为对工作缺乏主动性，有紧张挫败感，甚至害怕工作。②人格解体是指个体刻意与工作及与工作相关的人员保持一定的距离，对工作不投入，对自己工作的意义表示怀疑，表现为回避工作、同事以及病人，对其表现出疏离和情感上的冷淡，体现了倦怠影响下的个体的人际关系特点。③个人成就感降低则表现为个体感到工作毫无成就感，无法体验到自身价值。当护士体验到低成就感时，往往更倾向于消极地评价自我，否定自己在工作中的成绩和进步，低成就感代表倦怠中的个体的自我评价方式。

3. 职业倦怠的影响 护士职业倦怠的影响主要体现在以下三方面：①职业倦怠可降低护士的工作效率，限制个人的认知，影响一个人的判断和创新行为，导致警觉性和整体护理质量下降，进而导致护理差错发生，增加病人治疗转归过程中发生消极结果的概率。②护士职业倦怠对病人的影响甚至超过了对护士本身的影响。研究表明，职业倦怠与病人跌倒、用药错误和院内感染报告的增加有关。③对于整个医疗行业来说，护士职业倦怠最突出的影响是护士的离职意愿增加，从而加剧了护理人才的流失，造成了护理人员的短缺。随着人口老龄化及慢性病患病率上升，护士们正经历着比以往任何时候更大考验，这可能会引发更严重的护士职业倦怠现象。如何减少护士职业倦怠的发生，降低护士的离职意愿，已经成为亟待解决的问题。

（二）共情疲劳

1. 共情疲劳的概念 共情作为护士的核心能力之一，能有效缓解医患冲突，提高护理质量和护士的心身健康水平，其重要性已得到广泛认可。然而，由于护理工作的特殊性质，紧张的工作环境和高负荷的工作量，长期接触疾病、残疾和死亡，这些痛苦的经历可导致共情能力的降低和共情疲劳（compassion fatigue）的发生。Figley将共情疲劳定义为：救助者在向服务对象提供援助服务时，共情投入程度较高或过度承受救助对象的悲伤及痛苦，衍生出的一种心理和行为结果。自1992年Joinson提出共情疲劳的概念以来，护理管理者开始重视共情疲劳并在工作中进行预防，以增强护士职业认同感和工作满意度，进而更好地在临床实施优质护理服务。

2. 共情疲劳的表现 共情疲劳主要体现在以下三方面：①心理行为方面，表现为易批评他人、注意力下降等；②生理方面，出现脉搏加快、易疲劳、失眠多梦、记忆力甚至免疫力下降等症状；③社会方面，表现为与家人及同事的沟通及互动减少。若个体具有严重而持久的共情疲劳症状，其日常生活会受到影响，并对工作产生强烈的倦怠感，以至于不得不离开工作岗位。

3. 共情疲劳的影响 护理工作是一项需要投入大量正向情绪和情感的职业，护理人员在帮助病人恢复其身体、心理、社会适应能力的同时，频繁的共情、移情给护理人员自身带来了很多负性心理影响。共情疲劳是心理健康受到影响的表现，对护士的日常生活质量及工作满意度可造成广泛影响，继而导致护理质量的下降、病人及家属满意度降低，甚至引发护理不良事件，给病人心身带来伤害。管理者应尽早识别有共情疲劳风险的护士，通过提供情感支持以提高护士工作满意度，减少共情疲劳的发生，提高护理安全质量，保障病人安全，减少护理人员流失。

(三) 职业紧张

1. 职业紧张的概念 职业紧张（occupational stress）也称为工作压力或职业应激，是指由工作或与工作有关的因素所引起的生理和心理的应激，是当工作要求超出了员工的能力而引发的生理心理应激反应。研究表明，护士普遍存在高水平的职业压力。这是因为护士不仅承担着救死扶伤的重任，还需要经常面对疾病和死亡以及处理各种紧急的突发医疗卫生事件，这都使护理人员常常处于紧张情绪状态中。

2. 职业紧张的理论模型 根据"付出 - 回报失衡"模型将工作付出和回报作为职业紧张重要的维度。模型中提出工作付出主要分为外在付出和内在投入，外在付出是指工作要求和个体在工作中承担的责任，内在投入是指为达到目标个人所做的努力程度。回报则分为薪酬奖励、个人尊严和工作晋升的机会。人们在工作中往往期望自己的付出能够获得等额或是超额的回报，当付出与回报不等值时就会产生职业紧张。当个体在工作中付出越多而感受到的回报过低时，个体就可能出现职业紧张状态；相反，个体在工作中付出越少而感受到的回报越多时，职业紧张的水平就会越低。

3. 职业紧张的影响 职业紧张是劳动者工作中常见的一种状态，适度的职业紧张会给个体带来积极的影响，在适度的职业紧张状态下，自我效能感会增加，自我效能感可维持个体自信而稳定地进行工作，使劳动者保持良好的工作效率。而过度的职业紧张会对个体的心身健康及工作效率产生负面影响，例如焦虑、抑郁、高血压、高血脂等问题，严重影响个体的工作能力和工作效率。职业紧张与较差的人际关系、个人幸福感和工作质量有关。如果医疗卫生人员的职业紧张始终得不到缓解，职业倦怠进一步发展，就有可能产生抑郁倾向，导致个体工作质量下降与生理功能减退，进而增加出现医疗事故的风险。

知识拓展

护士职业不确定感

不确定感最早由布鲁纳（Bruner）于 1962 年提出，是指个体缺乏有关事件的信息，不能对某特定事件或情境作出适当判断时所产生的一种认知。护理职业的特殊性，再加上其服务对象疾病的复杂性和不可预测性，护理人员可能会面临经济、法律、人身安全等一系列不确定的风险。目前针对护士职业的不安全感的研究多集中于工作中的职业暴露。

三、影响护士心理健康的因素

(一) 社会与组织环境因素

1. 职业因素 护士是医疗机构与健康服务场所与病人接触最为密切的职业群体，护士面对的是心理、生理双重受损的病人，时时面对和感受病人的痛苦，工作负荷大、节奏快、要求高。相关调查显示，经常面对危重病人和死亡的护士比普通病房护士具有更大的心理压力。另外，临床一线护理工作需 24 小时轮班，特别是上夜班扰乱了护士正常的生物节律，可能导致睡眠质量下降，容易引起焦虑、紧张和疲倦，导致护理不良事件的发生率增高。此外，临床护士每天可能面临的各种职业暴露风险，如锐器伤、感染等，给护士带来不同程度的应激，导致护士出现恐惧心理。

2. 组织管理因素 由于各种原因，目前我国的护理管理模式不能完全满足护士角色范围扩大的需求，主要体现在：①护士工作职责模糊，护理工作内容庞杂，护士在工作中除了完成临床护理操作、满足病人的各种合理需要、尊重病人的各项权利、避免差错事故的发生外，还要处理病房中大量事务性工作，这可能导致护士的职业压力增大，影响护士的心理健康。②护士人力资源配备不足,在护理组织结构中,普遍存在护理人员缺编现象,工作负荷与护理人员的能力/精力不匹配。③护士组织激励机制不完善:与同资历的其他医疗人员相比,给予护士继续深造和晋升的机会较少,使得护士专业技能和临床研究能力发展不足,护士的专业发展空间小等因素降低了护士的职业价值感,当护士付出较多却没有得到相应的回报时,易出现挫折感,对护士的心理健康产生负面影响。

3. 人际因素 护理工作中人际关系主要包括护患关系、护士与病人家属的关系、护士与其他医务人员的关系等,众多的人际关系及其相互间的角色冲突会给护士带来压力,护士如果不能很好地处理这些关系,就会陷入人际冲突的困境,从而影响心理健康。如有些病人认为自己的病情最重、最需要得到护士的照顾,而护士同时要护理多位病人,为许多病人负责,如果未满足个别病人的需求,可能会出现护患冲突、护士与病人家属的冲突。

4. 突发公共卫生事件 近年来,突发公共卫生事件(public health emergencies,PHE)频发,给世界各地的卫生系统造成了重大挑战,给人们的生理和心理造成了重大冲击。医院是预防、处理、控制 PHE 的重要组成部分,是应急救援的具体机构。护理人员是 PHE 救护的主体,在 PHE 处理中起着重要的作用。然而,由于工作负荷大、相关专业知识缺乏、社会支持不足等原因,护理人员常出现不同程度的心理困扰。

(二)护士个人因素

1. 护士的应对策略 应对方式是人们所采用的应对压力事件的策略和方法,被认为是影响个体心理健康状况的重要因素。常见的应对方式包括问题关注应对和情绪关注应对。

(1)**问题关注应对**:对那些可控的应激源通常较为有效,应对的重点在于评估事件的性质及自身所具备的资源,采取有效的方式降低或消除应激事件的影响。

(2)**情绪关注应对**:对不可控性应激源产生的影响更加有效,护士需要改变对应激源的认知来减轻应激事件对自身的影响。例如,当护士面对因救治无效离世的病人时,可能会体验到强烈的无助、沮丧和哀伤等负性情绪,此时护士无法改变现状,则需要改变自身对该事件的看法,从而调整自身的情绪状态,降低对其心理健康的不良影响。

2. 护士人格因素 根据应激过程模型,应激源通过人格的中介作用产生相应的应激反应。不同人格类型的护士面对相同的临床压力性事件时,在情绪、行为上的不同表现会对心身健康产生不同的影响。如 A 型行为类型的人更容易表现出愤怒、激动和急躁。流行病学研究表明,A 型行为类型是冠心病的独立危险因素。B 型行为类型的人则与 A 型行为类型的人截然不同,他们比较安于现状,对工作和生活的满足感较强。C 型行为类型的人常表现为多愁善感、小心翼翼,常常过分要求自己,具有克制压抑的人格特点,临床研究表明,C 型行为类型的人易发生恶性肿瘤。D 型行为类型的人则倾向表现为敏感多疑、责任心重并苛求自己,已有研究证实 D 型行为与不良的心身健康有关。护士的人格特征既有个体遗传素质的基础,又有后天环境和教育的影响,对其给予心理行为干预能更好地避免健康隐患。此外,护士对自己的人格特质进行有意识的觉察与认知,也会改善心理健康状况。

第三节 护士心理健康的维护与促进策略

一、护士心理健康维护与促进的组织策略

(一)合理配备资源,保障护士的权益

护士职责模糊不清会导致护士角色混乱,增加护士工作冲突与压力,导致护士心身疲惫而产生职业倦怠等问题。因此,各医疗卫生机构应科学设置护理岗位,实施基于护理岗位的护士人力配

置,保障合理的工作负荷。医疗卫生机构应深入推动落实《中华人民共和国基本医疗卫生与健康促进法》《护士条例》等法律法规,通过为护士提供必要的职业卫生防护措施、改善护士工作条件等保障护士的合法权益。另外,医疗卫生机构要多方位加大对改善护理服务的保障力度,健全后勤保障系统,提供足够的物资供应和设备,加强信息化支撑等,让护士最大限度地投入临床护理服务中。

(二) 完善护士组织激励机制

医疗卫生机构应在充分了解护士需求的基础上健全完善激励机制,如绩效考核、薪酬待遇、职称晋升、奖励评优等,对编制内外护士统筹考虑,多劳多得,优绩优酬,进一步调动护士的积极性。为护士提供继续深造及晋升的机会,拓宽专业发展空间,提升护士的职业价值感和职业成就感,通过多方面举措最大限度地调动护士的内在活力,激发护士的工作热情,促进护士的成长与发展。

(三) 提供必要的职业素养培训

医疗卫生机构应重视护士的职业技能培训,通过多渠道、多种形式的培训和教育,帮助护士强化职业意识,学习掌握新的专业知识和技能,提高护士职业素养,以满足人们不断增长的护理服务需求,从而降低护士的职业压力,促进护士的心理健康。

(四) 构建护士社会支持系统

医疗卫生机构应该主动为护士构建完整的社会支持系统。①组织支持:组织机构的支持与护士工作直接相关,对护士的心理健康也最具有影响力。医院管理者应给予护士相应的保护、认可、支持和鼓励,为护士提供合理的福利待遇,充分发挥护士的主观能动性,提供相应的职业信息和培训以减少护士因职业不确定感而产生的压力。②家庭支持:护理管理者在安排工作时应尽量兼顾护士的家庭状况,帮助护士平衡家庭和职业角色的冲突,促进家庭和谐,帮助护士获得家人的支持是减轻压力、促进心理健康的有效途径。③外部社会支持:倡导全社会提高对护士群体的尊重,如加强对优秀护士的报道与宣传。此外,应进一步健全各项法律法规,保护护士的人格尊严和人身安全。

(五) 为护士提供心理健康服务

加强护士队伍心理健康教育,通过提供系列课程、专题工作坊、团体辅导等方式提高护士的情绪管理能力,使护士正确对待工作压力,提高对紧急事件的应激能力,自觉运用心理知识、理论进行心理调节,以增进自身的心理健康水平。

对存在心理健康问题的护士,医疗卫生机构应设置专门的场所,通过开展心理减压活动让护士有机会宣泄情绪、交流情感、分享经验;还可以通过开设专门的心理咨询室、心理电话热线等为护士提供及时有效的心理咨询与干预,以减少护士创伤后应激障碍、负性情绪的发生。

二、护士心理健康维护与促进的个人策略

(一) 认知策略

认知行为理论认为,导致人们产生不良情绪和行为的不是那些客观事件,而是他们自身对这一事件所持有的认知。个体对生活事件和环境的认知评价直接影响其行为及心身反应。因此,对于护士来讲,在工作和生活中,面对可能带来紧张、压力等体验的事件和情境时,采取科学、合理的认知评价,有助于减轻内心感受到的紧张、焦虑程度,使心理应激维持在适当水平,从而有助于维护和促进心理健康。

(二) 社会支持策略

社会支持是增进和维护护士心理健康的重要因素。社会支持策略一方面是指可及的物质支持及精神支持,另一方面是指对这些社会资源的利用度,这是社会支持策略的关键。护士应学会建立并使用社会支持系统,应与亲朋好友、同事、病人及其家属等建立一个健康、和谐、富有成效的

人际关系网络,让自己感到被接纳、被理解、被关爱从而使自己幸福和满足,在自身承受的压力较大时,能主动寻求人际关系网络的支持,缓解压力及对自身造成的负面影响,这有助于维护护士心理健康。

(三) 情绪管理策略

情绪管理是采取心理学方法调适个体或群体情绪的过程,旨在降低消极情绪使其保持适当的情绪与行为。护士的情绪管理能力与心理健康、工作满意度和职业幸福感高度相关,采用适当的情绪调节策略能减少护士职业倦怠的发生,提升职业归属感。护士情绪管理主要包括以下三个方面:

1. 情绪自我觉察　情绪自我觉察是情绪管理的第一步,护士要有意识地觉察自己的情绪状态。护士在护理病人时应关注自己当前的情绪状态,在遇到突发事件时应保持理性思考并记录自己的情绪变化,从而保持情绪稳定。护士可以下班后回顾哪些不良情绪给自己带来的困惑,这有助于觉察自己的情绪特点,提升情绪调节能力。

2. 情绪表达　适当的情绪表达是指客观真实地把自己的感受以恰当的方式表达出来,护士应具备准确表达自己情绪的能力,使情绪能适时、适度地以恰当的方式表达出来,做到真诚、客观地站在对方的角度思考问题,并尽量做到不指责、不批判、不抱怨、不迁怒。

3. 情绪调节　当护士在工作中出现负性情绪时要学会运用适当的情绪调节策略和放松方式调整自己的情绪。积极的情绪调节策略有助于缓解护士的负性情绪,降低护士的心理困扰水平。护士可以采用正念呼吸和冥想等技术,缓解焦虑、抑郁情绪;也可以通过听音乐、宣泄或倾诉、自我激励、寻求同事和领导的帮助等方法使情绪保持在良好的状态。若遇到难以处理的冲突和矛盾,还可以邀请同事进行情境模拟,请参与者表达自己的看法,最终讨论并确定最佳的处理方法。

(四) 行为策略

1. 合理的营养　人的情绪状态受食物因素的影响,粗粮、蔬菜、水果等富含 B 族维生素的食物,可改善焦虑、抑郁等负性情绪。护士应养成良好的饮食习惯,吃动平衡,保持健康体重。

2. 充足的睡眠　护士应学会有效的睡眠管理,提高睡眠质量,建议如下:①对睡眠有正确的认知,根据夜班时间建立一个健康的作息时间表,养成良好的睡眠习惯;②创造良好的睡眠环境;③上夜班前保证充足的睡眠,下夜班睡前避免摄入咖啡因、尼古丁、浓茶等物质。

3. 科学的运动　大量研究表明,科学的运动能促进体内内啡肽、5- 羟色胺、去甲肾上腺素和多巴胺等神经递质释放,有效降低压力、改善睡眠、提高记忆力、缓解焦虑/抑郁情绪,还能产生愉悦感。科学的运动不仅减压,培养良好的意志品质,同时提升自我认同水平。

(五) 职业发展策略

良好的职业规划可以帮助护士维持良好的职业状态,坚定职业目标,激发护士形成积极的职业认同感,从而促进其心理健康。但若护士缺乏职业目标,则工作积极性低,缺乏职业价值感,易产生职业倦怠。因此,护士首先充分了解护理专业的发展和自身需求,明确职业目标,建立职业规划,其次,护士应积极参加相关培训与学习,学会制定适合自身发展的短期、长期目标,且能够根据自己的实际情况采取有效的措施,保证目标的顺利实现,培养自信自强的心理品质,促进自身不断发展,主动实现自我价值。

> **启智润心**
>
> 护士应积极提升职业认同感,在日常工作中可以通过树立榜样等方式促进自身进步。这不仅有助于护士自身职业价值的实现,亦有利于在临床带教中培养实习护士的职业认同感。

临床护士自我关怀能力

自我关怀又称自我怜悯、自我同情、自我慈悲等，由美国心理学家尼夫（Kristin Neff）于2003年首次提出，并将其应用于心理学领域。"自我关怀"鼓励个体以一种第三方的态度去接纳和支持自我的感受，帮助个体避免沉浸于他人的创伤事件，并及时给予自我善意。护理工作专业性要求高、强度大、风险高，需同时面临多种工作压力源。长期处于高强度、紧张的工作状态，会影响护士的心身健康和工作效率。研究表明，自我关怀对护士群体的心理健康有积极的影响，能够帮助护士培养自我支持能力、缓解压力与职业倦怠、降低共情疲劳和提高心理适应水平。因此，采取有效措施帮助护士发挥自我关怀这一自身支持系统，使其更主动地进行自我关怀，从而提高管理情绪的能力，以及在压力情境下更快恢复和适应的能力至关重要。

（宇虹　杨丽）

思考题

1.赵护士，女，27岁，目前在一家三级甲等医院的重症监护室工作。赵护士在工作中需要经常面对危重病人和生死攸关的紧急情况，有时还会受到来自病人及其家属的无端指责。随着时间的推移，赵护士感到身体和精神上的疲惫，即使在没有工作的时候也难以恢复精力，并开始对工作失去热情，不能像以前那样耐心的对待病人和家属，并开始质疑自己的工作价值。

请思考：影响赵护士心理健康的因素有哪些？

2.小苏是张阿姨的责任护士，张阿姨无稳定工作且离异，已被确诊为卵巢癌晚期。因生病住院年幼的孩子无人照看只能放在邻居家，张阿姨经常在病房暗自流泪，每次看到她难过时，小苏都会及时给予支持，也能缓解张阿姨的低落情绪，回到护士站后小苏的心情有些复杂，认为自己能做的太少了，有点自责，如果你是小苏的同事，你会如何帮助她进行自我关怀呢？

请思考：结合案例，请问护士应如何处理好自己的人际关系？

ER 10-4

练习题

实训一　临床自评量表的操作应用

【目的】

掌握 SCL-90、SAS、SDS 的自评、计分和解释。

【准备】

1.SCL-90、SDS、SAS 量表（见附录）。

2.**学生**　准备好纸和笔,并事先阅读相关内容。

3.**场所**　普通教室。

4.**时间**　2学时。

【方法与过程】

（一）SCL-90 操作应用

1.指导学生明确 SCL-90 的适用范围、用途、评价的时间范围（最近 1 周）、5 个分数的代表含义、各个因子的意义。

2.学生自行完成量表,注意控制时间。

3.学生对照计分方法完成总分和 10 个因子分的计算。

4.指导学生将各个分数与常模进行比较,合理评价自身的心理状态。

（二）SAS、SDS 操作应用

1.指导学生明确 SAS、SDS 的适用范围、用途、评价的时间范围（最近 1 周）、4 个分数的代表含义。

2.学生自行完成量表,注意控制时间。

3.学生对照计分方法完成 SAS、SDS 的粗分和标准分的计算,要特别注意反向如何计分。

4.指导学生将分数与常模进行比较,合理评价自身的情绪状态。

【小结】

1.教师针对学生所得结果,解答学生的疑问。

2.**布置作业**　为家人、朋友和同学进行 SCL-90、SDS、SAS 量表的评估,并对结果进行解释。

（杨　阳）

实训二　心理咨询基本技术训练

【目的】

掌握咨询基本技术的内涵，能将咨询技术运用到临床护理工作中。

【准备】

1. **用物**　角色扮演脚本、道具。
2. **学生**　熟悉扮演角色的内容和配合步骤。
3. **场所**　实验室等安静的场所。
4. **时间**　2学时。

【方法与过程】

1. 教师讲解心理咨询基本技术的训练计划，包括预约设置，建立良好的咨访关系的技术、提问性技术和表达性技术（参考脚本见数字内容，根据实训重点选用）。
2. 学生分组扮演角色。
3. 观察组的学生点评角色扮演效果。

【注意事项】

1. 相关技术应用要点参见第六章第三节相关内容。
2. 提前把脚本发给各组学生，并在角色扮演过程中要求录像反馈。

ER 实训1

心理咨询基本
技术训练脚本

【小结】

1. 教师针对学生角色扮演效果讲评，解答学生的疑问。
2. **布置作业**　将咨询基本态度的内涵应用到人际沟通中。

（周雪妃）

实训三　放松训练

【目的】

学会放松训练的操作技术，帮助他人和自己调节紧张情绪，实现心身和谐。

【准备】

1. **用物**　录音机、放松疗法的音像资料。
2. **学生**　着装宽松，熟悉放松疗法的步骤和要求。
3. **场所**　实验室等安静的场所。
4. **时间**　1学时。

【方法与过程】

1. 教师讲解放松疗法的训练计划：腹式呼吸放松训练、肌肉放松训练和想象放松训练（指导语见数字内容）。

2. 每班分成若干组,按教师演示要求进行放松疗法的训练。

3. 在训练时,指导者说话声音要低沉、轻柔、温和,让学生舒适地靠坐在沙发或椅子上,闭上双眼。

4. 教师选择 1~2 种放松方法进行演示。

5. 学生分组互动,进行放松训练。

【注意事项】

1. 第一次进行放松训练时,作为示范,施治者也应同时做。这样可以减轻来访者的羞涩感,也可以为来访者提供模仿对象。事先告诉来访者,如果不明白指示语的要求,可以先观察一下施治者的动作,再闭上眼睛继续练。

2. 会谈时进行的放松训练,最好用施治者的口头指示,以便在遇上问题时能及时停下来。施治者还可以根据情况,主动控制训练的进程,或者有意重复某些放松环节。

3. 在放松过程中,为了帮助来访者体验其身体感受,施治者可以在动作的间隔时指导病人,如"注意放松状态的沉重、温暖和轻松的感觉""感到你身上的肌肉放松"或者"注意肌肉放松时与紧张时的感觉差异"等。

放松训练脚本

【小结】

1. 教师针对学生的放松训练过程进行效果讲评,解答学生的疑问。

2. **布置作业** 自我放松体验,与家人、同学和朋友进行放松训练。

（周雪妃）

实训四　心理治疗技术训练

【目的】

掌握心理治疗技术的内涵,能将心理治疗技术运用到临床护理工作中。

【准备】

1. **用物** 角色扮演脚本、道具。

2. **学生** 熟悉扮演角色的内容和配合步骤。

3. **场所** 实验室等安静的场所。

4. **时间** 1学时。

【方法与过程】

1. 教师讲解心理治疗技术的训练计划,包括理性情绪行为治疗、心理动力学治疗、焦点解决短期治疗和叙事治疗(参考脚本及测验见数字内容,根据实训重点选用)。

2. 学生分组扮演角色。

3. 观察组的学生点评角色扮演效果。

心理治疗技术训练脚本

【注意事项】

1. 相关技术应用要点参见第七章相关内容。

2. 提前把脚本发给各组学生,并在角色扮演过程中要求录像反馈。

【小结】

1. 教师针对学生角色扮演效果讲评，解答学生的疑问。

2. **布置作业** 选用一种心理治疗技术应用到临床护理工作中。

（周雪妃）

实训五　临床病人的心理护理

【目的】

掌握心理护理的基本理念和原则，能将心理护理技术运用到临床护理工作中。

【准备】

1. **用物** 角色扮演脚本、道具。

2. **学生** 熟悉案例资料及脚本内容，充分理解并内化心理护理的技术，能够在角色扮演中充分展示相关技术，并能体会所扮演角色的情绪。

3. **场所** 实验室、模拟病房等安静的场所。

4. **时间** 1学时。

【方法与过程】

1. 教师向学生发放案例资料，学生分组讨论，分析病人或家属的情绪状态和问题，引导学生制订心理护理措施。

2. 学生根据心理护理措施完成脚本编写。

3. 学生分角色进行情境演练。

4. 学生、教师对角色扮演及心理护理措施进行点评。

【注意事项】

1. 相关技术应用要点参见第九章相关内容。

2. 提前发放案例资料，要求学生在课前完成脚本编写。

3. 有条件者可在角色扮演过程中录像，以使点评更有的放矢。

【小结】

1. 教师针对学生角色扮演效果讲评，解答学生的疑问。

2. **布置作业** 让学生查阅文献，了解某一种心理护理技术在临床的具体应用。

（许　燕）

一、艾森克人格问卷（成人版）

指导语：请你依次回答这些问题，符合自身情况时请在"是"处划"√"，不符时请在"否"栏划"√"。如果不回答，默认为"否"。每个答案无所谓对错，请务必按自己的实际情况回答，且不用花太长时间考虑。

问题	是	否
1. 你是否有广泛的爱好?		
2. 在做任何事情之前,你是否都要考虑一番?		
3. 你的情绪时常波动吗?		
4. 当别人做了好事,而周围的人认为是你做的时候,你是否感到扬扬得意?		
5. 你是一个健谈的人吗?		
6. 你曾经无缘无故地觉得自己"可怜"吗?		
7. 你曾经有过贪心使自己多得分外的物质利益吗?		
8. 晚上你是否小心地把门锁好?		
9. 你认为自己活泼吗?		
10. 当你看到小孩(或动物)受折磨时是否感到难受?		
11. 你是否常担心你会说出(或做出)不应该说或做的事?		
12. 若你说过要做某件事,是否不管遇到什么困难都要把它做成?		
13. 在愉快的聚会中你是否通常尽情享受?		
14. 你是一位易激怒的人吗?		
15. 你是否有过自己做错了事反倒责备别人的时候?		
16. 你喜欢会见陌生人吗?		
17. 你是否相信参加储蓄是一种好办法?		
18. 你的感情是否容易受到伤害?		
19. 你是否服用有奇特效果或是有危险性的药物?		
20. 你是否时常感到"极其厌烦"?		
21. 你曾多占多得别人的东西(甚至一针一线)吗?		
22. 如果条件允许,你喜欢经常外出(旅行)吗?		
23. 对你所喜欢的人,你是否为取乐开过过分的玩笑?		
24. 你是否常因"自罪感"而烦恼?		

问题	是	否
25. 你是否有时候谈论一些你毫无所知的事情？		
26. 你是否宁愿看些书，而不想去会见别人？		
27. 有坏人想要害你吗？		
28. 你认为自己"神经过敏"吗？		
29. 你的朋友多吗？		
30. 你是个忧虑忡忡的人吗？		
31. 你在儿童时代是否立即听从大人的吩咐而毫无怨言？		
32. 你是一个无忧无虑逍遥自在的人吗？		
33. 有礼貌、爱整洁对你很重要吗？		
34. 你是否担心将会发生可怕的事情？		
35. 在结识新朋友时，你通常是主动的吗？		
36. 你觉得自己是个非常敏感的人吗？		
37. 和别人在一起的时候，你是否不常说话？		
38. 你是否认为结婚是个框框，应该废除？		
39. 你有时有点自吹自擂吗？		
40. 在一个沉闷的场合，你能给大家增添生气吗？		
41. 慢腾腾开车的司机是否使你讨厌？		
42. 你担心自己的健康吗？		
43. 你是否喜欢说笑话和谈论有趣的事情？		
44. 你是否觉得大多数事情对你都是无所谓的？		
45. 你小时候有过对父母鲁莽无礼的行为吗？		
46. 你喜欢和别人打成一片，整天相处在一起吗？		
47. 你失眠吗？		
48. 你饭前必定先洗手吗？		
49. 当别人问你话时，你是否对答如流？		
50. 你是否宁愿有富余时间喜欢早点动身去赴约会？		
51. 你经常无缘无故感到疲倦和无精打采吗？		
52. 在游戏或打牌时你曾经作弊吗？		
53. 你喜欢紧张的工作吗？		
54. 你时常觉得自己的生活很单调吗？		
55. 你曾经为了自己而利用过别人吗？		
56. 你是否参加的活动太多，已超过自己可能分配的时间？		
57. 是否有那么几个人时常躲着你？		
58. 你是否认为人们为保障自己的将来而精打细算、勤俭节约所费的时间太多了？		
59. 你是否曾想过去死？		

问题	是	否
60. 若你确知不会被发现时,你会少付给人家钱吗?		
61. 你能使一个联欢会开得成功吗?		
62. 你是否尽力使自己不粗鲁?		
63. 一件使你为难的事情过去之后,是否使你烦恼好久?		
64. 你曾否坚持要照你的想法去办事?		
65. 当你去乘火车时,你是否最后一分钟到达?		
66. 你是否容易紧张?		
67. 你常感到寂寞吗?		
68. 你的言行总是一致吗?		
69. 你有时喜欢玩弄动物吗?		
70. 有人对你或你的工作吹毛求疵时,是否容易伤害你的积极性?		
71. 你去赴约或上班时,曾否迟到?		
72. 你是否喜欢在你的周围有许多热闹和高兴的事?		
73. 你愿意让别人怕你吗?		
74. 你是否有时兴致勃勃,有时却很懒散不想动弹?		
75. 你有时会把今天应该做的事拖到明天吗?		
76. 别人是否认为你是生机勃勃的?		
77. 别人是否对你说过许多谎话?		
78. 你是否对有些事情易性急生气?		
79. 若你犯有错误你是否愿意承认?		
80. 你是一个整洁严谨、有条不紊的人吗?		
81. 在公园里或马路上,你是否总是把果皮或废纸扔到垃圾箱里?		
82. 遇到为难的事情你是否拿不定主意?		
83. 你是否有过随口骂人的时候?		
84. 你乘车或坐飞机外出时,你是否担心会碰撞或出意外?		
85. 你是一个爱交往的人吗?		

【计分方法】

E 量表:外向 - 内向。第 1、5、9、13、16、22、29、32、35、40、43、46、49、53、56、61、72、76、85 题答"是"和第 26、37 题答"否",每题各得 1 分。

N 量表:神经质(又称情绪性)。第 3、6、11、14、18、20、24、28、30、34、36、42、47、51、54、59、63、66、67、70、74、78、82、84 题答"是",每题各得 1 分。

P 量表:精神质(又称倔强)。第 19、23、27、38、41、44、57、58、65、69、73、77 题答"是"和第 2、8、10、17、33、50、62、80 题答"否",每题各得 1 分。

L 量表:测定被试的掩饰、假托或自身隐蔽,或者测定其朴实、幼稚水平。第 12、31、48、68、79、81 题答"是"和第 4、7、15、21、25、39、45、52、55、60、64、71、75、83 题答"否",每题各得 1 分。

将各个量表得分根据下表转换成标准 T 分:

原始分	P		E		N		L		原始分
	男	女	男	女	男	女	男	女	
24					80	78			24
23					78	76			23
22					76	74			22
21			75	79	74	72			21
20	93	100	73	77	72	69	62	73	20
19	90	96	71	74	69	67	60	70	19
18	87	93	68	72	67	65	58	67	18
17	84	90	66	69	65	63	56	64	17
16	81	86	64	67	63	61	55	62	16
15	78	83	62	65	61	59	53	59	15
14	75	79	59	62	59	57	51	56	14
13	72	76	57	60	56	54	50	53	13
12	68	73	55	57	54	52	48	50	12
11	65	69	52	55	52	50	46	47	11
10	62	66	50	52	50	48	44	44	10
9	59	62	48	50	48	46	43	42	9
8	56	59	46	48	46	44	41	39	8
7	51	56	43	45	43	42	39	36	7
6	50	52	41	43	41	39	37	33	6
5	47	49	39	40	39	37	36	30	5
4									4
3									3
2									2
1									1
0									0
原始分	P		E		N		L		原始分
	男	女	男	女	男	女	男	女	

【结果解释】

E 量表分：分数高表示人格外向，可能好交际，渴望刺激和冒险，情感易于冲动。分数低表示人格内向，可能好静，富于内省，除了亲密的朋友之外，对一般人缄默冷淡，不喜欢刺激，喜欢有秩序的生活方式，情绪比较稳定。

N 量表分：分数高者常常焦虑、担忧、郁郁寡欢、忧心忡忡，遇到刺激有强烈的情绪反应，以致出现不够理智的行为。分数低者情绪反应缓慢且轻微，很容易恢复平静，他们通常稳重、性情温和、善于自我控制。

P 量表分：并非暗指精神病，它在所有人身上都存在，只是程度不同。高分者可能是孤独、不关心他人，难以适应外部环境，不近人情，感觉迟钝，与他人不友好，喜欢寻衅撩扰，喜欢做奇特的事情，并且不顾危险。低分者能较好地适应环境，态度温和、不粗暴、善解人意。

L 量表分：如果分数高于 60，显示被试有掩饰倾向，测验结果可能失真。

二、90 项症状自评量表（SCL-90）

指导语：下面是有些人可能会有的问题，请你仔细地阅读每个条目，然后根据最近一星期内这些情况对你影响的实际感觉，在最符合的一项上画"√"。答案没有对错之分，不要对每个表述花太多的时间去考虑，但所给的回答应该最恰当地体现你现在的感觉。本问卷共 90 题，作答时间约 15 分钟。

问题	没有 （1分）	轻度 （2分）	中度 （3分）	偏重 （4分）	严重 （5分）
1. 头痛					
2. 神经过敏，心中不踏实					
3. 头脑中有不必要的想法或字句盘旋					
4. 头昏或昏倒					
5. 对异性的兴趣减退					
6. 对旁人责备求全					
7. 感到别人能控制您的思想					
8. 责怪别人制造麻烦					
9. 忘记性大					
10. 担心自己的衣饰不整齐及仪态不端正					
11. 容易烦恼和激动					
12. 胸痛					
13. 害怕空旷的场所或街道					
14. 感到自己的精力下降，活动减慢					
15. 想结束自己的生命					
16. 听到旁人听不到的声音					
17. 发抖					
18. 感到大多数人都不可信任					
19. 胃口不好					
20. 容易哭泣					
21. 同异性相处时感到害羞不自在					
22. 感到受骗，中了圈套，或有人想抓住您					
23. 无缘无故地忽然感到害怕					
24. 自己不能控制地大发脾气					
25. 怕单独出门					
26. 经常责怪自己					
27. 腰痛					
28. 感到难以完成任务					
29. 感到孤独					
30. 感到苦闷					
31. 过分担忧					
32. 对事物不感兴趣					
33. 感到害怕					
34. 您的感情容易受到伤害					
35. 旁人能知道您的私下想法					
36. 感到别人不理解您，不同情您					
37. 感到人们对您不友好，不喜欢您					

问题	没有 （1分）	轻度 （2分）	中度 （3分）	偏重 （4分）	严重 （5分）
38. 做事必须做得很慢以保证做得正确					
39. 心跳得很厉害					
40. 恶心或胃部不舒服					
41. 感到比不上他人					
42. 肌肉酸痛					
43. 感到有人在监视您、谈论您					
44. 难以入睡					
45. 做事必须反复检查					
46. 难以作出决定					
47. 怕乘电车、公共汽车、地铁或火车					
48. 呼吸有困难					
49. 一阵阵发冷或发热					
50. 因为感到害怕而避开某些东西、场合或活动					
51. 脑子变空了					
52. 身体发麻或刺痛					
53. 喉咙有哽噎感					
54. 感到前途没有希望					
55. 不能集中注意					
56. 感到身体的某一部分软弱无力					
57. 感到紧张或容易紧张					
58. 感到手或脚发重					
59. 想到死亡的事					
60. 吃得太多					
61. 当别人看着您或谈论您时感到不自在					
62. 有一些不属于您自己的想法					
63. 有想打人或伤害他人的冲动					
64. 醒得太早					
65. 必须反复洗手、点数目或触摸某些东西					
66. 睡得不稳不深					
67. 有想摔坏或破坏东西的冲动					
68. 有一些别人没有的想法或念头					
69. 感到对别人神经过敏					
70. 在商店或电影院等人多的地方感到不自在					
71. 感到任何事情都很困难					
72. 一阵阵恐惧或惊恐					
73. 感到在公共场合吃东西很不舒服					

问题	没有 （1分）	轻度 （2分）	中度 （3分）	偏重 （4分）	严重 （5分）
74. 经常与人争论					
75. 单独一人时神经很紧张					
76. 别人对您的成绩没有作出恰当的评价					
77. 即使和别人在一起也感到孤单					
78. 感到坐立不安、心神不定					
79. 感到自己没有什么价值					
80. 感到熟悉的东西变成陌生或不像是真的					
81. 大叫或摔东西					
82. 害怕会在公共场所昏倒					
83. 感到别人想占您的便宜					
84. 为一些有关性的想法而很苦恼					
85. 您认为应该因为自己的过错而受到惩罚					
86. 感到要很快把事情做完					
87. 感到自己的身体有严重的问题					
88. 从未感到和其他人很亲近					
89. 感到自己有罪					
90. 感到自己的脑子有毛病					

【计分方法】

SCL-90 共包括 10 个因子，即 90 项分为十大类，每一因子反映受检者的一方面情况，下面是各因子名称及所包含项目：

躯体化：1、4、12、27、40、42、48、49、52、53、56、58，共 12 项；

强迫症状：3、9、10、28、38、45、46、51、55、65，共 10 项；

人际关系敏感：6、21、34、36、37、41、61、69、73，共 9 项；

抑郁：5、14、15、20、22、26、29、30、31、32、54、71、79，共 13 项；

焦虑：2、17、23、33、39、57、72、78、80、86，共 10 项；

敌对：11、24、63、67、74、81，共 6 项；

恐怖：13、25、47、50、70、75、82，共 7 项；

偏执：8、18、43、68、76、83，共 6 项；

精神病性：7、16、35、62、77、84、85、87、88、90，共 10 项；

其他：19、44、59、60、64、66、89，共 7 项。

1. 总分：90 个单项分相加之和；

2. 阳性项目数：单项分≥2分的项目数；

3. 阳性症状均分：阳性项目总分 / 阳性项目数；

4. 因子分：因子分 = 组成某因子的各项目数总分 / 组成某因子的项目数。

【结果解释】

1. 总分超过 160 分，提示阳性症状；

2. 阳性项目数超过 43 项，提示有问题；

3. 因子分超过2分,可考虑筛查阳性。

4. 测验测量的是你最近一周的状态,筛选阳性只能说明心理状态不佳,需要调整,不能说明一定患有心理问题或精神障碍。

三、焦虑自评量表(SAS)

指导语:请仔细阅读下面20道题,并根据你最近1周的实际感觉,选择最适合你的答案(1.没有或很少时间;2.小部分时间;3.相当多时间;4.绝大部分或全部时间)。

题目	分数			
1. 我觉得比平常容易紧张和着急	1	2	3	4
2. 我无缘无故地感到害怕	1	2	3	4
3. 我容易心里烦乱或觉得惊恐	1	2	3	4
4. 我觉得我可能将要发疯	1	2	3	4
5. 我觉得一切都好,也不会发生什么不幸	1	2	3	4
6. 我手脚发抖	1	2	3	4
7. 我因为头痛、颈痛和背痛而苦恼	1	2	3	4
8. 我感觉容易衰弱和疲乏	1	2	3	4
9. 我觉得心平气和,并且容易安静坐着	1	2	3	4
10. 我觉得心跳得很快	1	2	3	4
11. 我因为一阵阵头晕而苦恼	1	2	3	4
12. 我有晕倒发作,或觉得要晕倒似的	1	2	3	4
13. 我吸气、呼气都感到很容易	1	2	3	4
14. 我的手脚麻木和刺痛	1	2	3	4
15. 我因为胃痛和消化不良而苦恼	1	2	3	4
16. 我常常要小便	1	2	3	4
17. 我的手脚常常是干燥、温暖的	1	2	3	4
18. 我脸红发热	1	2	3	4
19. 我容易入睡并且一夜睡得很好	1	2	3	4
20. 我做噩梦	1	2	3	4

【计分方法】

项目5、9、13、17、19为反向评分,按4~1计分。所有项目分数相加即为粗分,然后乘以1.25后取整数部分,就得到标准分。

【结果解释】

标准分在50分以下为正常,分数越高,焦虑程度越高;50~59分为轻度焦虑;60~69分为中度焦虑;70分以上为重度焦虑。

四、抑郁自评量表(SDS)

指导语:请仔细阅读下面20道题目,并根据你最近1周的实际感觉,选择最适合你的答案(1.没有或很少时间;2.小部分时间;3.相当多时间;4.绝大部分或全部时间)。

题目	分数			
1. 我觉得闷闷不乐,情绪低沉	1	2	3	4
2. 我觉得一天之中早晨最好	1	2	3	4
3. 我一阵阵哭出来或觉得想哭	1	2	3	4
4. 我晚上睡眠不好	1	2	3	4
5. 我吃得跟平常一样多	1	2	3	4
6. 我与异性密切接触时和以往一样感到愉快	1	2	3	4
7. 我发觉我的体重在下降	1	2	3	4
8. 我有便秘的苦恼	1	2	3	4
9. 我心跳比平时快	1	2	3	4
10. 我无缘无故地感到疲乏	1	2	3	4
11. 我的头脑跟平常一样清楚	1	2	3	4
12. 我觉得经常做的事情并没有困难	1	2	3	4
13. 我觉得不安,难以平静下来	1	2	3	4
14. 我对将来抱有希望	1	2	3	4
15. 我比平常容易生气、激动	1	2	3	4
16. 我觉得作出决定是容易的	1	2	3	4
17. 我觉得自己是个有用的人,有人需要我	1	2	3	4
18. 我的生活很有意义	1	2	3	4
19. 我认为如果我死了别人会生活得好些	1	2	3	4
20. 我平常感兴趣的事我仍然感兴趣	1	2	3	4

【计分方法】

题目 2、5、6、11、12、14、16、17、18、20 为反向评分,按 4~1 计分。所有项目分数相加即为粗分,然后乘以 1.25 后取整数部分,就得到标准分。

【结果解释】

标准分在 53 分以下为正常,分数越高,抑郁程度越重;53~62 分为轻度抑郁;63~72 分为中度抑郁;72 分以上为重度抑郁。

五、汉密尔顿焦虑量表(HAMA)

症状	症状描述	得分
1. 焦虑心境	担心、担忧,感到有最坏的事情将要发生,容易被激惹	
2. 紧张	紧张感、易疲劳、不能放松,有情绪反应,易哭、颤抖、感到不安	
3. 害怕	害怕黑暗、陌生人、一人独处、动物、乘车或旅行及人多的场合	
4. 失眠	难以入睡、易醒、睡得不深、多梦、梦魇、夜惊、睡醒后感到疲倦	
5. 认知功能(或称记忆力、注意力障碍)	注意力不能集中,记忆力差	
6. 抑郁心境	丧失兴趣、对以往爱好的事物缺乏快感、忧郁、早醒、昼重夜轻	
7. 躯体性焦虑(肌肉系统症状)	肌肉酸痛、活动不灵活、肌肉经常抽动、肢体抽动、牙齿打颤、声音发抖	
8. 感觉系统症状	视物模糊、发冷发热、软弱无力感、浑身刺痛	
9. 心血管系统症状	心动过速、心悸、胸痛、血管跳动感、昏倒感、心搏脱漏	
10. 呼吸系统症状	时常感到胸闷、窒息感,叹息、呼吸困难	

症状	症状描述	得分
11. 胃肠消化道症状	吞咽困难、嗳气、食欲不佳、消化不良（进食后腹痛、胃部有烧灼痛、腹胀、恶心、胃部有饱胀感）、肠鸣、腹泻、体重减轻、便秘	
12. 生殖、泌尿系统症状	尿意频繁、尿急、停经、性冷淡、过早射精、勃起不能、阳痿	
13. 自主神经系统症状	口干、潮红、苍白、易出汗、易起"鸡皮疙瘩"、紧张性头痛、毛发竖起	
14. 与人谈话时的行为表现	①一般表现：紧张、不能松弛、忐忑不安、咬手指、紧握拳、摸弄手帕、面肌抽动、不停顿足、手发抖、皱眉、表情僵硬、肌张力高、叹息样呼吸、面色苍白 ②生理表现：吞咽、频繁打嗝、安静时心率快、呼吸加快（20 次 /min 以上）、腱反射亢进、震颤、瞳孔放大、眼睑跳动、易出汗、眼球突出	

【计分方法】

HAMA 采用 5 级评分。0 表示无症状；1 表示症状轻微；2 表示有肯定的症状，但不影响生活和活动；3 表示症状重，需处理，或已影响生活和活动；4 表示症状极重，严重影响其生活。

【结果解释】

总分超过 29 分，可能为严重焦虑；超过 21 分，肯定有明显焦虑；超过 14 分，肯定有焦虑；超过 7 分，可能有焦虑；小于 7 分，没有焦虑症状。

六、汉密尔顿抑郁量表（HAMD）

	项目	评分标准	得分
1	抑郁心境	0. 未出现 1. 只在问到时才诉述 2. 在访谈中自发地描述 3. 不用言语也可以从表情，姿势，声音或欲哭中流露出这种情绪 4. 病人的自发言语和非语言表达（表情，动作）几乎完全表现为这种情绪	
2	有罪感	0. 未出现 1. 责备自己，感到自己已连累他人 2. 认为自己犯了罪，或反复思考以往的过失和错误 3. 认为疾病是对自己错误的惩罚，或有罪恶妄想 4. 罪恶妄想伴有指责或威胁性幻想	
3	自杀	0. 未出现 1. 觉得活着没有意义 2. 希望自己已经死去，或常想与死亡有关的事 3. 消极观念（自杀念头） 4. 有严重自杀行为	
4	入睡困难	0. 入睡无困难 1. 主诉有时入睡困难，即上床半小时后仍不能入睡（要注意平时病人入睡的时间） 2. 主诉每晚均有入睡困难	
5	睡眠不深	0. 未出现 1. 睡眠浅、多噩梦 2. 半夜（晚 12 点钟以前）曾醒来（不包括上厕所）	
6	早醒	0. 未出现 1. 有早醒，比平时早醒 1h，但能重新入睡 2. 早醒后无法重新入睡	

	项目	评分标准	得分
7	工作和兴趣	0. 未出现 1. 提问时才诉说 2. 自发地直接或间接表达对活动、工作或学习失去兴趣，如感到无精打采，犹豫不决，不能坚持或需强迫自己去工作或劳动 3. 病室劳动或娱乐不满 3h 4. 因疾病而停止工作，住院病人不参加任何活动或者没有他人帮助便不能完成病室日常事务	
8	迟缓	0. 思维和语言正常 1. 精神检查中发现轻度迟缓 2. 精神检查中发现明显迟缓 3. 精神检查进行困难 4. 完全不能回答问题（木僵）	
9	激越	0. 未出现异常 1. 检查时有些心神不定 2. 明显心神不定或小动作多 3. 不能静坐，检查中曾起立 4. 搓手、咬手指或头发、咬嘴唇	
10	精神性焦虑	0. 无异常 1. 问及时诉说 2. 自发地表达 3. 表情和言谈流露出明显忧虑 4. 明显惊恐	
11	躯体性焦虑	躯体性焦虑指焦虑的生理症状，包括口干、腹胀、腹泻、打嗝、腹绞痛、心悸、头痛、过度换气和叹息，以及尿频和出汗等。 0. 未出现 1. 轻度 2. 中度，有肯定的上述症状 3. 重度，上述症状严重，影响生活或需要处理 4. 严重影响生活和活动	
12	胃肠道症状	0. 未出现 1. 食欲减退，但不需他人鼓励便自行进食 2. 进食需他人催促或请求，需要应用泻药或助消化药	
13	全身症状	0. 未出现 1. 四肢、背部或颈部沉重感，背痛、头痛、肌肉疼痛、全身乏力或疲倦 2. 症状明显	
14	性症状	性症状指性欲减退、月经紊乱等。 0. 无异常 1. 轻度 2. 重度 3. 不能肯定，或该项对被评者不适合（不计入总分）	
15	疑病	0. 未出现 1. 对身体过分关注 2. 反复考虑健康问题 3. 有疑病妄想，并常因疑病而去就诊 4. 伴幻觉的疑病妄想	

	项目	评分标准	得分
16	体重减轻	0. 1周内体重减轻 0.5kg 以内 1. 1周内体重减轻 0.5kg 以上 2. 1周内体重减轻 1kg 以上	
17	自知力	0. 知道自己有病，表现为忧郁 1. 知道自己有病，但归咎于伙食太差、环境问题、工作过忙、病毒感染或需要休息 2. 完全否认有病	
18	日夜变化	如果症状在早晨或傍晚加重，先指出哪一种症状，然后按其变化程度评分。 0. 没有变化 1. 轻度变化 2. 重度变化	
19	人格解体或现实解体	0. 未出现 1. 问及时才诉述 2. 自发诉述 3. 有虚无妄想 4. 伴幻觉的虚无妄想	
20	偏执症状	0. 未出现 1. 有猜疑 2. 有牵连观念 3. 有关系妄想或被害妄想 4. 伴有幻觉的关系妄想或被害妄想	
21	强迫症状	0. 未出现 1. 问及时才诉述 2. 自发诉述	
22	能力减退感	0. 未出现 1. 仅于提问时方引出主观体验 2. 病人主动表示有能力减退感 3. 需鼓励、指导和安慰才能完成病室日常事务或个人卫生 4. 穿衣、梳洗、进食、铺床或个人卫生均需要他人协助	
23	绝望感	0. 未出现 1. 有时怀疑"情况是否会好转"，但解释后能接受 2. 持续感到"没有希望"，但解释后能接受 3. 对未来感到灰心、悲观和绝望，解释后不能排除 4. 自动反复诉述"我的病不会好了"或诸如此类的情况	
24	自卑感	0. 未出现 1. 仅在询问时诉述有自卑感 2. 自动诉述有自卑感（我不如他人） 3. 病人主动诉述："我一无是处"或"低人一等"，与评2分者只是程度的差别 4. 自卑感达妄想的程度，例如"我是废物"或类似情况	

【计分方法】

HAMD 大部分项目采用 0~4 分的 5 级评分法，各级的标准为：0 分：无，1 分：轻度，2 分：中度，3 分：重度，4 分：极重度。少数项目采用 0~2 分的 3 级评分法，其分级的标准为：0 分：无，1 分：轻至中度，2 分：重度。

【结果解释】

总分 <7 分为正常；7~17 分为轻度抑郁，病人表现为心境低落，精神萎靡，反应迟钝，言语缓

慢,思维混乱,注意力难以集中,失眠或思卧;18~24分为中度抑郁,除上述症状加重外,常有兴趣丧失,精力明显减退,持续疲乏,活动明显减少,联想困难,自我评价过低,食欲减退,情绪不稳;>24分为重度抑郁,除以上症状加重外,常有精神运动明显迟滞,过分自责或内疚感,可达妄想程度,体重明显下降,性欲全失,反复出现死亡或自杀念头。

七、心理痛苦管理筛查工具(DMSM)

第一部分 : 心理痛苦温度计
请圈出最符合您在过去1周(包括今天)所经历的心理痛苦程度的数字(0~10)。

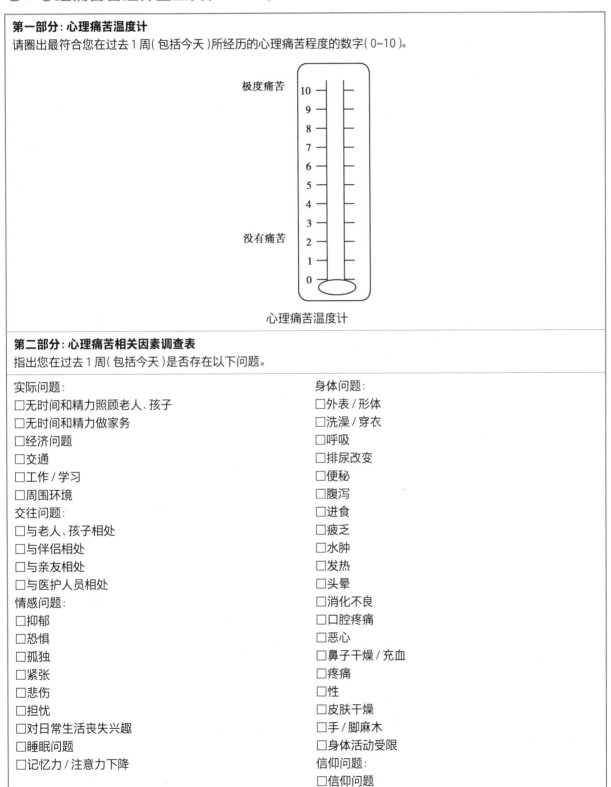

心理痛苦温度计

第二部分 : 心理痛苦相关因素调查表
指出您在过去1周(包括今天)是否存在以下问题。

实际问题:
□无时间和精力照顾老人、孩子
□无时间和精力做家务
□经济问题
□交通
□工作 / 学习
□周围环境
交往问题:
□与老人、孩子相处
□与伴侣相处
□与亲友相处
□与医护人员相处
情感问题:
□抑郁
□恐惧
□孤独
□紧张
□悲伤
□担忧
□对日常生活丧失兴趣
□睡眠问题
□记忆力 / 注意力下降

身体问题:
□外表 / 形体
□洗澡 / 穿衣
□呼吸
□排尿改变
□便秘
□腹泻
□进食
□疲乏
□水肿
□发热
□头晕
□消化不良
□口腔疼痛
□恶心
□鼻子干燥 / 充血
□疼痛
□性
□皮肤干燥
□手 / 脚麻木
□身体活动受限
信仰问题:
□信仰问题

【结果解释】

心理痛苦温度计得分在4分及以上的病人需要接受进一步的专业评估和治疗。

八、匹兹堡睡眠质量指数量表（PSQI）

姓名：_____ 性别：_____ 年龄：_____ 文化程度：_____ 职业：_____

评定日期：_____ 第_____ 次评定 编号：_____ 临床诊断：_____

填表提示：以下的问题仅与您过去一个月的睡眠习惯有关，你应该对过去一个月中多数白天和晚上的睡眠情况作精确的回答，要回答所有的问题

1. 过去一个月你通常上床睡觉的时间是？_____

2. 过去一个月你每晚通常要多长时间（分钟）才能入睡？_____

3. 过去一个月每天早上通常什么时候起床？_____

4. 过去一个月你每晚实际睡眠的时间有多少？_____

◆从以下每一个问题中选一个最符合你的情况作答，打"√"

5. 过去一个月你是否因为以下问题而经常睡眠不好：

(a) 不能在30分钟内入睡：
  过去一个月没有（ ）   每周平均不足一个晚上（ ）
  每周平均一个或两个晚上（ ） 每周平均三个或更多晚上（ ）

(b) 在晚上睡眠中醒来或早醒：
  过去一个月没有（ ）   每周平均不足一个晚上（ ）
  每周平均一个或两个晚上（ ） 每周平均三个或更多晚上（ ）

(c) 晚上有无起床上洗手间：
  过去一个月没有（ ）   每周平均不足一个晚上（ ）
  每周平均一个或两个晚上（ ） 每周平均三个或更多晚上（ ）

(d) 不舒服的呼吸：
  过去一个月没有（ ）   每周平均不足一个晚上（ ）
  每周平均一个或两个晚上（ ） 每周平均三个或更多晚上（ ）

(e) 大声咳嗽或打鼾声：
  过去一个月没有（ ）   每周平均不足一个晚上（ ）
  每周平均一个或两个晚上（ ） 每周平均三个或更多晚上（ ）

(f) 感到寒冷：
  过去一个月没有（ ）   每周平均不足一个晚上（ ）
  每周平均一个或两个晚上（ ） 每周平均三个或更多晚上（ ）

(g) 感到太热：
  过去一个月没有（ ）   每周平均不足一个晚上（ ）
  每周平均一个或两个晚上（ ） 每周平均三个或更多晚上（ ）

(h) 做不好的梦：
  过去一个月没有（ ）   每周平均不足一个晚上（ ）
  每周平均一个或两个晚上（ ） 每周平均三个或更多晚上（ ）

(i) 出现疼痛：
  过去一个月没有（ ）   每周平均不足一个晚上（ ）
  每周平均一个或两个晚上（ ） 每周平均三个或更多晚上（ ）

(j) 其他原因，请描述：_____
  过去一个月没有（ ）   每周平均不足一个晚上（ ）
  每周平均一个或两个晚上（ ） 每周平均三个或更多晚上（ ）

6. 你对过去一个月总睡眠质量评分：

    非常好（　　）　　　　尚好（　　）　　　　不好（　　）　　　　非常差（　　）

7. 过去一个月，你是否经常要服药（包括处方药和非处方药）才能入睡？

    过去一个月没有（　　）　　　　　　　　每周平均不足一个晚上（　　）

    每周平均一个或两个晚上（　　）　　　每周平均三个或更多晚上（　　）

8. 过去一个月你在开车、吃饭或参加社会活动时难以保持清醒状态？

    过去一个月没有（　　）　　　　　　　　每周平均不足一个晚上（　　）

    每周平均一个或两个晚上（　　）　　　每周平均三个或更多晚上（　　）

9. 过去一个月，你在积极完成事情上是否有困难？

    没有困难（　　）　　　有一点困难（　　）　　　比较困难（　　）　　　非常困难（　　）

10. 你是与人同睡一床（睡觉同伴，包括配偶）或有室友？

    没有与人同睡一床或有室友（　　）　　　同伴或室友在另外房间（　　）

    同伴在同一房间但不睡同床（　　）　　　同伴在同一床上（　　）

◆如果你是与人同睡一床或有室友，请询问他（她）你过去一个月是否出现以下情况：

(a) 你在睡觉时，有无打鼾声：

    过去一个月没有（　　）　　　　　　　　每周平均不足一个晚上（　　）

    每周平均一个或两个晚上（　　）　　　每周平均三个或更多晚上（　　）

(b) 在你睡觉时，呼吸之间有没有长时间停顿：

    过去一个月没有（　　）　　　　　　　　每周平均不足一个晚上（　　）

    每周平均一个或两个晚上（　　）　　　每周平均三个或更多晚上（　　）

(c) 在你睡觉时，你的腿是否有抽动或者有痉挛：

    过去一个月没有（　　）　　　　　　　　每周平均不足一个晚上（　　）

    每周平均一个或两个晚上（　　）　　　每周平均三个或更多晚上（　　）

(d) 在你睡觉时是否出现不能辨认方向或混乱状态：

    过去一个月没有（　　）　　　每周平均不足一个晚上（　　）

    每周平均一个或两个晚上（　　）　　　每周平均三个或更多晚上（　　）

(e) 在你睡觉时是否有其他睡不安宁的情况，请描述 _____

    过去一个月没有（　　）　　　　　　　　每周平均不足一个晚上（　　）

    每周平均一个或两个晚上（　　）　　　每周平均三个或更多晚上（　　）

【计分方法】

    A. 睡眠质量　根据条目 6 的应答计分"很好"计 0 分，"较好"计 1 分，"较差"计 2 分，"很差"计 3 分。

    B. 入睡时间

    1. 条目 2 的计分为"≤15 分钟"计 0 分，"16~30 分钟"计 1 分，"31~60 分钟"计 2 分，"≥60 分钟"计 3 分。

    2. 条目 5a 的计分为"无"计 0 分，"<1 次/周"计 1 分，"1~2 次/周"计 2 分，"≥3 次/周"计 3 分。

    3. 累加条目 2 和 5a 的计分，若累加分为"0"计 0 分，"1~2"计 1 分，"3~4"计 2 分，"5~6"计 3 分。

    C. 睡眠时间　根据条目 4 的应答计分，">7 小时"计 0 分，"6~7 小时"计 1 分，"5~6 小时"计 2 分，"<5 小时"计 3 分。

    D. 睡眠效率

    1. 床上时间 = 条目 3（起床时间）- 条目 1（上床时间）

    2. 睡眠效率 = 条目 4（睡眠时间）/床上时间 × 100%

3. 成分 D 计分：睡眠效率 > 85% 计 0 分，75%~84% 计 1 分，65%~74% 计 2 分，< 65% 计 3 分。

E. 睡眠障碍　根据条目 5b 至 5j 的计分为"无"计 0 分，"< 1 周 / 次"计 1 分，"1~2 周 / 次"计 2 分，"≥3 周 / 次"计 3 分。累加条目 5b 至 5j 的计分，若累加分为"0"则成分 E 计 0 分，"1~9"计 1 分，"10~18"计 2 分，"19~27"计 3 分。

F. 催眠药物　根据条目 7 的应答计分，"无"计 0 分，"< 1 周 / 次"计 1 分，"1~2 周 / 次"计 2 分，"≥3 周 / 次"计 3 分。

G. 日间功能障碍

1. 根据条目 8 的应答计分，"无"计 0 分，"< 1 周 / 次"计 1 分，"1~2 周 / 次"计 2 分，"≥3 周 / 次"计 3 分。

2. 根据条目 9 的应答计分，"没有"计 0 分，"偶尔有"计 1 分，"有时有"计 2 分，"经常有"计 3 分。

3. 累加条目 8 和 9 的得分，若累加分为"0"则成分 G 计 0 分，"1~2"计 1 分，"3~4"计 2 分，"5~6"计 3 分。

PSQI 总分 = 成分 A + 成分 B + 成分 C + 成分 D + 成分 E + 成分 F + 成分 G。

【结果解释】

目前，PSQI 没有常模，总体来说得分越高，表示睡眠质量越差。

九、A 型行为类型评定量表（TABP）

指导语：请你对下列每个句子用"是"或"否"两个标准进行评定，符合你情况的选"是"，不符合的选"否"。本问卷各题的答案没有对错之分，请你如实填写。在一个题目上不要耗费太多的时间，尽快作答。

题目	是	否
1. 我常常力图说服别人同意我的观点		
2. 即使没有什么要紧事，我走路也很快		
3. 我经常感到应该做的事很多，有压力		
4. 即使是已经决定了的事，别人也很容易使我改变主意		
5. 我常常因为一些事大发脾气，或和人争吵		
6. 遇到买东西排长队时，我宁愿不买		
7. 有些工作我根本安排不过来，只是临时挤时间去做		
8. 我上班或赴约时，从来不迟到		
9. 当我正在做事，谁要打扰我，不管有意无意，我都非常恼火		
10. 我总看不惯那些慢条斯理、不紧不慢的人		
11. 有时我简直忙得透不过气来，因为该做的事情太多了		
12. 即使跟别人合作，我也总想单独完成一些更重要的部分		
13. 有时我真想骂人		
14. 我做事喜欢慢慢来，而且总是思前想后		
15. 排队买东西，要是有人插队，我就忍不住要指责他或出来干涉		
16. 我觉得自己是一个无忧无虑、逍遥自在的人		
17. 有时连我自己都晓得，我所操心的事，远超出我应该操心的范围		
18. 无论做什么事，即使比别人差，我也无所谓		

题目	是	否
19. 我总不能像有些人那样，做事不紧不慢		
20. 我从来没想过要按照自己的想法办事		
21. 每天的事情都使我的神经高度紧张		
22. 在公园里赏花、观鱼时，我总是先看完，等着同来的人		
23. 对别人的缺点和毛病，我常常不能宽容		
24. 在我所认识的人里，个个我都喜欢		
25. 听到别人发表不正确的见解，我总想立即去纠正他		
26. 无论做什么事，我都比别人快一些		
27. 当别人对我无礼时，我会立即以牙还牙		
28. 我觉得我有能力把一切事情办好		
29. 聊天时，我也总是急于说出自己的想法，甚至打断别人的话		
30. 人们认为我是一个相当安静、沉着的人		
31. 我觉得世界上值得我信任的人实在不多		
32. 对未来我有许多想法，并总想一下子都能实现		
33. 有时我也会说人家的闲话		
34. 尽管时间很宽裕，我吃饭也很快		
35. 听人讲话或报告时，我常替讲话人着急，我想还不如我来讲		
36. 即使有人冤枉了我，我也能够忍受		
37. 我有时会把今天该做的事拖到明天去做		
38. 人们认为我是一个干脆、利落、高效率的人		
39. 有人对我或我的工作吹毛求疵，很容易挫伤我的积极性		
40. 我常常感到时间晚了，可一看表还早呢		
41. 我觉得我是一个非常敏感的人		
42. 我做事总是匆匆忙忙，力图用最少的时间办尽量多的事情		
43. 如果犯了错误，我每次都愿意承认		
44. 坐公共汽车时，我总觉得司机开车太慢		
45. 无论做什么事，即使看着别人做不好我也不想拿来替他做		
46. 我常常为工作没做完，一天又过去了而感到忧虑		
47. 很多事情如果由我来负责，情况要比现在好得多		
48. 有时我会想到一些坏得说不出口的事		
49. 即使受工作能力和水平很差的人所领导，我也无所谓		
50. 必须等待什么时，我总心急如焚，像"热锅上的蚂蚁"		
51. 当事情不顺利时我就想放弃，因为我觉得自己能力不够		
52. 假如我可以不买票白看电影，而且不会被发觉，我可能会这样做		

题目	是	否
53.别人托我办的事,只要答应了,我从不拖延		
54.人们认为我做事很有耐性,干什么都不会着急		
55.约会或乘车、船,我从不迟到,如果对方耽误了,我就恼火		
56.我每天看电影,不然心里就不舒服		
57.许多事情本来可以大家分担,可我喜欢一个人去干		
58.我觉得别人对我的话理解太慢,甚至理解不了我的意思似的		
59.人家说我是个厉害的暴性子的人		
60.我常常比较容易看到别人的缺点而不太容易看到别人的优点		

【计分方法】

TH:第2、3、6、7、10、11、19、21、22、26、29、34、38、40、42、44、46、50、53、55、58题回答"是"的和第14、16、30、54题回答"否"的记1分。

CH:第1、4、5、9、12、15、17、23、25、27、28、31、32、35、39、41、47、57、59、60题回答"是"的和第18、36、45、49、51题回答"否"的记1分。

L:第8、20、24、43、56题回答"是"的和第13、33、37、48、52题回答"否"的记1分。

【结果解释】

1.TH:时间匆忙感

高分者:惜时如金,生活和工作节奏快,总有一种匆匆忙忙、感到时间不够用的感觉。渴望在最短的时间内完成最多的事情,对于节奏缓慢和浪费时间的工作或事会不耐烦、不适应。容易粗心大意,急躁。

低分者:时间利用率不高,生活、工作节奏不快,悠闲自得,心态平和,喜欢休闲和娱乐,做事有耐心,四平八稳,容易给人一种慢条斯理的感觉。

2.CH:争强好胜

高分者:生活及工作压力大,渴望事业有所成就,竞争意识强烈,争强好胜,希望能出人头地,并对阻碍自己发展的人或事表现出激烈的反感或攻击意识。

低分者:与世无争,容易与人平和相处,生活和工作压力不大,也可能生活标准要求不高,随遇而安,也可能是过于现实。

3.L:掩饰分

高分者:未能真实回答,可能是认识不清或理解能力不足造成的。L分≥7,反映回答不真实,答卷无效。

4.行为总分=TH+CH

行为总分得分:平均分数(27分)为极端中间型;36分及以上者为典型的A型;18分及以下者为典型的B型;28~35分者为中间偏A型;19~26分者为中间偏B型。

十、生活事件量表(LES)

指导语:下面是每个人都有可能遇到的一些日常生活事件,究竟是好事还是坏事,可根据个人情况自行判断。这些事件可能对个人有精神上的影响(体验为紧张、压力、兴奋或苦恼等),影响的轻重程度是各不相同的。影响持续的时间也不一样。请您根据自己的情况,实事求是地回答下列问题,填表不记姓名,完全保密,请在最合适的答案上打钩。

生活事件名称	事件发生时间				性质		精神影响程度				影响持续时间				备注
	未发生	一年前	一年内	长期性	好事	坏事	无影响	轻度	中度	重度	极重	三月内	半年内	一年内	一年以上	
举例：房屋拆迁			√			√		√					√			
家庭有关问题：																
1. 恋爱或订婚																
2. 恋爱失败、破裂																
3. 结婚																
4. 自己(爱人)妊娠																
5. 自己(爱人)流产																
6. 家庭增添新成员																
7. 与爱人父母不和																
8. 夫妻感情不好																
9. 夫妻分居(因不和)																
10. 夫妻两地分居(工作需要)																
11. 性生活不满意或独身																
12. 配偶一方有外遇																
13. 夫妻重归于好																
14. 生育问题																
15. 本人(爱人)做绝育手术																
16. 配偶死亡																
17. 离婚																
18. 子女升学(就业)失败																
19. 子女管教困难																
20. 子女长期离家																
21. 父母不和																
22. 家庭经济困难																
23. 欠债																
24. 经济情况显著改善																
25. 家庭成员重病、重伤																
26. 家庭成员死亡																
27. 本人重病或重伤																
28. 住房紧张																
工作学习中的问题：																
29. 待业、无业																
30. 开始就业																

生活事件名称	事件发生时间				性质		精神影响程度				影响持续时间				备注
	未发生	一年前	一年内	长期性	好事	坏事	无影响	轻度	中度	重度	极重	三月内	半年内	一年内	一年以上	
31. 高考失败																
32. 扣发奖金或罚款																
33. 突出的个人成就																
34. 晋升、提级																
35. 对现职工作不满意																
36. 工作学习中压力大（如成绩不好）																
37. 与上级关系紧张																
38. 与同事、邻居不和																
39. 第一次远走他乡异国																
40. 生活规律重大变动（饮食、睡眠规律改变）																
41. 本人退休、离休或未安排具体工作																
社交与其他问题：																
42. 好友重病或重伤																
43. 好友死亡																
44. 被人误会、错怪、诬告、议论																
45. 介入民事法律纠纷																
46. 被拘留、受审																
47. 失窃、财产损失																
48. 意外惊吓、发生事故、自然灾害																
如果您还经历其他的生活事件，请依次填写																

【计分方法】

一过性的事件如流产、失窃要记录发生次数，长期性事件如住房拥挤、夫妻分居等不到半年记为 1 次，超过半年记为 2 次。影响程度分为 5 级，从毫无影响到影响极重分别记 0、1、2、3、4 分，即无影响 = 0 分、轻度 = 1 分、中度 = 2 分、重度 = 3 分、极重 = 4 分。影响持续时间分三个月内、半年内、一年内、一年以上共 4 个等级，分别记 1、2、3、4 分。

生活事件刺激量的计算方法：

1. 某事件刺激量 = 该事件影响程度分 × 该事件持续时间分 × 该事件发生次数。

2. 正性事件刺激量 = 全部好事刺激量之和。

3. 负性事件刺激量 = 全部坏事刺激量之和。

4. 生活事件总刺激量 = 正性事件刺激量 + 负性事件刺激量。

另外，还可以根据研究需要，按家庭问题、工作学习问题和社交问题进行分类统计。

【结果解释】

LES总分越高反映个体承受的精神压力越大。95%的正常人一年内的LES总分不超过20分，99%的正常人不超过32分。负性生活事件的分值越高对心身健康的影响越大，正性生活事件分值的意义尚待进一步的研究。

十一、社会支持评定量表（SSRS）

指导语：下面的问题用于反映您在社会中所获得的支持，请按各个问题的具体要求，根据您的实际情况写。谢谢您的合作。

---

1. 您有多少关系密切，可以得到支持和帮助的朋友？（只选一项）

  （1）一个也没有　　　　　　　　　（2）1~2个

  （3）3~5个　　　　　　　　　　　（4）6个或6个以上

2. 近一年来您：（只选一项）

  （1）远离家人，且独居一室

  （2）住处经常变动，多数时间和陌生人住在一起

  （3）和同学、同事或朋友住在一起

  （4）和家人住在一起

3. 您与邻居：（只选一项）

  （1）相互之间从不关心，只是点头之交

  （2）遇到困难可能稍微关心

  （3）有些邻居很关心您

  （4）大多数邻居都很关心您

4. 您与同事：（只选一项）

  （1）相互之间从不关心，只是点头之交

  （2）遇到困难可能稍微关心

  （3）有些同事很关心您

  （4）大多数同事都很关心您

5. 从家庭成员得到的支持和照顾（在无、极少、一般、全力支持四个选项中，选择合适选项）

A. 夫妻（恋人）	无	极少	一般	全力支持
B. 父母	无	极少	一般	全力支持
C. 儿女	无	极少	一般	全力支持
D. 兄弟姐妹	无	极少	一般	全力支持
E. 其他成员（如嫂子）	无	极少	一般	全力支持

6. 过去，在您遇到急难情况时，曾经得到的经济支持和解决实际问题的帮助的来源有：

  （1）无任何来源

  （2）下列来源：（可选多项）

  A. 配偶；B. 其他家人；C. 朋友；D. 亲戚；E. 同事；F. 工作单位；G. 党团工会等官方或半官方组织；

  H. 社会团体等非官方组织；I. 其他（请列出）_____

7. 过去，在您遇到急难情况时，曾经得到的安慰和关心的来源有：

  （1）无任何来源

  （2）下列来源（可选多项）

  A. 配偶；B. 其他家人；C. 朋友 D. 亲戚；E. 同事；F. 工作单位；G. 党团工会等官方或半官方组织；

  H. 社会团体等非官方组织；I. 其他（请列出）_____

8. 您遇到烦恼时的倾诉方式：(只选一项)

  (1)从不向任何人诉说

  (2)只向关系极为密切的1~2个人诉说

  (3)如果朋友主动询问您会说出来

  (4)主动诉说自己的烦恼,以获得支持和理解

9. 您遇到烦恼时的求助方式：(只选一项)

  (1)只靠自己,不接受别人帮助

  (2)很少请求别人帮助

  (3)有时请求别人帮助

  (4)有困难时经常向家人、亲友、组织求援

10. 对于团体(如党团组织、工会、学生会等)组织活动,您：(只选一项)

  (1)从不参加

  (2)偶尔参加

  (3)经常参加

  (4)主动参加并积极活动

【计分方法】

第1~4,8~10条：每条只选一项,选择1,2,3,4项分别计1,2,3,4分。

第5条分A,B,C,D四项计总分,每项从无到全力支持分别计1~4分。

第6、7条如回答"无任何来源"则计0分,回答"下列来源"者,有几个来源就计几分。

总分：即十个条目计分之和。

客观支持分：2,6,7条评分之和。

主观支持分：1,3,4,5条评分之和。

对支持的利用度：8,9,10条评分之和。

【结果解释】

得分越高,社会支持程度越好,反之亦然。

[1] 曹新妹, 粟幼蒿. 护理心理学(数字案例版)[M]. 武汉: 华中科技大学出版社, 2020.

[2] 陈静, 邹涛, 赵丹青, 等. 围产期精神障碍筛查与诊治专家共识 [J]. 中国全科医学, 2023, 26(28): 3463-3470.

[3] 德博拉•卡巴尼斯. 心理动力学疗法: 临床实用手册 [M]. 2版. 徐玥, 译. 北京: 中国轻工业出版社, 2019.

[4] 葛方梅, 赵亚婷, 李静茹, 等. 数字化失眠认知行为治疗在伴焦虑抑郁症状失眠患者中的质性研究 [J]. 中华行为医学与脑科学杂志, 2023, 32(7): 605-611.

[5] 黄金贵, 徐真, 郑霞洪, 等. 中国孕妇分娩恐惧发生率的 Meta 分析 [J]. 中国计划生育学杂志, 2023, 31(05): 1000-1006.

[6] 李高飞, 沈杨. 远程正念减压治疗原发性高血压伴失眠的疗效评价 [J]. 中西医结合心脑血管病杂志, 2023, 21(6): 1118-1121.

[7] 李子璇, 郭睿, 吴鑫华, 等. 音乐疗法对失眠障碍患者应用效果的 Meta 分析 [J]. 中风与神经疾病杂志, 2023, 40(3): 216-221.

[8] 唐丽丽, 吴世凯, 李晓梅. 中国肿瘤整合诊治技术指南(CACA)•心理疗法 [M]. 天津: 天津科学技术出版社, 2023.

[9] 唐丽丽. 中国肿瘤心理临床实践指南 [M]. 北京: 人民卫生出版社, 2020.

[10] 汪启荣. 护理心理学基础 [M]. 3 版. 北京: 人民卫生出版社, 2018.

[11] 汪启荣, 郭娟. 心理咨询实务 [M]. 大连: 大连理工大学出版社, 2023.

[12] 迈克尔•雅普克. 临床催眠实用教程 [M]. 5 版. 高隽, 译. 北京: 中国轻工业出版社, 2022.

[13] 杨艳杰, 曹枫林. 护理心理学 [M]. 5 版. 北京: 人民卫生出版社, 2022.

[14] 叶静怡, 张涛, 张婷, 等. 失眠短程行为治疗对更年期妇女失眠症状疗效分析 [J]. 临床精神医学杂志, 2023, 33(1): 29-32.

[15] 塞缪尔•格来丁. 心理咨询导论 [M]. 6 版. 方双虎, 译. 北京: 中国人民大学出版社, 2021.